❀临床护理一本通❀

U0220354

眼科临床护理

主　审　郭　明

主　编　丁淑贞　刘　莹

副主编　吴　伟　张　丽　魏　冰　韩　莉

编　者（以姓氏笔画为序）

丁淑贞　于　虹　马忠华　刘　莹　冷　敬

吴　伟　张　丽　张　彤　张　茹　张　彬

李　硕　杨　红　姜　艳　姜长帅　郝丽娜

桑　甜　秦秀宝　崔丽艳　韩　莉　魏　冰

中国协和医科大学出版社

图书在版编目（CIP）数据

眼科临床护理／丁淑贞，刘莹主编. —北京：中国协和医科大学出版社，2015. 10

（临床护理一本通）

ISBN 978-7-5679-0426-2

Ⅰ. ①眼…　Ⅱ. ①丁… ②刘…　Ⅲ. ①眼病-护理　Ⅳ. ①R473.77

中国版本图书馆 CIP 数据核字（2015）第 228558 号

临床护理一本通
—— **眼科临床护理**

主　　编：丁淑贞　刘　莹
责任编辑：刘　婷

出版发行：**中国协和医科大学出版社**
　　　　　（北京东单三条九号　邮编 100730　电话 65260431）
网　　址：www. pumcp. com
经　　销：新华书店总店北京发行所
印　　刷：涿州市汇美亿浓印刷有限公司

开　　本：710×1000　　1/16 开
印　　张：27.5
字　　数：350 千字
版　　次：2016 年 7 月第 1 版
印　　次：2022 年 1 月第 4 次印刷
定　　价：60.00 元

ISBN 978-7-5679-0426-2

前　言

护理学是将自然科学与社会科学紧密联系起来的为人类健康服务的综合性应用学科。随着医学科学的迅速发展和医学模式的转变，医学理论和诊疗护理不断更新，护理学科领域发生了很大的变化。"临床护理一本通"旨在为临床护理人员提供最新的专业理论和专业指导，帮助护理人员熟练掌握基本理论知识和临床护理技能，提高护理质量，是对各专科临床护理实践及技能给予指导的专业参考书。

在现代医学科学技术发展的进程中，眼科也有了很大的进步，新的诊疗技术和治疗方法不断地得到应用和推广，其护理知识与要求也应随之相应地提高和完善。为了促进广大眼科医务人员在临床工作中更好地、全面地了解眼科疾病，提高和更新眼科的临床及护理知识，从而满足眼科专业人员以及广大基层医务工作者的临床需要，结合临床经验，我们编写了这本《眼科临床护理》。

本书基本包括了眼科专业的常见疾病和多发疾病，具体讲述相关疾病概述、临床表现、辅助检查、治疗原则、护理评估、护理诊断、护理措施及健康教育、眼科专科护理技术操作、眼科检查、常用眼药及护理等内容。语言简洁，内容丰富，侧重实用性和可操作性，力求详尽准确。

本书适合眼科及相关专业广大医生及护理人员使用。

由于时间仓促，编者经验水平有限，不足之处在所难免，恳请读者批评指正。

编　者

2015 年 3 月

目　录

第一篇　眼科疾病护理

第一章　眼科临床护理概论 …………………………………………… 1

　第一节　眼科患者的护理评估及常见护理诊断 ……………… 1

　第二节　眼科护理管理 ……………………………………… 14

　第三节　眼科手术患者常规护理 …………………………… 19

　第四节　眼科护理告知程序 ………………………………… 24

第二章　眼睑疾病患者的护理 ……………………………………… 27

　第一节　睑缘炎患者的护理 ………………………………… 27

　第二节　睑腺炎患者的护理 ………………………………… 30

　第三节　睑板腺囊肿患者的护理 …………………………… 33

　第四节　眼睑过敏性炎症患者的护理 ……………………… 36

　第五节　倒睫患者的护理 …………………………………… 38

　第六节　睑内翻患者的护理 ………………………………… 41

　第七节　睑外翻患者的护理 ………………………………… 44

　第八节　眼睑闭合不全患者的护理 ………………………… 47

　第九节　上睑下垂患者的护理 ……………………………… 50

第三章　泪器病患者的护理 ………………………………………… 55

　第一节　泪囊炎患者的护理 ………………………………… 55

　第二节　泪道狭窄或阻塞患者的护理 ……………………… 60

　第三节　泪腺疾病患者的护理 ……………………………… 63

第四章　结膜病患者的护理 ………………………………………… 66

　第一节　急性细菌性结膜炎患者的护理 …………………… 66

　第二节　病毒性结膜炎患者的护理 ………………………… 70

　第三节　沙眼患者的护理 …………………………………… 73

第四节　免疫性结膜炎患者的护理 …………………………… 78

第五节　翼状胬肉患者的护理 …………………………………… 82

第六节　角结膜干燥症患者的护理 ……………………………… 86

第五章　角膜病患者的护理 ……………………………………… 91

第一节　细菌性角膜炎患者的护理 ……………………………… 91

第二节　真菌性角膜炎患者的护理 ……………………………… 95

第三节　单纯疱疹病毒性角膜炎患者的护理 …………………… 99

第四节　圆锥角膜患者的护理 ………………………………… 104

第五节　角膜移植术的护理 …………………………………… 106

第六章　巩膜病患者的护理 …………………………………… 113

第七章　葡萄膜病患者的护理 ………………………………… 118

第一节　急性虹膜睫状体炎患者的护理 ……………………… 118

第二节　脉络膜新生血管性疾病患者的护理 ………………… 122

第三节　Vogt-小柳原田综合征患者的护理 ………………… 125

第八章　白内障患者的护理 …………………………………… 129

第一节　年龄相关性白内障患者的护理 ……………………… 129

第二节　先天性白内障患者的护理 …………………………… 135

第三节　糖尿病性白内障患者的护理 ………………………… 139

第九章　青光眼患者的护理 …………………………………… 144

第一节　原发性急性闭角型青光眼患者的护理 ……………… 144

第二节　原发性开角型青光眼患者的护理 …………………… 150

第三节　继发性青光眼患者的护理 …………………………… 154

第四节　先天性青光眼患者的护理 …………………………… 157

第十章　玻璃体病患者的护理 ………………………………… 161

第一节　玻璃体液化与玻璃体后脱离患者的护理 …………… 161

第二节　玻璃体积血患者的护理 ……………………………… 165

第十一章　视网膜病患者的护理 ……………………………… 169

第一节　视网膜静脉阻塞患者的护理 ………………………… 169

第二节　视网膜动脉阻塞患者的护理 ………………………… 172

第三节　视网膜血管炎患者的护理 …………………………… 176

第四节　糖尿病性视网膜病变患者的护理 …………………… 180

　第五节　高血压性视网膜病变患者的护理 …………………… 184

　第六节　中心性浆液性脉络膜视网膜病变患者的护理 ………… 188

　第七节　年龄相关性黄斑变性患者的护理 …………………… 191

　第八节　视网膜脱离患者的护理 ……………………………… 195

　第九节　视网膜黄斑裂孔患者的护理 ………………………… 199

第十二章　视神经疾病患者的护理 …………………………… 203

　第一节　视神经炎患者的护理 ……………………………… 203

　第二节　前部缺血性视神经病变患者的护理 ………………… 207

　第三节　视神经萎缩患者的护理 ……………………………… 209

第十三章　斜视及弱视患者的护理 …………………………… 213

　第一节　共同性斜视患者的护理 ……………………………… 213

　第二节　麻痹性斜视患者的护理 ……………………………… 216

　第三节　弱视患者的护理 …………………………………… 220

第十四章　屈光不正及老视患者的护理 ……………………… 224

　第一节　近视患者的护理 …………………………………… 224

　第二节　远视患者的护理 …………………………………… 228

　第三节　散光患者的护理 …………………………………… 231

　第四节　屈光参差患者的护理 ……………………………… 234

　第五节　老视患者的护理 …………………………………… 236

第十五章　眼眶病患者的护理 ………………………………… 240

　第一节　甲状腺相关性眼病患者的护理 ……………………… 240

　第二节　眼眶蜂窝织炎患者的护理 …………………………… 244

　第三节　眼眶炎性假瘤患者的护理 …………………………… 246

第十六章　眼外伤患者的护理 ………………………………… 250

　第一节　眼钝挫伤患者的护理 ……………………………… 250

　第二节　眼球穿通伤患者的护理 ……………………………… 254

　第三节　眼异物伤患者的护理 ……………………………… 258

　第四节　眼附属器外伤患者的护理 …………………………… 261

　第五节　眼化学伤患者的护理 ……………………………… 264

　第六节　眼部热烧伤患者的护理 ……………………………… 269

　第七节　辐射性眼外伤患者的护理 …………………………… 272

第十七章　眼部肿瘤患者的护理 ……………………………… 275

第一节　角结膜皮样瘤患者的护理 ………………………… 275

第二节　皮样和表皮样囊肿患者的护理 …………………… 276

第三节　眼睑基底细胞癌患者的护理 ……………………… 278

第四节　脉络膜黑色素瘤患者的护理 ……………………… 280

第五节　视网膜母细胞瘤患者的护理 ……………………… 286

第十八章　视功能障碍患者的护理 …………………………… 292

第一节　盲和低视力患者的护理 …………………………… 292

第二节　色觉障碍患者的护理 ……………………………… 296

第三节　夜盲患者的护理 …………………………………… 298

第四节　眼疲劳患者的护理 ………………………………… 301

第二篇　眼科专科护理技术操作

第一章　眼部给药 ……………………………………………… 304

第一节　滴眼药水法 ………………………………………… 304

第二节　涂眼药膏法 ………………………………………… 305

第三节　结膜下注射法 ……………………………………… 307

第四节　球旁注射法 ………………………………………… 309

第五节　球后注射法 ………………………………………… 310

第六节　玻璃体腔注射法 …………………………………… 311

第七节　颞浅动脉旁皮下注射法 …………………………… 313

第二章　眼部清洁 ……………………………………………… 315

第一节　结膜囊冲洗法 ……………………………………… 315

第二节　泪道冲洗法 ………………………………………… 316

第三节　剪睫毛法 …………………………………………… 318

第三章　眼部按摩 ……………………………………………… 320

第一节　眼肌按摩法 ………………………………………… 320

第二节　睑板腺按摩法 ……………………………………… 321

第三节　眼球按摩法 ………………………………………… 322

第四章　眼部热敷法 …………………………………………… 323

第五章　眼部标本采集 ………………………………………… 325

第一节　眼部分泌物标本采集法 ······················· 325

第二节　角膜刮片法 ·· 326

第六章　眼科小手术 ·· 328

第一节　结膜结石剔除术 ··· 328

第二节　角膜异物剔除术 ··· 329

第三节　睑腺炎（麦粒肿）切开引流术 ············· 330

第四节　睑板腺囊肿切除术 ··· 332

第七章　眼部换药、拆线 ·· 334

第一节　眼部换药 ·· 334

第二节　眼部绷带包扎法 ··· 335

第三节　眼部皮肤拆线法 ··· 337

第四节　角膜、结膜拆线法 ··· 338

第八章　倒睫护理操作 ·· 340

第一节　倒睫拔除 ·· 340

第二节　倒睫电解 ·· 341

第九章　巴氏异物定位法操作 ································· 343

第十章　泪道探通操作 ·· 345

第十一章　暗室试验操作 ·· 347

第三篇　眼科检查

第一章　眼科常规检查 ·· 349

第一节　视力检查 ·· 349

第二节　视网膜视力检查 ··· 352

第三节　色觉检查 ·· 353

第四节　眼压检查 ·· 354

第五节　裂隙灯显微镜检查 ··· 360

第二章　眼科专科检查 ·· 362

第一节　眼底检查 ·· 362

第二节　视野检查 ·· 366

第三节　屈光状态检查 ··· 368

第四节　眼底荧光血管造影 ··· 370

第五节　Schirmer 泪液试验法 ……………………………… 373

第四篇　常用眼药及护理

第一章　抗感染药 ……………………………………………… 376

第一节　抗细菌类药 ………………………………………… 376

第二节　抗病毒药 …………………………………………… 384

第三节　抗真菌药 …………………………………………… 388

第四节　抗结核药 …………………………………………… 389

第二章　抗炎药 ………………………………………………… 391

第一节　糖皮质激素 ………………………………………… 391

第二节　非甾体抗炎药 ……………………………………… 394

第三章　抗过敏药 ……………………………………………… 397

第四章　保护角膜与促进上皮生长药 ………………………… 400

第五章　白内障用药 …………………………………………… 403

第六章　抗青光眼用药 ………………………………………… 406

第一节　拟胆碱药 …………………………………………… 406

第二节　α 肾上腺素受体激动药 …………………………… 407

第三节　β 肾上腺素受体阻断药 …………………………… 408

第四节　拟前列腺素药 ……………………………………… 412

第五节　碳酸酐酶抑制剂 …………………………………… 414

第六节　高渗脱水剂 ………………………………………… 416

第七章　扩瞳药和睫状肌麻痹药 ……………………………… 418

第八章　人工泪液和眼用润滑剂 ……………………………… 421

第九章　防治近视及抗眼疲劳药 ……………………………… 425

第十章　眼科表面麻醉药 ……………………………………… 427

参考文献 ………………………………………………………… 430

第 一 篇

眼 科 疾 病 护 理

第一章　眼科临床护理概论

第一节　眼科患者的护理评估及常见护理诊断

眼科护理工作的主要对象是眼科患者，以人的健康为中心的现代护理观要求我们，护理的着眼点不仅仅在"病"，而应当强调"人"，从人的身心、社会、文化的需要出发去考虑患者的健康和护理问题。眼科患者的护理评估是有计划地、系统地搜集资料，并根据需要层次理论和健康型态理论对资料进行分析和判断，为制订近期和远期护理计划提供依据。如对于无健康问题的患者，护士要提供保持和促进健康的指导帮助；对于现存的健康问题，提出护理诊断、预期目标和措施；对于潜在的健康问题，要提出预防和观察。

【眼科患者基本特征】

在进行眼科患者的护理评估时，应注意眼科患者的基本特征。

（1）症状与体征突出

由于眼的结构精细、功能特殊，因此当眼发生病变时，患者的症状、体征均很突出。例如：视功能障碍、眼痛、流泪、畏光、异物感、眼红、眼球运动障碍、斜视等。可直接观察或借助仪器检查。因此，明确患者的护理诊断/问题及制订护理措施比较容易。

（2）心理症状明显

视觉器官在功能上及美学上均具有极其重要的意义，眼病时患者的痛苦感尤为显著，许多患者在就诊时或手术前存在较重的心理负担，易出现紧张、焦虑、恐惧心理。视力丧失甚至可使患者产生悲观、绝望心理。

（3）与其他全身病症有较多联系

有些眼病实际上是全身其他部位病变在眼部出现的较明显、较突出的一组综合表现。例如：眼底出血可能由高血压血管硬化、糖尿病、肾炎、妊娠期高血压疾病等引起；风湿性关节炎可引起葡萄膜炎。眼部病变也可引起全身症状。例如：急性闭角型青光眼可引起恶心、头痛、呕吐等全身症状；眶蜂窝织炎可引起头痛、高热等全身症状。

【健康史】

（1）既往病史及药物史

1）既往病史：既往有无类似病史、既往眼病史及其与全身病的关系、外伤史、手术史、传染病史等。注意是否戴眼镜（框架眼镜与隐形眼镜）。眼病常是全身疾病的局部表现，如糖尿病可引起白内障和视网膜病变；高血压等心血管疾病可引起眼底动脉硬化和出血；颅内占位性病变可引起视盘水肿和视神经萎缩；早产儿如吸入过多高浓度氧气可引起视网膜新生血管、出血、渗出及机化膜；中心性浆液性视网膜脉络膜病变可以复发；眼球穿孔伤后健眼可能发生交感性眼炎；近视眼者可并发孔源性视网膜脱离等。

2）药物史：许多药物可引起药物性眼病，如长期滴用糖皮质激素眼液可导致眼压升高，引起糖皮质激素性青光眼，亦可诱发局部的真菌感染；毛果云香碱眼液长期应用，可引起变态反应性滤泡性结膜炎，还可导致血管扩张。

（2）家族遗传史

与遗传有关的眼病在临床上也较为常见，如色盲为 X 隐性遗传，男性呈显性表现，女性为传递基因者；视网膜色素变性与遗传有关；原发性开角型青光眼有较高的家族发生率，一般认为，以多基因多因子遗传形式为主。

（3）职业与工作环境

接触紫外线者可发生电光性眼炎；长期接触三硝基甲苯者、受红外线照射过多者可导致白内障。因此，了解工作环境对诊断某些眼病有重要帮助。

（4）发病诱因

有些因素会引起眼病的发作，如过度负重或震动可导致视网膜裂孔和视网膜脱离；剧烈咳嗽、严重便秘和血压波动可诱发球结膜下出血；急剧的情绪变化可诱发急性闭角型青光眼的发作等。

【身体状况】

1. 一般状态评估

应注意患者的全身情况，包括血压、心率、营养、皮肤、体位等。

2. 眼部评估

应在良好的照明下系统地按解剖部位的顺序进行，一般是先右后左、先健眼后患眼、从外向内和由前向后。

（1）眼前段检查

包括角膜、巩膜、前房、虹膜、瞳孔、晶状体。一般应用裂隙灯显微镜检查，也可用聚光灯泡手电筒照明和放大镜观察。

（2）眼后段检查

即眼底检查，包括玻璃体、脉络膜、视网膜和视盘检查。一般通过直接检眼镜和间接检眼镜等对眼底检查。

（3）眼附属器

包括眼睑、结膜、泪器、眼眶、眼球位置及运动等。

3. 症状分析与评估

眼病患者的自觉症状通常包括视力障碍、感觉异常和外观异常。

（1）视力障碍

常常表现为视力下降，视野缩小，视物变形（黄斑疾病），眼前固定或飘动的黑影，看远或看近不清楚，变色，夜盲，单眼或双眼复视等。

1）视力下降：一般指中心视力而言。评估时应了解其发展速度、程度及伴随症状。①一过性视力丧失：指视力在 24 小时（通常 1 小时）内恢复正常，常见于视盘水肿、直立（体位）性低血压、视网膜中央动脉痉挛等。②视力突然下降伴有眼痛，常见于急性闭角型青光眼、葡萄膜炎、角膜炎等。③视力突然下降不伴有眼痛，常见于视网膜动脉或静脉阻塞、缺血性视神经病变、视网膜脱离等。④视力逐渐下降不伴有眼痛，常见于白内障、屈光不正、开角型青光眼等。⑤视力下降而眼底正常，常见于球后视神经炎、弱视等。

2）视野缺损：视野是指眼向前方固视时所能看到的空间范围。常见视野缺损有向心性视野缩小（管状视野）、偏盲等。前者可见于视网膜色素变性、青光眼等；后者可见于视路病变，对视路疾病定位诊断极为重要。

3）视物变形：系视物变大或变小或直线变弯、物像失真。常见于黄斑部病变、视网膜脱离、视网膜脉络膜肿瘤、高度近视屈光不正、角膜不规则散光等。

4）眼前黑影：固定性黑影多见于晶状体混浊；飘动性黑影（飞蚊症）多见于玻璃体病变、视网膜脱离等。

5）复视：将一个物体视为两个称为复视。双眼复视常见于眼外肌麻痹；单眼复视见于晶状体不全脱位、多瞳症、虹膜根部离断等。

（2）感觉异常

1）眼痛：必须了解其疼痛的性质、部位、有无异物感和伴随症状。颞颥部疼痛可见于三叉神经痛、血管性偏头痛、颅内压增高、青光眼和屈光不正等病；眼眶部疼痛可见于青光眼、屈光不正；眼部异物感或刺痛见于急性结膜炎、睑结膜结石等；眼部刺激征为眼剧痛、眼红（非眼部刺激征）及畏光、流泪、眼睑痉挛，常见于角膜炎症、外伤、急性虹膜炎或急性虹膜睫状体炎、青光眼等。

患者较重的眼疼痛是需要解决的护理问题。病因治疗是解决疼痛的根本方法；良好的心理护理可以安定情绪，提高痛阈，缓解疼痛。

2）眼干、痒、烧灼感和异物感：以痒为突出主诉者，多见于春季卡他性结膜炎和过敏性结膜炎。

（3）外观异常

1）眼部发红、充血：眼睑皮肤充血、发红可见于各种炎症和过敏性反应。眼睑皮下出血、充血见于血管瘤、昆虫叮咬和外伤。结膜充血可分为三种类型。

①结膜充血：以穹隆部为主，血管浅表，并可随结膜的推动而移动，见于眼睑及其周围和结膜的炎症和外伤。

②睫状充血：以角膜周围充血为主，血管模糊不清，色暗红，无移动性。见于角膜、巩膜、虹膜睫状体的病变或外伤，亦见于急性闭角型青光眼的急性发作期。

③混合型充血：上述两种类型的充血混合并存，其临床意义同睫状充血，但病情更为严重。

结膜下出血见于眼外伤、球结膜注射后，或与全身动脉硬化、贫血、剧烈咳嗽和严重便秘等有关。

有无眼部发红、充血，其特征、类型、性质是眼科护理评估的重要内容。

2）眼睑肿胀和结膜水肿：眼睑皮肤较薄，皮下组织疏松，血管丰富，易于发生水肿、血肿和气肿。①眼睑的炎性水肿多伴有不同程度的眼睑充血；非炎性水肿多无充血，常见于肾炎、心力衰竭、黏液性水肿等全身性疾病。②眼睑血肿，为皮下出血，呈暗红或青紫色皮下肿胀，可见于眼部挫伤、眼眶或颅底骨折、出血性紫癜等。③眼睑气肿，为组织肿胀，压之有捻发音，擤鼻时气肿更加明显，见于眶内侧筛板骨折。④球结膜水肿呈透明水疱状，甚至暴露于睑裂外，可见于结膜、眼前部组织炎症和眼眶炎症，亦可见于过敏和眼部术后反应等。

3）眼部分泌物增多：是感染性眼病重要的症状和体征，脓性分泌物提示细菌感染的可能；水样或浆液性的分泌物提示病毒感染；黏稠丝状提示过敏所致。

4）眼球突出：角膜顶点超出眶外缘冠状面的距离称为眼球突出度。正常眼球突出度为 12～14mm，一般双侧对称。超过正常范围为眼球突出。单侧性眼球突出可见于眼眶蜂窝织炎、海绵窦栓塞和眶内肿瘤等。双侧性眼球突出可见于甲状腺和腺垂体功能亢进等。

5）流泪和溢泪：流泪是指泪液分泌过多，不能完全由正常的泪道排出而从睑裂部流出，多见于眼睑内外翻、倒睫、眼前部组织炎症等引起。溢泪是指泪液分泌正常，但因泪道流出障碍而溢出，常见于泪点闭塞、泪点位置异常、泪囊炎、鼻泪管阻塞和先天性鼻泪管下口闭锁等。

【心理-社会状况】

（1）疾病知识

对疾病的原因、性质、过程、预后、治疗、预防、自我护理等方面的了解程度。

（2）心理状态

视功能状态对工作、学习和生活影响极大，当视力下降或失明时，患者不能正常工作，甚至失去生活自理能力，因此容易表现为焦虑、失眠、悲观、情绪低落、孤独等心理失衡，护士应及时、准确地评估患者的心理状态，给予相应的心理疏导。

（3）社会支持系统

家庭的人员组成、经济、文化、教育背景；对患者所患疾病的认识和给予患者的关怀、支持，以及亲戚、朋友、同事提供的支持等。

【眼科检查评估】

1. 眼附属器检查

应在良好的照明下按解剖部位的顺序进行检查，一般是先右后左，先健眼后患眼，从外向内和由前向后，以免遗漏或记录时混淆。

（1）眼睑

观察眼睑皮肤有无充血、水肿、压痛、皮疹、瘢痕、肿物、皮下出血和气肿（皮下气肿可有捻发感）；有无倒睫及是否触及眼球；有无睑裂大小不等、睑缘缺损或位置异常（如内翻或外翻）；有无内眦充血、糜烂、粘连和赘皮；有无睑板弯曲、畸形和局限性结节。

（2）泪器

①泪腺：正常时泪腺不能触及，而能触及者为异常，可见于炎症和肿瘤等；②泪点：观察泪点开口有无狭窄或闭塞，有无泪点位置异常；③泪囊：泪囊部有无充血、水肿、压痛或瘘管，压迫泪囊部有无分泌物自泪点溢出。

有泪溢症可采取下列方法检查泪道有无阻塞。①荧光素钠试验：将1%～2%荧光素钠液滴入结膜囊内，2分钟后擤涕，如带绿黄色，即表示泪道可以通过泪液；②泪道冲洗：用小注射器套上6号钝针头，向下泪小点注入生理盐水，如患者诉有水流入口、鼻或咽部，亦表示泪道可通过泪液；③X线碘油造影或超声检查：可进一步了解泪道阻塞的部位及泪囊大小。

（3）结膜

将上、下眼睑翻转，检查睑结膜及穹隆结膜，注意观察结膜颜色、透明度及光滑度，确定有无充血、水肿、乳头肥大、滤泡增生及瘢痕，有无异物或分泌物潴留。将上、下眼睑分开，嘱被检者向各方向转动眼球，可检查球结膜，观察有无充血、疱疹、异物或新生物。注意区分结膜充血与睫状充血（表1-1-1），两者兼有者称为混合性充血。

表 1-1-1　结膜充血与睫状充血的鉴别

特点	结膜充血	睫状充血
颜色	鲜红色	暗红色
部位	愈近穹隆处充血愈明显	愈近角膜缘充血愈明显
血管形态	血管呈网状、树枝状，轮廓清楚	血管呈放射状，形态模糊
移动性	推动球结膜时，血管可随之移动	推动球结膜时，血管不随之移动
分泌物	多有黏液性或脓性分泌物	少或无分泌物
充血原因	结膜炎	角膜炎、虹膜睫状体炎、青光眼

（4）眼球

首先观察两眼位置是否正常，有无眼球震颤及斜视，注意眼球大小、有无突出或内陷。测量眼球突度可用 Hertel 突眼计，将突眼计的两端卡在被检者两侧眶外缘，嘱其向前平视，从反光镜中读出两眼角膜顶点投影在标尺上的毫米数。我国人眼球突出度正常一般值为12～14mm，两眼差不超过2mm。其次观察眼球运动有无异常，嘱被检者向上、下、左、右及右上、右下、左上、左下各方向注视，了解有无运动障碍。

（5）眼眶

检查眼眶是否对称，是否有压痛，眶缘有无骨质缺损、肿物、瘘道等。

2. 眼前节检查

检查巩膜、角膜、前房、虹膜、瞳孔、晶状体。临床上用裂隙灯显微镜在强光下放大 10~16 倍检查眼部病变，也可用聚光灯泡手电筒照明和放大镜观察。一般顺序为先右后左，从外向内，由前向后。

（1）角膜

观察角膜的直径大小、透明度、弯曲度、表面光滑度及知觉。如角膜横径小于 10mm 或大于 12.5mm，则分别为小角膜或大角膜。角膜混浊可见于水肿、炎性浸润、溃疡、穿孔、变性、瘢痕、新生血管、赘片和异物等。角膜弯曲度异常可见于圆锥角膜和扁平角膜等。对于微细的角膜病变，应使用放大镜或裂隙灯显微镜检查。

角膜完整性检查：可用荧光素钠染色检查法。用消毒玻璃棒蘸无菌的 1%~2%荧光素钠液或经高压灭菌的荧光素钠滤纸置于下穹隆部结膜上，1~2 分钟后观察结果。正常角膜不着色；如角膜上皮损伤、缺损或溃疡，病变区可被染成黄绿色，与不染色区境界分明。需注意的是荧光素钠液易受污染，尤其是铜绿假单胞菌，因此必须定期消毒或更换。

角膜知觉检查：可从消毒的湿棉棒中拉出一束细棉丝，用其尖端从被检者侧面（不要让患者看见）轻轻触及角膜表面，如不引起瞬目或两眼所需触力有明显差别，则表明角膜感觉减退。多见于疱疹病毒所致的角膜炎或三叉神经受损者。

（2）巩膜

观察巩膜颜色、充血、结节、隆起、膨隆和压痛等。

（3）前房

观察前房深浅，简易法是将手电灯光自颞侧角膜缘斜照在虹膜上，如鼻侧虹膜全被照亮，为深前房；如鼻侧虹膜仅被照亮 1mm 或更少，为浅前房。另外需注意房水有无混浊、积血、积脓及异物等。如需观察前房角的宽窄、色素、异物及新生物等，则需使用前房角镜进行检查。

（4）虹膜

观察虹膜的色泽。局限性虹膜色素脱失可见于青光眼和虹膜睫状体炎等；局限性颜色变深，呈黑色或黑褐色可见于色素痣或色素性肿物；虹膜发红为新生血管，多见于新生血管性青光眼和绝对期青光眼；虹膜纹理消失可见于虹膜水肿、炎症和萎缩；根部离断及缺损见于外伤；虹膜震颤见于晶状体脱位。

（5）瞳孔

观察两侧瞳孔是否等大、形圆，位置是否居中，边缘是否整齐。

正常成人瞳孔在弥散自然光线下直径为 $2.5\sim4mm$，幼儿及老年者稍小。瞳孔扩大见于外伤、青光眼、药物性散瞳和无光感眼；瞳孔缩小见于强光照射、虹膜睫状体炎和药物性缩瞳；长椭圆形瞳孔见于闭角型青光眼；梨形瞳孔多见于粘连性角膜白斑；梅花形瞳孔可见于虹膜后粘连；瞳孔向上移位见于白内障摘除术后和某些青光眼术后。

检查瞳孔的各种反射对视路及全身性疾病的诊断有着十分重要的意义。①瞳孔直接对光反射：在暗室内用手电筒照射受检眼，该眼瞳孔迅速缩小的反应。直接对光反射消失见于视网膜、视神经、视束或瞳孔反射的神经通路障碍，亦见于动眼神经病变或药物性瞳孔散大。②瞳孔间接对光反射：在暗室内用手电筒照射另侧眼，受检眼瞳孔迅速缩小的反应。一眼失明，其直接对光反射消失，但当光照射对侧正常眼时，失明眼的瞳孔可发生间接对光反射，瞳孔缩小。③近反射：又称集合反射。先嘱被检者注视一远方目标，再嘱其立即注视眼前 $10\sim15cm$ 处目标，此时两眼瞳孔缩小、双眼内聚。眼外伤、睫状肌麻痹和 Adie 瞳孔可出现近反射消失。

（6）晶状体

观察晶状体有无混浊和脱位。晶状体失去透明性即表现为混浊。附在晶状体前后表面的炎性机化物、色素也表现为非真正的晶状体混浊。晶状体混浊多见于白内障，晶状体脱位多见于外伤性眼病。

3. 眼底检查

眼底检查是借用检眼镜，通过瞳孔对眼后段，即玻璃体、脉络膜、视网膜和视盘进行检查。常用的检眼镜有直接检眼镜和间接检眼镜。

（1）直接检眼镜检查

所见眼底为正像，放大约 16 倍，通常可不散瞳检查。检查顺序及内容如下。

①彻照法：用于观察眼的屈光间质有无混浊。将镜片转盘拨到+8~+10D，距被检眼 10~20cm。正常时，瞳孔区呈橘红色反光，如屈光间质有混浊，红色反光中出现黑影。此时嘱患者转动眼球，如黑影移动方向与眼动方向一致，表明其混浊位于晶状体前方；反之，则位于晶状体后方；如不动则在晶状体。

②眼底检查：将转盘拨到"0"处，距受检眼 2cm 处，因检查者及受检者屈光状态不同，需拨动转盘看清眼底为止。嘱患者向正前方注视，检眼镜光源经瞳孔偏鼻侧约 15°可检查视盘，再沿血管走向观察视网膜周边部，最后嘱患者注视检眼镜灯光，以检查黄斑部。

③眼底检查记录：视盘大小形状（有无先天发育异常）、颜色（有无视神经萎缩）、边界（有无视盘水肿、炎症）和病理凹陷（青光眼）；视网膜血管的管径大小、是否均匀一致、颜色、动静脉比例（正常 2∶3）、形态、有无搏动及交叉压迫征；黄斑部及中心凹光反射情况；视网膜有否出血、渗出、色素增生或脱失，描述其大小形状、数量等。对明显的异常可在视网膜图上绘出。

（2）间接检眼镜

间接检眼镜放大倍数小，可见范围大，所见为倒像，具有立体感，一般需散瞳检查。用间接检眼镜检查眼底所见视野比直接检眼镜大，能比较全面地观察眼底情况，不易漏诊眼底病变。辅以巩膜压迫器，可看到锯齿缘，有利于查找视网膜裂孔。

4. 眼压检查

眼球内容物对眼球壁所施加的压力称为眼压。眼压正常范围为 10~21mmHg。眼压测定法有指测法和眼压计测定法。

5. 视功能检查

视功能检查可分为心理物理学检查（视力、视野、暗适应、对比敏感度、立体视觉）及视觉电生理检查两大类。

（1）视力

视力即视锐度，是眼辨别最小物像的能力，主要反映黄斑中心凹的视觉敏锐度，又称中心视力，分为远视力和近视力。临床上通常将 1.0 或以上的视力作为正常视力。世界卫生组织（WHO）规定的标准为，患者的双眼矫正视力均低于 0.3 为低视力，矫正视力低于 0.05 为盲。视力检查分为近视力和远视力检查。学龄前儿童可采用幼儿视力表或简单的图形。

（2）视野

视野指眼向正前方固视时所见的空间范围，反映视网膜周边部的功能，又称周围视力。距注视点 30° 以内的范围称为中心视野，30° 以外称为周边视野。世界卫生组织规定视野小于 10°，即使视力正常也属于盲。

1）周边视野检查法

①对比检查法：是以检查者的正常视野范围与被检者的视野进行比较，来评价被检者视野变化的一种检查方法。

②弧形视野计检查法：属于动态周边视野检查。其底板是一条 180° 的弧形板。常用视标颜色分白、蓝、红、绿。白色视标的视野最大。正常视野范围平均为上方 55°、下方 70°、鼻侧 60°、颞侧 90°。蓝、红、绿色视野依次递减 10° 左右。

2）中心视野检查法

①平面视野屏检查法：被检者坐于平面视野屏前 1m 处，被检眼与屏中心注视点等高，另眼遮盖，一般选用 3.0mm 直径视标，循经线移动视标，将所测得暗点描绘于中心视野图上。在中心视野里有一生理盲点，相当于视盘在视野上的投影，呈椭圆形，垂直径 $7.5° \pm 2°$，横径 $5.5° \pm 2°$，位于固视点外侧 15.5°，水平线下 1.5° 处。除生理盲点外出现其他任何暗点均为病理性暗点。

②Amsler 表检查法：Amsler 表是 10cm 见方的黑底白线方格表，相当于中心 10° 范围的视野检查。主要用于检查黄斑功能，且简单易行。受检者在阅读距离注视小格图形的中心，黄斑病变时会感到中央暗影遮挡、直线扭曲、方格大小不等。

③自动视野计检查法：是一种由电脑控制的静态定量视野计。以光点为视标，突然出现在视野屏的不同位置，亮度由弱到强，并根据被检者的应答情况以图形、颜色及数字形式打印报告。自动视野计装备有针

对青光眼、黄斑疾病、视神经疾病等的特殊检查程序，可以根据病变进行选择。

（3）暗适应

当眼从强光下进入暗处时，起初一无所见，随后逐渐能看清暗处的物体。眼的这种对光敏感度逐渐增加并达到最佳状态的过程，称为暗适应。正常人最初 5 分钟的光敏感度提高很快，以后渐慢，8~15 分钟时提高又加快，15 分钟后又减慢，直到 50 分钟左右达到稳定的高峰。在 5~8 分钟处的暗适应曲线上可见转折点，代表视锥细胞暗适应过程的终止，此后完全是视杆细胞的暗适应过程。暗适应检查可用以观察和诊断各种引起夜盲的疾病，如视网膜色素变性、维生素 A 缺乏症等。

（4）对比敏感度

视力检查反映了高对比度（黑白反差明显）时的分辨能力，而日常生活中物体间明暗对比并非如此强烈。对比敏感度检查根据灰度调制曲线的变化制成宽窄、明暗不同的条栅图作为检查表，以反映空间、明暗对比二维频率的形觉功能。

（5）立体视觉

立体视觉也称深度觉，是感知物体立体形状及不同物体相互远近关系的能力。立体视觉检查可利用同视机及立体检查图谱等。

（6）视觉电生理检查

视觉电生理检查时应用视觉电生理仪测定视器的生物电活动以了解视觉功能，包括眼电图（EOG）、视网膜电图（ERG）及视觉诱发电位（VEP）。视觉电生理检查是一种无创性客观视功能检查方法，可用于测定不合作的婴幼儿、智力低下者及诈盲者的视力，主要用于判断视网膜、视神经、视路疾病，对屈光介质混浊者预测术后视功能恢复情况等。

6. 眼科影像学检查

（1）眼部超声检查

①A 型超声：显示与探测方向一致的一维图像，多用于生物测量，如眼轴测量和角膜厚度测量等。标准化的 A 型超声可用于眼部疾病的定性诊断。

②B 型超声：显示局部组织的二维切面图像。实时动态扫描可提供病灶的位置、大小、形态及与周围组织的关系，对所探测病变获得直观、

实际的印象，为眼后节疾病、眼眶及眶周组织病变、眼外伤等提供诊断信息。

③彩色超声多普勒成像（CDI）：以血流彩色作为指示，定位、取样及定量分析。可检测眼动脉、视网膜中央动脉、睫状后动脉血流状况以及眼后节、眶内肿瘤等病变。

④超声生物显微镜（UBM）：利用超高频率超声对眼前部结构进行检查的方法。与B超类似，显示二维切面图像。其穿透力差，仅用于眼前节正常解剖的静态显示和动态活体测量以及眼前节疾病的诊断。

（2）眼科计算机图像分析

①电子计算机断层扫描（CT）：利用电离射线和计算机的辅助形成多个横断面的影像，为眼内、眼眶肿瘤、眼外伤眶骨骨折、异物等提供诊断信息。

②干涉光断层扫描仪（OCT）：利用激光对视网膜断层进行扫描，主要用于黄斑部病变的检查。

③磁共振成像（MRI）：利用一定频率的电磁波和计算机的辅助形成断面的图像，多用于眼内、眼眶肿瘤的诊断。

④视网膜厚度分析（RTA）：是电子计算机控制的裂隙灯生物显微镜装置，反映视网膜断面形状。用于青光眼、视网膜及黄斑部疾病的筛查。

（3）眼底荧光血管造影

是将造影剂（能发出荧光的物质）从肘前静脉注入人体，利用特定滤光片的眼底照相机拍摄眼底血管及其灌注的过程。荧光素血管造影（FFA）是以荧光素钠为造影剂，主要反映视网膜血管的情况。吲哚青绿血管造影（ICGA）是以吲哚青绿为造影剂，反映脉络膜血管的情况，有助于发现早期的脉络膜新生血管、渗漏等。

【护理诊断】

（1）感知受损（视觉）	（2）疼痛：眼痛	（3）自理缺陷：进食、沐浴或卫生、如厕等
与眼压升高、晶状体混浊有关。	与眼压升高、眼部炎症、外伤及手术有关。	与视力下降、双眼遮盖或年老体弱有关。

（4）舒适受损：眼部干痒、刺痛和烧灼感	（5）潜在并发症	（6）有感染的危险
与眼部炎症有关。	眼压升高、创口裂开、创口出血、角膜溃疡、穿孔、眼内炎等。	与机体抵抗力下降、传染性眼病、局部创口的预防感染措施不当、不良卫生习惯等有关。
（7）有受伤的危险	（8）焦虑	（9）知识缺乏
与患者视野缺损、视力下降有关。	与担心疾病预后、经济负担等有关。	缺乏眼病的预防和治疗护理相关知识。
（10）睡眠型态紊乱	（11）自我形象紊乱	（12）功能障碍性悲哀
与环境改变、视力下降或长期卧床有关。	与眼部外观改变有关。	与视力减退或疗效不明显，影响工作、学习及生活有关。
（13）恐惧	（14）组织完整性受损	（15）便秘
与视力下降、适应环境能力改变、不了解病情有关。	与眼外伤有关。	与长期卧床、活动减少、精神紧张和生活习惯改变有关。

第二节　眼科护理管理

　　眼科门诊护理的主要任务是做好开诊前准备，预检分诊和协助医师进行检查、治疗，同时做好健康教育和护理指导工作。

　　暗室是眼科的特殊检查环境，眼部许多精细检查要在暗室进行，室内有许多精密检查仪器，因此加强暗室护理管理非常重要。

　　激光室的安全应引起每位医护人员的注意。因为激光能量密度很高，容易对人体皮肤和眼睛造成意外伤害。另外，激光仪器内部有很多精密的光学元件，使用不当会缩短仪器设备的寿命。

　　眼科病房是术后患者恢复的重要场所，护士应提供优质的护理服务。

【门诊护理管理】

1. 门诊护理工作常规

（1）诊室环境

要求诊室窗帘遮光，避免光线直射，同时室内要整洁、通风，准备好洗手消毒液。

（2）诊室物品

检查医疗电脑，并处于工作状态。准备好诊疗桌上的物品：聚光手电筒、检眼镜、近视力表、无菌荧光素钠溶液（条）、表面麻醉（简称表麻）药、散瞳及缩瞳剂、抗生素滴眼液、消毒玻璃棒、干棉球、棉签、酒精棉球等，同时备好文具、病历纸、处方笺、住院证、各种检查单、化验单及治疗单等用品。

（3）预检分诊

护士简要询问病史后，按病情特点和患者需求选择专科医师。急症患者应随到随诊；对年老体残患者优先就诊。

（4）视力检查

常规检查中心视力，根据需要检查近视力，并准确记录在病历上。

（5）协助检查

协助医师做好视力检查和眼压测量；根据医嘱给患者点散瞳眼药，以便做眼部检查。对双眼视力低下行动障碍者应给予护理照顾，检查时护理人员应站在患者一侧引导前行，并协助患者上诊察椅或检查床，配合医师进行检查。

（6）健康教育

利用壁报、板报、电视等形式，宣传常见眼病防治知识。

（7）护理指导

根据患者具体情况，运用护理知识，给予生活、用药及预防等方面必要的护理指导，需要时登记预约复诊时间。

（8）仪器设备保养维护

按仪器使用规程做好保养、消毒，镜头、镜片等光学仪器配件可用擦镜纸或95%乙醚轻拭污渍。每天下班前应将各种检查仪器从工作位恢复到原位，切断电源，加盖防尘罩。

2. 门诊护理工作具体内容

（1）开诊前的护理工作

开诊前，护士应做好一切诊疗、护理器械和物品的准备工作，检查和补充诊室、暗室、治疗室的药品、用物，按挂号指定时间排列好病历，招呼门诊患者按顺序在候诊室就座。

（2）开诊时的护理工作

候诊室和诊室是患者比较集中的地方，由于往来活动频繁，吵嚷声音也较大，往往影响医护人员的工作。为了保证诊室的安静，使医生集中精力进行检查和诊治工作，并缩短候诊时间，护士需经常注意维持诊室及候诊室的秩序，防止拥挤及争先恐后的现象，按挂号顺序和病情的轻、重、缓、急安排患者就诊，并指导患者诊病后需要办理特殊检查、治疗、取药、交费、化验等的地方和手续，巡视诊室，协助医生向患者做必要的解释工作和检查工作。

（3）初诊患者的视力检查

视力检查是指对中心视力的检查，是了解眼睛视功能的方法之一，在眼病的诊断和处理上都有着重要的意义。因此，初诊患者首先由护士进行视力检查。护士进行此项检查前必须向患者耐心说明，尤以采取2.5米平面反光镜法更需解释清楚，便于患者合作，使检查准确迅速。检查毕，把患者的左、右眼视力准确地记录在病历卡上。在检查视力的同时，应进行初步预诊。如属急诊病例，应按急诊处理，以免延误病情。

（4）服务台工作

在门诊经过医生对眼病进行初步检查和诊断后，有的患者需要做进一步的特殊检查，有的需要手术治疗或住院治疗，门诊设有一服务台，负责安排以上各项的预约登记工作及答复、解释患者有关的询问。门诊服务台的护士应按病情的轻、重、缓、急合理安排住院床位的登记、通知患者入院、介绍办理入院的准备事项，以及办理门诊手术和特殊检查的预约。

（5）治疗室的护理工作

门诊治疗室应根据医嘱进行眼科各种医疗护理技术操作。包括测量眼压、冲洗眼部、冲洗泪道、探通泪道、结膜下注射、球后注射、静脉注射、肌内注射、测量血压、角膜异物剔除、睑腺炎切开排脓、电解倒睫等以及急诊处理。治疗室护士应按先后有秩序地进行工作。首先必须严格执行"三查七对"制度，并向患者做必要的治疗前解释工作，以取得患者合作。治疗中必须注意患者的病情有无特殊变化，有时在治疗后需要留患者观察一些时间，以防发生意外情况。治疗或检查后应由护士在病历上详细记录结果并签名，送交医生再诊，或向患者交代复诊检查或治疗时间以及注意事项。每次治疗操作完毕后应洗净双手，防止交叉感染。

（6）换药室的护理工作

门诊换药室为门诊手术患者术后换药场所，因此要求医护人员要有严格的无菌观念。换药室的护士应按无菌操作规程进行操作，防止伤口感染。换药时应协助医生详细询问患者术后情况，细致观察术后反应及术后效果并做好记录。换药后应向患者交代下次换药及复诊时间和注意事项。

【暗室护理管理】

（1）保持暗的环境

暗室内地面应不反光、不打滑，墙壁为深灰色或墨绿色，窗户应设置遮光窗帘，以保证室内暗的状态，利于使用眼科仪器进行细微观察。

（2）室内清洁通风

保持暗室清洁卫生、室内空气流通及相对干燥，以免损坏室内仪器。定期空气消毒。

（3）合理放置仪器

暗室常设仪器有裂隙灯显微镜、检眼镜、灯光视力表、验光仪、镜片箱等。每天下班前，应把暗室内各种检查仪器从工作位恢复到原位，切断电源，加盖防尘罩，并关好水龙头、门窗等。

（4）注意患者安全

部分患者视力低下，并且对暗室环境陌生，护士应给予护理指导和帮助，以避免发生意外。

（5）严格仪器保养

按仪器使用规程做好保养、消毒，镜头、镜片等光学仪器配件可用擦镜纸或95%乙醚轻拭污渍。

【激光室护理管理】

（1）激光室的环境要求

①激光室应有警告标志，无关人员不要随意进出。工作室要关好门窗，安装特殊的玻璃或遮光窗帘，以防激光漏出伤人。

②激光室墙壁不宜使用反光强的涂料，工作区内应避免放置具有镜面反射的物品。激光操作尽量在暗室内进行，一方面减少激光的反射，另一方面可保持患者瞳孔散大，便于治疗。

（2）激光器的安全使用

①激光器必须由专业人员操作，并安装锁具。

②使用时，先检查激光器的输出系统是否正确连接，各种附属设备是否处于正常工作状态后，才能开始使用激光。

③激光器使用的间隙，应将激光器的输出置于"备用"位置。

④激光器要注意日常的防潮、防尘，如果使用光纤输出，应注意光纤不要被折断或重压。

（3）工作人员的安全防护

①防护用具：使用激光治疗时，工作人员应戴用专门针对所使用激光波长的有周边防护的防护眼罩，或在裂隙灯、间接检眼镜、手术显微镜的光路中插入遮挡激光的滤过镜片。对超过安全阈值的激光，要穿上白色工作服、戴手套，不让激光直射皮肤，并防止反射、散射光照射皮肤。

②加强安全教育：激光对工作人员造成意外伤害最多的是眼和皮肤，对眼可引起永久性角膜混浊、白内障、视网膜损伤而导致视力严重受损，甚至失明；对于皮肤则可造成皮肤的红斑、丘疹、水泡、炭化和气化，因此对工作人员应加强安全教育，注意自我保护。

（4）防火

激光室必须放置灭火装置。激光治疗过程中，不要将激光对准含酒精的液体、干燥的棉花、敷料等易燃物品照射；手术区不要滴用含酒精的麻醉药（但可以局部注射）；尽量不要使用易燃的麻醉气体。

【眼科病房管理】

（1）做好入院介绍，包括病房环境、住院制度等，特别是视力低下患者的安全制度和左右眼别的鉴定。考虑到眼科患者视力障碍，病房提醒患者的文字和给患者发放的资料字体要相对放大和清晰。

（2）保持病房安静、整洁、舒适和安全。

（3）保持病房清洁卫生，室内不准吸烟，注意通风。

（4）患者的安全管理为眼科病房管理的重点。因眼科患者均有不同程度的视力障碍，识别危险能力下降，故应着重预防患者跌倒、烫伤、危险物品伤害等。具体管理措施包括：统一病房摆设，室内物品摆放要考虑到患者视力障碍，固定位置，不得随意悬挂物品。热水瓶要妥善放置。危险物品，如刀片、剪刀等要尽量远离。走廊和过道不可摆放任何障碍物，以免碰撞。卫生间厕所旁应设扶手，地面应防滑，以防患者摔倒。

（5）病房内应设置专门的检查室，作为患者眼科检查和换药用。检查室内应备好眼科常用检查用具，如裂隙灯、视力表，还应备好敷料、常用滴眼液（膏）等。

（6）做好护理安全管理，预防差错事故。眼科各种眼药制剂较多，每个患者用药种类不一，加之患者左右眼用药常常不同，因此在为患者用药时要严格执行核对制度，严防用错药。另外，针对眼科患者住院周期短、手术频率高、床位周转快的特点，应做好患者手术安全管理工作、患者的健康教育以及术后随访管理工作。

（7）做好消毒隔离质量管理工作，包括滴眼液使用的管理、滴眼液的规范操作、医师换药时的无菌操作规范、特殊感染患者的隔离规范、患者用眼卫生的自我保健教育等，从各个环节预防院内感染的发生。

第三节　眼科手术患者常规护理

手术是眼科的重要治疗手段，手术前后护理是以手术为中心，包含术前、术后两个阶段的护理，做好手术前后的护理对患者的顺利康复有着重要意义。

【术前护理】

（1）全面评估患者身心情况

了解患者是否有高血压、糖尿病病史及治疗情况。有无局部感染、发热，是否为月经期等。评估眼部情况，了解眼病家族史、泪囊炎病史、视力、眼压、泪道是否通畅等，提出护理诊断与问题，制订护理计划。

（2）指导患者完成各项术前检查

术前常规检查项目：血、尿常规，肝肾常规，凝血功能（APTT+PT），酶免四项（HBsAg、HIV、HCV、梅毒抗体），心电图，胸部 X 线片等。

（3）加强健康教育

（1）耐心解释疾病、手术等相关知识。

（2）训练患者在仰卧、头部不动的情况下，按要求向各方向转动眼球以便配合手术操作和术后观察效果。

（3）为防止咳嗽、喷嚏振动眼部，要教会患者有咳嗽、喷嚏冲动时张口呼吸，用舌尖顶住上腭，以缓解冲动，避免手术意外和术后出血。

（4）做好心理护理

重视患者的心理护理，患者希望手术改善视力，却又惧怕手术失败、意外等。所以医护人员应根据病情及拟行手术向患者及家属介绍术前、术中、术后的注意事项和预后等一般情况，以取得患者的信任和对手术的配合。对有顾虑和情绪过于紧张的患者应耐心解释、开导，不可嘲笑患者，以免加重患者思想顾虑和负担而影响手术的顺利进行。决定手术日后应及时通知患者，以使患者及家属在心理和物质上都有良好的准备。

（5）术前注意事项

（1）手术成功与否与患者全身情况有一定关系，护理人员应协助医师观察和掌握患者全身情况，并采取必要的治疗和护理措施。特别是高血压、心脏病、糖尿病患者，精神紧张会使症状加重，均须给予药物控制。

（2）发现患者有发热、高血压（舒张压 > 100mmHg、收缩压 >170mmHg）、腹泻、感冒、精神异常、月经来潮、颜面疖疮及全身感染等情况，均应暂时推延手术。

（3）小儿全麻患者应了解有无蛔虫症，以免引起术后腹痛或呕吐影响手术效果。

（6）术前准备

（1）术前眼药

术前 3 天滴用抗生素眼液，每天 4 次。遵医嘱使用术前特殊用药，如散瞳剂、缩瞳剂、甘露醇等。

（2）卫生指导

指导患者做好卫生，术前晚洗头、洗澡，更换清洁的内衣、裤，手术当天早晨戴好帽子或长发挽成双股辫子。

（3）饮食护理

全麻患者需在术前禁食水6~8小时。局麻患者术当天早晨可进少量易消化食物，不可过饱，以免术中发生呕吐。

（4）术晨护理

①监测生命体征：监测体温、脉搏、呼吸和血压，如有异常马上通知医生。

②术眼护理：确认手术眼别，根据需要完成泪道冲洗、结膜囊冲洗、剪睫毛，并用无菌纱布包扎术眼等，同时做好标识。

③物品保管：协助患者取下戒指、耳环、发夹、手表、义齿、义眼、眼镜等物品，更换好手术衣裤。

④药品准备：遵医嘱执行术前用药，并准备好术中药品等。

⑤护送患者：进手术室之前，嘱患者排空大小便；再次检查所有术前准备情况，携带病历及药品、物品等，护送患者到手术室。

【术后护理】

（1）全麻患者按全麻术后护理常规

①患者由麻醉医生护送至病房。并为其整理好床单，注意保暖，术后去枕平卧3~4小时，头偏向一侧。清醒后可取平卧位，术后4小时可头下垫枕。嘱患者术后禁食水4~6小时。

②待麻醉医生为患者测完血压后，主管护士为其测量体温、脉搏、呼吸，并记录在护理记录单。

③呼唤患者姓名，观察患者清醒程度，并与麻醉医生交接班，询问该患者的麻醉恢复情况，有无特殊注意事项，是否需要吸氧等护理。

④交接患者带液情况，注意液体名称、剩余量、滴速及穿刺部位固定情况等。

⑤观察患者何时排尿，是否为自主排尿及尿量并记录在护理记录单上。

术毕包扎术眼或双眼，以平车将患者推至床旁，避免震动。嘱患者头部保持不动，张口呼吸，腹部不可用力，同时托起患者头部和腰部，将患者轻轻移至床上。

（2）遵医嘱采取体位

①普通体位：青光眼手术、光学虹膜剪除术、板层角膜移植术等，通常卧床数小时后即可自选体位。

②特殊体位：视网膜脱离手术后要严格执行特殊体位。

（3）询问患者术后感觉，嘱患者安静休养，不得用力挤眼、咳嗽及大声说笑。

（4）呕吐是常见的术后反应，如因麻醉药反应或术中牵拉眼外肌而引起的呕吐，可遵医嘱肌内注射维生素 B_6 或口服其他止吐剂和镇静剂。

（5）如有疼痛可遵医嘱酌情给予镇静、镇痛剂。但术眼剧痛并伴有头痛、恶心、呕吐及其他情况应及时报告医师。

（6）术后注意事项

①眼部术后感染通常发生于术后 48 小时内，如能及早发现，往往可通过紧急有效的处理而得到挽救。所以护理人员要按时巡视患者，注意观察眼部情况及全身情况。注意敷料有无松动、移位和渗血等。

②嘱患者不要弄湿、污染和自行拆开敷料，眼部有痒感或不适时不要用力闭眼或用手搔抓。

（7）术后饮食

①术后卧床应进易消化或半流饮食，不可食带有骨刺、坚硬或刺激性强的食物，以免影响术眼休息。

②术后嘱患者多吃水果和蔬菜，以保持大小便通畅。

③术后适当增加富含维生素及蛋白质的食物，对创口愈合会有所帮助，但正常人都具有创口自然愈合的功能，况且眼部手术创口一般较小，不必迷信某些贵重药物或营养品。除避免进食坚硬食物外，其他可自由选择。

④术后便秘增加腹压，对伤口不利，3 天内无大便应通知医生，必要时遵医嘱给缓泻剂。

⑤更改护理等级后应嘱患者量力而行，逐步适应，不要剧烈运动，勿低头取物，避免碰撞。

【全身麻醉护理常规】

（1）麻醉前护理

①做好解释工作，了解有无全身麻醉禁忌证（如上呼吸道感染、发热），如有要及时报告。

②手术前晚测体温、呼吸、脉搏1次。手术当天清晨再测体温、血压1次。如果手术当天清晨体温超过37.5℃，要报告医师。

③术前禁食：成人术前12小时，2岁以上儿童6~8小时，婴儿4~6小时。

④按眼科手术前护理常规。

（2）麻醉后护理

①按手术护理常规。

②准备全麻床、急救用药物、体温计、血压计、听诊器、吸痰机、氧气和输液架等。

③患者去枕平卧，头侧位至完全清醒，注意清洁口腔内分泌物、呕吐物，防止舌根后坠。

④患者未醒前，测量脉搏、呼吸、血压，至患者清醒稳定。以后视病情决定是否继续测量。

⑤患者未醒前需要热水袋保暖者，水温不得过热，避免烫伤皮肤。

⑥全醒后无呕吐者，2小时后方可进食。

⑦密切观察病情，做好记录。

【健康教育】

（1）休养环境应安静舒适，保持温湿度适宜，注意通风，使室内空气新鲜。

（2）让患者保持良好的心理状态，避免紧张激动的情绪，适当参加锻炼，增强自信心。愉快的心情有利于疾病的恢复。

（3）患者疾病恢复期应选择含丰富维生素、蛋白质饮食，以增强体质，促进疾病的恢复，如瘦肉、鸡蛋、鱼类、新鲜蔬菜和水果，还应注意粗细粮的搭配。

（4）出院后常规一周复诊，复诊时携带门诊病历。若病情发生变化，应及时来院就诊，以免延误病情。

（5）坚持按时点药，按时服药，预防感染。

（6）适当休息，避免急、剧烈活动，避免高空作业、搬运重物，勿用力大便。

（7）如出现视力下降和恶心、呕吐等，应随时来医院就诊。

第四节　眼科护理告知程序

眼科护理操作格外精细，为保证患者积极参与配合，护理操作告知尤为重要，故将护理操作程序分为两类：即一般护理操作告知程序和特殊护理操作告知程序。

【一般护理操作告知程序】

（1）遵医嘱进行各项护理操作，向患者讲解该项操作的目的、必要性。

（2）操作前使患者了解该操作的程序及由此带来的不适，取得患者配合。

（3）严格遵照各项操作规程进行，操作中注意语言行为文明规范。

（4）将操作程序详细告知患者，避免不必要的误会。

（5）操作中不得训斥、命令患者，做到耐心、细心、诚心地对待患者，护士应熟练掌握各项操作技能，尽可能减轻由操作给患者带来的不适及痛苦。

【特殊护理操作告知程序】

（1）结膜下注射告知程序

①注射前

您好！我是某某护士，我现在给您进行眼部注射，您不必害怕。先给您滴2次麻药，打针时就不会很痛了，只要睁大眼睛看我手指的方向，配合好就可以了。

②注射后

请您不要揉眼睛，因为注射了药物，眼部会有些肿胀，不用紧张，2小时后药物会自行吸收。眼部敷盖的纱布回家后您就可以取下来了。

（2）球后注射告知程序

①注射前

您好！我是某某护士，我现在给您进行眼部注射，您不必害怕，只要睁大眼睛看左（右）上方，配合好就可以了。

②注射后

请您用手掌按压棉球约 5 分钟按压时稍加用力，有利于药物的吸收及防止眼部出血。如果有轻微的肿胀现象不要紧张，2 小时后药物吸收后肿胀就消失了。

（3）巴氏定位告知程序

①操作前

您好！我是某某护士，我要在您的眼里放一个金属片，以便于诊断，请您不要害怕。先给您滴 2 次麻药，放定位器时只要睁大眼睛按我说的去做，配合好就可以了。

②操作后

现在您的眼睛里已经放了一个金属片，请您不要揉眼睛，到放射科拍片后马上回来，您的定位器还需要取出来。

（4）Schirmer 试验告知程序

①操作前

您好！我是某某护士，我要在您的眼里放一条试纸，以便于诊断，请您不要害怕。请您在放入试纸后，轻闭双眼 5 分钟，时间到后我会给您取出。

②操作后

检查后眼睛可能会有些干涩的感觉，请您不要揉眼睛，大约 10 分钟以后就会缓解。

（5）眼肌按摩告知程序

①操作前

您好！我是某某护士，我现在要给您进行眼肌按摩，可能会有轻微疼痛，请您不要害怕。先给您滴 2 次麻药，只要睁大眼睛看我手指的方向，配合好就可以了。

②操作后

30 分钟内请您不要揉眼睛，以免损伤角膜。可能会有轻微的结膜充血，属于正常现象，休息 1~2d 就会缓解。

（6）压陷眼压计测量告知程序

①操作前

您好！我是某某护士，我现在给您测量眼压，以便于诊断，请您不要害怕。先给您滴 1 次麻药，只要睁大眼睛看着正上方，配合好就可以了。

②操作后

请您不要揉眼睛，以免损伤角膜。

（7）非接触眼压计测量告知程序

①操作前

您好！我是某某护士，我现在给您测量眼压。请您将下颌放在机器的下颌托上，头部顶在机器头部固定带处，眼睛向前看并注视机器中的提示点，测量时会有一股气体吹到眼睛上，请您不要紧张。

②操作后

请您将结果交给医生，以便诊断。

（8）泪道冲洗检查告知程序

①操作前

您好！我是某某护士，我现在给您进行泪道冲洗，请您不要紧张。在进行冲洗时，如果您感觉嗓子或鼻子中有水，请点头示意我。

②操作后

请您不要揉眼睛，以免损伤角膜。将结果交给医生，以便诊断。

（9）眼睑结石取出术告知程序

①操作前

您好！我是某某护士，我现在给您进行眼睑结石取出术，先给您眼睛里点儿麻药，可以减轻疼痛。在结石取出时，我要给您眼睑处放眼睑拉钩，会有些不舒服，但不会太痛，请您配合。

②操作后

请您按压眼垫5分钟，不要揉眼睛，以免损伤角膜。

（10）电解毛囊术告知程序

①操作前

您好！我是某某护士，我现在给您进行电解毛囊术，我先进行麻药注射：不要紧张，会有些胀痛。电解时请您按住电极片上的棉球，以便配合我进行治疗。

②操作后

因为麻药的注射，眼睛会有不舒服的感觉，2小时后就会缓解，请您不要揉眼睛，以免损伤角膜。

第二章 眼睑疾病患者的护理

第一节 睑缘炎患者的护理

睑缘炎是各种致病因素引起睑缘表面、睫毛毛囊及其腺体组织的亚急性或慢性炎症。临床上分为鳞屑性睑缘炎、溃疡性睑缘炎和眦部睑缘炎。

【临床表现】

（1）鳞屑性睑缘炎

自觉刺痒，睑缘潮红，睫毛根部及睑缘表面附有头皮样鳞屑。睫毛易脱落，但可再生，少数病例皮脂集中于睫毛根部呈蜡黄色干痂，除去后局部只见充血，并无溃疡面。病程缓慢，有时能引起睑缘肥厚。

（2）溃疡性睑缘炎

症状较前者重，为三型中最严重者，睫毛根部有黄痂和小脓疱，将睫毛粘成束，剥去痂皮，暴露睫毛根部有出血的溃疡面和小脓疱。因毛囊被破坏，睫毛脱落后不能再生而造成秃睫。溃疡愈合后形成瘢痕，瘢痕收缩时牵引邻近未脱落的睫毛而使其乱生，刺激眼球。如病程日久，睑缘肥厚外翻，泪小点闭塞，可造成溢泪。

（3）眦部睑缘炎

自觉瘙痒，多为双侧，外眦部常见。其特点为内、外眦部皮肤发红、糜烂、湿润，有黏稠性分泌物。重者出现皲裂，常合并眦部结膜炎。

【辅助检查】

（1）分泌物送检做细菌培养。如溃疡性睑缘炎大多可查出葡萄球菌；眦部睑缘炎多数可见莫-阿双杆菌；鳞屑性睑缘炎无固定病原菌。

（2）分泌物送检做药敏试验，有助临床选用敏感抗菌药物治疗。

【治疗原则】

（1）鳞屑性睑缘炎

①2%碳酸钠溶液或生理盐水清洁局部，擦去皮屑。

②涂抗生素眼膏，或用1∶5000氧氰化汞软膏涂搽睑缘，每天2~3次，用药需至痊愈后2周，以防复发。

③如汞剂过敏或局部刺激反应过重者，则改用抗生素或5%磺胺眼膏。

（2）溃疡性睑缘炎

需要长期治疗。基本治疗是清除痂皮，并拔除受累的睫毛，用抗生素或者磺胺眼膏搽涂。对屡发和长期不愈的患者，应做细菌培养与药物试验，以选择有效药物。严重的溃疡性睑缘炎可用1%硝酸银涂抹。

（3）眦部睑缘炎

治疗基本同溃疡性睑缘炎。保持个人卫生，清洁眼睑，以0.25%~0.5%硫酸锌眼液滴眼。

【护理评估】

（1）健康史

评价患者是否有屈光不正、视疲劳和营养不良等病史；并了解患者最近有无文眼线或是否使用劣质化妆品，以及平时的卫生习惯；患病期间的用药史等。

（2）身体状况

睑缘炎患者常常自觉眼部干痒、刺痛和烧灼感。

（3）心理-社会状况

评价患者因睑缘炎反复发作引起焦虑心理，并了解因眼部分泌物过多给患者带来的学习、工作影响，以及患者对疾病的认知程度。

【护理诊断】

（1）舒适受损：眼部干痒、刺痛和烧灼感

与睑缘炎有关。

（2）潜在并发症

角膜溃疡、慢性结膜炎、泪小点外翻。

（3）焦虑/恐惧

与担心预后有关。

（4）自我形象紊乱

与担心自我形象被别人歧视有关。

（5）知识缺乏

缺乏睑缘炎的自我保健知识。

【护理措施】

（1）心理护理

注意沟通的语言、方式，告知患者一般预后较好，使其积极配合治疗，消除焦虑情绪。满足患者的心理需求，教会患者正确处理眼周分泌物的方法。教会患者正确点眼药水的方法。

（2）指导眼部用药方法

保持眼部清洁，用生理盐水湿棉签拭去睑缘鳞屑，再用棉签蘸黄降汞眼膏（对汞过敏者禁用）或用抗生素糖皮质激素眼膏涂抹睑缘皮肤，每天2~3次。症状严重者按医嘱全身使用抗生素。

（3）饮食护理

进食清淡、高营养、多维生素的食物。不吃辛辣刺激性食品，保持大便通畅，戒烟酒。

（4）生活指导

①改变不良作息时间及生活习惯，保证足够的睡眠。长期熬夜、睡眠不佳可诱发或加重本病。

②不用脏手揉眼睛，远离不洁环境。睑缘炎患者外出时可戴防护眼镜，避免风、沙、尘、强烈光线等刺激。

③如有屈光不正，应佩戴眼镜矫正。

④避免精神紧张，神经系统和内分泌系统调节紊乱、免疫功能低下容易诱发睑缘炎或使本病加重。

【健康教育】

（1）平时注意营养和体育锻炼，增加机体抵抗力。

（2）注意个人卫生，特别是眼部清洁。

（3）保持良好的用眼卫生，避免视疲劳。

（4）保持大便通畅，减少烟酒刺激。

第二节　睑腺炎患者的护理

睑腺炎是化脓性细菌侵入眼睑腺体而引起的一种急性炎症，是常见的眼睑炎症，多发生于儿童及青年人。根据感染的部位不同，临床上分为内、外睑腺炎。其中睑板腺感染，称为内睑腺炎；睫毛毛囊或其附属皮脂腺、汗腺感染，称为外睑腺炎，又称麦粒肿。

【临床表现】

(1) 外睑腺炎	(2) 内睑腺炎
常发生于睫毛根部的睑缘处。局部有红、肿、热、痛等急性炎症表现，在红肿区可触及局限性硬结，红肿范围较弥散。数天后，睑缘皮肤面出现黄色脓肿。严重者，可自行破溃。	常发生于睑板腺内。肿胀较局限。睑结膜充血，可出现黄白色脓点。脓点破溃后症状减轻。

【辅助检查】

如果分泌物送检细菌培养，可以发现敏感药物，但临床上很少选用。

【治疗原则】

(1) 早期

局部理疗或热敷，点抗生素眼药水及眼药膏，促使炎症消退，重病者全身应用抗生素和磺胺类药以控制炎症，防止扩散。切忌过早切开或挤压，否则炎症扩散，轻者可引起眶蜂窝织炎，重者能导致海绵窦血栓或败血症，甚至危及生命。

(2) 脓点已出现

局部有波动感时切开排脓。外睑腺炎在皮肤面沿睑缘做横形切口，一定要将脓栓摘出。内睑腺炎，在睑结膜面做与睑缘垂直的切口，排净脓液。

（3）对多次复发的顽固病例

首先去除病因，并取脓液做细菌培养及药物敏感试验，亦可做自家疫苗注射。

【护理评估】

（1）健康史

了解患者有无糖尿病等慢性病；评估患者眼睑肿痛时间、程度，有无体温升高、寒战，有无挤压或针挑以及用药史，了解患者用眼卫生情况。

（2）身体状况

患侧眼睑可出现红、肿、热、痛等急性炎症表现，常伴同侧耳前淋巴结增大。外睑腺炎的炎症反应集中于睫毛根部的睑缘处，红肿范围较弥散，脓点常溃破于皮肤面。内睑腺炎的炎症浸润常局限于睑板腺内，有硬结，疼痛和压痛程度均较外睑腺炎剧烈，病程较长，脓点常溃破于睑结膜面。

（3）心理-社会状况

睑腺炎起病较急，出现疼痛等不适症状，影响外观，患者较为着急，尤其在脓肿未溃破之前，患者易自行挤压或针挑。护士应评估患者对疾病的认知程度。

【护理诊断】

（1）疼痛：眼痛

与睑腺炎症有关。

（2）焦虑/恐惧

与对手术的恐惧及担心预后有关。

（3）知识缺乏

缺乏睑腺炎的相关知识。

（4）潜在并发症

眼睑蜂窝织炎、海绵窦脓毒血栓与致病菌毒力强、机体抵抗力低下有关。

【护理措施】

1. 疼痛的护理

（1）心理护理

仔细观察患者对疼痛的反应，耐心听取患者的疼痛主诉，解释疼痛的原因，给予支持与安慰，指导放松技巧。

（2）指导患者热敷

热敷可以促进血液循环，有助于炎症消散和疼痛减轻；早期热敷有利于脓肿成熟。热敷时应特别注意温度，以防烫伤。常用方法如下。

①熏热敷法：在装满开水的保温瓶瓶口上覆盖一层消毒纱布，嘱患者眼部靠近瓶口，使热气集中于眼部，水温以患者能接受为度，每次15~20分钟，每天3次。

②湿性热敷法：嘱患者闭上眼睛，先在患眼部涂上凡士林，再将消毒的湿热纱布拧干敷盖眼上，水温以患者能接受为度，每5~10分钟更换一次，每次更换2~4遍，每天2~3次。

③干性热敷法：将热水袋内装有2/3满的热水，外裹多层纱布，置于患眼。温度一般在40℃左右，每次热敷15~20分钟，每天3次。

（3）指导患者外用药

指导患者正确滴用抗生素眼药水和涂用眼膏的方法。

（4）掌握脓肿切开引流的指征

即脓肿成熟后如未溃破或引流排脓不畅者，应切开引流。外睑腺炎应在皮肤面切开，切口与睑缘平行；内睑腺炎则在结膜面切开，切口与睑缘垂直。

2. 预防感染的护理

（1）测体温、查血常规，并采集脓液或血液标本送检细菌培养及药物敏感试验。

（2）局部炎症明显并有全身症状或反复发作者，可遵医嘱全身应用抗生素。

（3）观察病情：局部炎症明显并有全身症状或反复发作者，注意体温、血常规、头痛等全身症状变化；合并糖尿病者，应积极控制血糖，按糖尿病常规护理。对顽固复发、抵抗力低下者，如儿童、老人或患有慢性消耗性疾病的患者，给予支持治疗，提高机体抵抗力。

【健康教育】

（1）指导家庭护理，养成良好的卫生习惯，不用脏手或不洁手帕揉眼，保持眼部清洁，特别是皮脂腺分泌旺盛者。

（2）在脓肿未成熟前切忌挤压或用针挑刺，以免细菌经眼静脉进入海绵窦，导致颅内、全身感染等严重并发症。

（3）告诉患者治疗原发病的重要性，如有慢性结膜炎、睑缘炎或屈光不正者，应及时治疗或矫正。

第三节　睑板腺囊肿患者的护理

睑板腺囊肿是睑板腺特发性无菌性慢性肉芽肿性炎症，通常称为霰粒肿。睑板腺囊肿是常见的眼睑炎症，常见于上眼睑，多发生于青少年及中壮年，可能与睑板腺分泌功能旺盛有关，病程进展较缓慢。

【临床表现】

本病进程缓慢，多无自觉症状，在眼睑皮下能扪到一硬结，表面光滑，皮肤无粘连，无压痛，大者可见皮肤隆起，但无红肿，患者感觉眼睑沉重，可出现轻度假性上睑下垂。翻转眼睑，见病变所在部位睑结膜面呈紫红色或灰红色，有时自结膜面穿破，排出黏胶样内容物、肿块消退。但可有肉芽组织增生而产生摩擦感。肉芽组织如出现在睑板腺排出口处，睑缘有乳头状增殖，称为睑缘部睑板腺囊肿。

【辅助检查】

对于反复发作或老年人睑板腺囊肿，应将切除标本送病理检查，以排除睑板腺癌的可能。

【治疗原则】

（1）直径较小的睑板腺囊肿无须治疗，有时可自行消散。可用药物治疗加热敷，一般采用含激素的抗生素眼药水和药膏滴囊。肿块直径大于4mm的，药物治疗效果一般较差。

（2）较大的睑板腺囊肿可行手术治疗，在睑结膜面垂直切开囊肿，将囊肿内容物彻底刮除。若术中囊肿壁破裂，则将囊肿内容物及囊壁彻底剪除，以防复发。术毕用拇指与示指压迫 3~5 分钟，结膜囊内涂抗生素眼膏，用无菌敷料包扎，第 2 天揭去敷料。

（3）近年来，有人尝试将 0.25ml 甲泼尼龙注射在近肿块处结膜下或用曲安西龙（去炎松 A）直接注射在肿块内，对部分病例有效。

【护理评估】

（1）健康史

了解患者年龄，眼睑肿块发生的时间、部位和大小，以及肿块是否反复发作，有无做过病理检查等情况。

（2）身体状况

睑板腺囊肿的病情进展相对缓慢，常因异物感或外观出现无痛性肿块而就医。较小的囊肿常无明显自觉症状，较大的囊肿可使眼睑皮肤隆起，表现为皮下圆形肿块，大小不一，触之不痛，与皮肤不粘连。睑结膜面略呈紫红色的微隆起。囊肿偶可自结膜面破溃，排出脂肪样物质而在睑结膜面形成肉芽肿，加重摩擦感。如继发感染时，临床表现与内睑腺炎相似，但症状较轻，切开后有脓性分泌物流出。

（3）心理-社会状况

评估患者有无焦虑情绪。对于反复发作者，注意是否情绪低落、对治疗缺乏信心。了解患者及其家属对所患疾病的认知情况。

【护理诊断】

（1）有感染的危险

与睑板腺囊肿有关。

（2）舒适的改变

与患眼眼睑肿块有关。

（3）焦虑/恐惧

与对手术恐惧及担心预后有关。

（4）潜在的并发症

出血、感染。

（5）知识缺乏

缺乏睑板腺囊肿防治知识。

【护理措施】

1. 注意观察睑板腺囊肿的变化，如果出现囊肿出现感染，需及时门诊就治。

2. 指导热敷护理，见睑腺炎护理。

3. 按医嘱进行眼部或全身用药护理，先控制炎症，再行手术刮除囊肿。

4. 睑板腺囊肿刮除术的护理。

（1）术前护理

1）心理护理

①解释手术的必要性、手术方式、注意事项。

②行心理疏导，鼓励患者表达自身感受和想法，采取针对性的心理干预措施。

2）用物准备

①器械：刀柄、11 号刀片、血管钳、组织钳、持针器、布巾钳、眼科剪、刀柄、刮勺、霰粒肿夹。

②布类：包头巾、洞巾。

③针线：5-0 尼龙线（必要时）。

④麻醉：局部浸润麻醉。

3）外眼手术常规准备

①查凝血功能、清洁面部皮肤。

②术前滴表面麻醉剂：患眼滴 0.5% 丁卡因溶液、奥布卡因滴眼液或爱尔卡因 2 次，每次 1~2 滴，间隔时间 3~5 分钟。

③体位固定：正确的体位固定是手术成功的关键，尤其是儿童患者。

④手术切开准备：外睑腺炎在皮肤面切开，切口与睑缘平行；内睑腺炎则在结膜面切开，切口与睑缘垂直。

（2）术中护理配合

①常规消毒、铺无菌巾。

②局部麻醉：协助术者准备局部麻醉药进行结膜下麻醉。

③用睑板腺囊肿夹子夹住肿块。

④切开肿块，去除囊肿内容物和囊壁。

⑤因睑板腺囊肿感染发生皮肤破溃者，术后给予皮肤缝合。

⑥术毕结膜囊内涂抗生素眼药膏，无菌纱布覆盖术眼并按压10分钟后包扎。

（3）术后护理

①伤口观察及护理：术后用手掌压迫眼部10~15分钟，以达到局部止血的目的，观察伤口有无渗血、渗液，若有应及时更换敷料。保持敷料的清洁与干燥，嘱患者勿揉搓术眼。

②眼痛护理：评估患者疼痛性质及程度，多为手术刺激引起的眼痛，则疼痛较轻，随时间的延长而消失或缓解，安慰患者，减轻其焦虑情绪。

③用药护理：介绍术后用药，嘱患者按时换药和门诊随访。一般术后第二天眼部换药，涂抗生素眼药膏，并用眼垫遮盖。

【健康教育】

（1）在脓肿未成熟前切忌挤压或用针挑刺，以免细菌经眼静脉进入海绵窦，导致颅内、全身感染等严重并发症。

（2）养成良好的卫生习惯，不用脏手或不洁手帕揉眼。

（3）告诉患者治疗原发病的重要性，如有慢性结膜炎、睑缘炎或屈光不正者应及时治疗或矫正。合并糖尿病者，应积极控制血糖。

（4）对顽固复发、抵抗力低下者给予支持治疗，提高机体抵抗力。

（5）嘱患者多吃新鲜水果及蔬菜，保持大便通畅。

第四节　眼睑过敏性炎症患者的护理

眼睑过敏性炎症是眼睑皮肤对某些物质产生的过敏反应。眼睑可单独犯病，也可能是头面皮肤受累的部分表现。最常见的过敏反应是眼睑湿疹。

【临床表现】

眼睑湿疹起病急，眼睑部烧灼感、极痒、畏光、流泪，眼睑皮肤水肿、充血。局部出现红色丘疹、水泡及渗出物，疱疹破溃后留一粗糙面，覆以痂皮，如有继发感染则发生溃疡。湿疹的范围可由眼睑扩散至额部、面颊部，还可侵及结膜囊，形成结膜炎和角膜浸润。

【辅助检查】

眼睑湿疹血常规检查常有嗜酸性粒细胞增多。

【治疗原则】

（1）找出致敏物质，停止接触致敏物质，加强营养。

（2）局部用 3% 硼酸水湿敷，外涂皮质类固醇霜或氧化锌软膏。

（3）口服泼尼松及氯苯那敏、阿司咪唑等抗过敏药，或静脉注射葡萄糖酸钙等。

【护理评估】

（1）健康史

评价患者是否有接触某种过敏性物质或药物史。

（2）身体状况

患者有眼睑刺痒、烧灼感。眼睑水肿明显，伴有轻度充血，继而出现红斑、丘疹、水疱等湿疹样改变。慢性者常反复发作，皮肤外观似鳞屑状粗糙肥厚。

（3）心理-社会状况

患者因病程长，反复发作，对治疗缺乏信心，常表现为焦虑、烦躁，故应关心体贴患者，同情患者的痛苦，了解患者和家属对疾病的认知情况。

【护理诊断】

（1）舒适的改变

与眼睑刺痛及烧灼感有关。

（2）焦虑/恐惧

与担心预后有关。

（3）自我形象紊乱

与担心自我形象被别人歧视有关。

（4）知识缺乏

缺乏眼睑过敏性炎症的自我保健知识。

【护理措施】

（1）心理护理

解释治疗的必要性、方式、注意事项，进行心理疏导，鼓励患者表达自身感受和想法，采取针对性的心理干预措施。

（2）饮食护理

饮食宜清淡易消化，忌食辛辣刺激性食物及可致过敏的食物。

（3）用药指导

按医嘱给予全身及局部抗过敏药物，并介绍用药的目的及注意事项；按医嘱教会患者正确的涂抹药膏方法。

【健康教育】

（1）平时注意休息，不要过度疲劳，保持良好的情绪，合理锻炼身体，增强体质。

（2）进食清淡饮食，多吃新鲜水果、蔬菜，补充维生素，保持排便通畅。

（3）行过敏试验，避免接触过敏原。

第五节　倒睫患者的护理

倒睫是指睫毛倒向眼球，刺激角膜和球结膜而引起一系列角膜、结膜继发改变的睫毛位置异常。多由于睑缘部瘢痕收缩所致。凡能引起睑内翻的各种原因均能造成倒睫，以沙眼最为常见；其他如睑缘炎、睑腺炎、睑烧伤、睑外伤等。乱睫也可由先天畸形引起。

【临床表现】

患者常有疼痛、流泪和持续性异物感。睫毛长期摩擦角膜，可引起结膜充血、角膜浅层溃疡、血管新生、角膜上皮角化、角膜溃疡。

【辅助检查】

肉眼或裂隙灯显微镜下检查可发现倒睫。

【治疗原则】

（1）如倒睫的数量较少，可用拔睫镊拔出。

（2）行电解法破坏毛囊。 　　（3）如倒睫数量多，应手术治疗，方法与睑内翻矫正术相同。

【护理评估】

（1）健康史

了解患者眼部病史，如沙眼、睑缘炎、烧伤、外伤、手术等。

（2）身体状况	**（3）心理-社会状况**
患者自觉眼部异物感、畏光、流泪、眼睑痉挛等。检查发现睑缘向眼球方向内卷，睫毛内翻，倒向眼球，刺激球结膜和角膜，导致结膜充血，角膜上皮脱落、溃疡、角膜新生血管形成及角膜瘢痕，并有不同程度的视力障碍。	评估患者有无焦虑紧张等情绪以及疾病对患者学习、工作的影响。评估患者对疾病的认知、用眼卫生知识和习惯等。

【护理诊断】

（1）舒适的改变	**（2）有感染的危险**	**（3）相关知识缺乏**
与眼痛、异物感有关。	角膜炎、角膜溃疡。	缺乏倒睫或乱睫的自我保健知识。

【护理措施】

1. 倒睫矫正术术前护理

（1）用物准备

①器械：血管钳、组织钳、持针器、布巾钳、眼科剪、组织剪、11号刀片、刀柄、眼科有齿镊、眼科无齿镊、直尺、长脚圆规、输液器头皮针一个（埋线法使用）。

②布类：包头巾、双眼洞巾。

③针线：5-0尼龙线或5-0幕丝线（埋线法使用）。

④麻醉：局部浸润麻醉。

（2）心理护理

①解释手术的必要性、手术方式、注意事项。

②行心理疏导，减轻紧张情绪，取得患者的合作。

（3）术前常规准备

①术前按医嘱滴抗生素眼液。

②协助完善相关术前检查：心电图、出凝血试验、生化、血常规等。

2. 倒睫矫正术手术步骤及护理配合

（1）手术配合

①切开法：先用美蓝标记皮肤切口，再注射局部麻醉药，并按压数分钟，使麻醉药充分浸润吸收。切开皮肤，分离组织，根据倒睫的程度切开部分睑板，最后用5-0带针尼龙线进行皮肤缝合。

②埋线法：常用于下睑倒睫矫正术，将头皮针塑料管部分剪成数段，用5-0幕丝线穿过缝于下眼睑倒睫的皮肤处。

（2）术毕

局部涂眼药膏，用无菌纱布包扎。

3. 倒睫矫正术术后护理

（1）伤口观察及护理

观察伤口有无渗血、渗液，保持敷料的清洁与干燥，如有污染及时更换。注意个人卫生，防止污水污染伤口。伤口每天换药1次，5~7天后拆线。

（2）眼痛的护理

评估患者疼痛性质及程度，及时告知医生给予正确的处置。安慰患者，减轻焦虑情绪。为患者提供安静舒适的环境。

（3）饮食护理

饮食宜清淡、易消化，多食蔬菜及水果，保持排便通畅。

（4）用药指导

按医嘱滴抗生素眼液，教会患者正确的滴眼液方法。

【健康教育】

术后按医嘱定期门诊随访，向患者介绍复查的重要性及复查时间。

第六节　睑内翻患者的护理

睑内翻是指睑缘由于某些原因向眼球方向内卷，部分睫毛或全部睫毛随之内倒的一种异常状态。根据发病原因不同，睑内翻分为先天性和后天性两大类，前者为婴幼儿，后者主要分为痉挛性和瘢痕性。

【临床表现】

（1）有异物感、畏光、流泪、眼睑痉挛、视力下降等症状。

（2）睑缘内卷，倒睫刺激角膜，出现角膜上皮脱落，严重者出现角膜炎、角膜溃疡、角膜新生血管及角膜瘢痕而影响视力。

【辅助检查】

肉眼或裂隙灯显微镜下检查可查出睑内翻。

【治疗原则】

（1）先天性睑内翻

随着年龄的增长，轻型睑内翻可逐渐改善，暂不进行手术；如已五六岁仍有睫毛内翻、倒睫，可考虑穹隆部-眼睑皮肤穿线手术。

（2）痉挛性睑内翻

可先采用局部注射肉毒梭菌毒素治疗，无效时可手术切除松弛皮肤和切断部分眼轮匝肌纤维。

（3）瘢痕性睑内翻

常用术式有睑板楔形切除术、睑板切断术及缝线术。

【护理评估】

（1）健康史

了解患者眼部疾病史，如沙眼、白喉性结膜炎、结膜天疱疮；有无眼化学伤病史；婴幼儿出生时注意有无睑内翻等。

（2）身体状况

睑内翻患者常常表现为异物感、畏光、流泪、刺痛、眼睑痉挛、摩擦感等。检查发现睑缘向眼球方向内卷，睫毛内翻，倒向眼球，刺激球结膜和角膜，导致结膜充血，角膜上皮脱落、溃疡、角膜新生血管形成及角膜瘢痕，并有不同程度的视力障碍，若继发感染，可发展为角膜溃疡。先天性睑内翻常为双侧眼睑，痉挛性和瘢痕性睑内翻多为单侧眼睑。

（3）心理-社会状况

评估患者因眼部刺痛、异物感、畏光、流泪、眼睑痉挛等不适引起的心理焦虑，以及疾病对患者学习、工作的影响。

【护理诊断】

（1）舒适的改变
与眼痛、异物感有关。

（2）有感染的危险
与睫毛长期刺激角膜有关。

（3）焦虑/恐惧
与对手术的恐惧、担心预后有关。

（4）有窒息的危险
与全麻麻醉方式有关。

（5）潜在并发症
角膜炎症、角膜瘢痕形成。

（6）知识缺乏
缺乏睑内翻的自我保健知识。

【护理措施】

1. 舒适护理

（1）倒睫护理：如仅有1~2根倒睫，可用镊子拔除，或采用较彻底的治疗方法即睫毛电解法，通过电解破坏倒睫的毛囊，减少倒睫睫毛再生机会。

（2）如睑内翻症状明显，可用胶布法或缝线法在眼睑皮肤面牵引，使睑缘向外复位。

（3）做好心理护理，告诉患者眼部异物感、畏光、流泪、刺痛的原因，缓解患者焦虑心理。

2. 手术护理

（1）术前护理

1）心理护理

①解释手术的必要性、手术方式、注意事项。

②行心理疏导，减轻紧张情绪，取得患者的合作。

2）手术治疗患者术前常规准备

①术前按医嘱滴抗生素眼液。

②协助完善相关术前检查：心电图、出凝血试验、生化、血常规等。

③术前进行手术部位医学照相，作为手术前、后的对比资料。

④需全麻手术的儿童患者应术前禁食、禁饮6~8小时，需注意预防感冒。

（2）术后护理

①伤口观察及护理：观察伤口有无渗血、渗液，若有应及时通知医生并更换敷料。

②眼痛护理：评估患者疼痛性质及程度，及时告知医生给予正确的处置；安慰患者，减轻患者焦虑情绪；为患者提供安静舒适的环境。

③全麻术后护理：给予去枕平卧，头偏向一侧，保持呼吸道通畅，及时清除呼吸道分泌物。全麻清醒后禁食、禁饮4~6小时。注意安全，特别是术后烦躁的患儿，防碰伤及坠床。

【健康教育】

（1）指导患者注意眼部卫生，勿用脏手和毛巾揉擦眼部。

（2）遵医嘱滴抗生素眼液，教会患者正确的滴眼液方法。

（3）嘱患者饮食宜清淡、易消化，多食蔬菜及水果，保持排便通畅。

（4）术后按医嘱定期门诊随访，向患者介绍复查的重要性及复查时间。

第七节 睑外翻患者的护理

睑外翻是指睑缘向外翻转离开眼球，睑结膜不同程度地暴露在外，常合并睑裂闭合不全。睑裂闭合不全又称兔眼，为眼睑闭合受限或完全不能闭合。

【临床表现】

轻者仅睑缘离开眼球，重者则睑缘外翻，可致部分或全部睑结膜暴露在外。暴露的结膜由于失去泪液的湿润，出现局部充血、分泌物增加，久之结膜干燥粗糙，高度肥厚，呈现角化现象。下睑外翻可引起溢泪，严重睑外翻常引起睑裂闭合不全，使角膜失去保护，造成暴露性角膜炎及溃疡。

【辅助检查】

（1）肉眼或裂隙灯显微镜检查可见睑缘外翻转，睑结膜充血。

（2）裂隙灯显微镜检查可见角膜上皮脱落，荧光素弥漫着色。

【治疗原则】

手术矫正睑外翻，恢复睑缘正常位置，及时消除睑结膜暴露。

（1）瘢痕性睑外翻

瘢痕性睑外翻常用的手术方法是游离植皮，增加眼睑前层皮肤的垂直长度。

（2）老年性睑外翻

老年性睑外翻常行睑板楔状切除睑缘缩短术。

（3）麻痹性睑外翻

麻痹性睑外翻应先去除麻痹原因，积极治疗面瘫。如睑外翻不能恢复，可选择外眦部睑缘缝合，以缩小睑裂。

【护理评估】

（1）健康史

了解患者有无眼部外伤史，如眼部创伤、烧伤、化学伤等；有无手术史，有无神经系统疾病，如面神经麻痹史；老年人要注意有无向下擦拭眼泪的习惯。

（2）身体状况

常有溢泪、畏光、疼痛等症状。轻度睑外翻常见症状为溢泪，因睑缘离开眼球，泪小点不能与泪湖紧密接触；重度患者溢泪加重，分泌物增加，由于长时间使睑结膜不同程度地暴露在外，失去泪液的湿润，引起结膜充血、干燥、肥厚及角化，最后导致角膜上皮脱落、溃疡，角膜新生血管形成及角膜瘢痕形成，出现不同程度的视力障碍。

（3）心理-社会状况

睑外翻患者因外观受到影响，容易产生自卑、孤独，不愿意与他人交往；如果是因为眼部创伤、烧伤等导致瘢痕性睑外翻，患者往往由于一时不能接受突发事件而产生焦虑、恐惧，甚至绝望；或对手术矫正期望值很高等。护士应评估患者的心理状况，了解疾病对其工作、学习的影响。

【护理诊断】

（1）舒适的改变

与泪溢有关。

（2）有感染的危险

与角膜长期暴露有关。

（3）焦虑/恐惧

对手术的恐惧，担心预后。

（4）自我形象紊乱

与睑外翻导致面容受损有关。

（5）舒适的改变

与术眼疼痛有关。

（6）知识缺乏

缺乏睑外翻的自我保健知识。

（7）潜在并发症

暴露性角膜炎或溃疡、角结膜干燥症。

【护理措施】

1. 预防角膜感染的护理

（1）遵医嘱眼部滴用抗生素眼药水，防止角膜炎症。

（2）保持眼部湿润的护理：合并睑裂闭合不全者，结膜囊内涂大量抗生素眼膏，再以眼垫遮盖。严重睑裂闭合不全者，可用"湿房"即用透明塑料片或胶片做成锥形空罩覆盖眼上，周围空隙用胶布密封，利用蒸发的泪液保持眼球的湿润；或戴软性角膜接触镜；或暂时性睑缘缝合，以保护角膜。

2. 手术护理

（1）术前护理

①按外眼手术常规，并应协助患者做好术前的各项检查工作。

②对眼部的护理：用温生理盐水冲洗结膜囊，每天2~3次，如分泌物过多，可用消毒棉签轻轻拭去，再行冲洗。按医嘱给予抗生素眼药水滴眼，每晚睡前涂抗生素眼膏，严重者用凡士林油纱布遮盖或戴眼罩，以防灰尘及异物落入眼中，还可保持结膜及角膜湿润。睑结膜肥厚者，手术前3天起用2%生理盐水湿敷以促进水肿消退。

③心理护理：术前详细介绍手术方法、手术所需时间、手术中可能出现的问题，以便取得患者在手术中的配合。还要详细说明手术后必然出现的反应，包括疼痛、肿胀等，以及手术切口的自然恢复过程、敷料包扎的时间等，以使其能理解和接受。告知患者无论治疗单侧或双侧睑外翻矫正术，术后均需要包扎双眼，目的是为防止因健侧眼睑的活动而影响对侧的固定。同时还要了解患者的生活习惯，以便在包扎期间的护理工作顺利进行，使患者满意。

④术晨准备：术晨再次用生理盐水冲洗结膜囊，按医嘱滴眼药水，嘱患者用肥皂水洗脸，禁止涂抹化妆品。协助长发患者盘好长发，充分暴露手术部位，便于皮肤消毒。

（2）术后护理

①局部观察：因术中止血不彻底或因术中使用肾上腺素后反应性出血，术后皮片下可能发生水肿，应密切观察。如出现敷料上有进行性渗血、浸透或肿痛逐渐加重，应立即通知医师妥善检查处理。

②注意角膜刺激症状：如患者主诉眼内有异物感时，应立即通知医师检查处理，以免由于倒睫或纱布等损伤角膜。

③术后按常规协助医师更换外层敷料，用热生理盐水棉球拭净睑裂处分泌物，并涂以抗生素眼药膏。

④生活护理和心理护理：由于术后患者双睑包扎，生活不能自理，故应协助患者进行床上洗漱、进食、排便，切忌让患者自行下床活动，以免发生损伤。为患者做治疗，应先通知，切忌突然擦触患者使之受到惊吓。经常巡视患者，询问有无不适，及时给予必要的协助。患者由于寂寞，常感到心情郁闷或焦躁不安，应尽量为他们排忧解难，如与患者进行谈心，让患者听音乐等。

⑤植皮后的理疗：一般采用紫外线照射，术后 3 天植皮区以 2~3 个生物剂量紫外线照射，尤其是创面愈合缓慢或出现感染迹象时，应每隔2~3 天照射 1 次，可改善局部血循环，防止感染，促进创面愈合。

⑥拆线：术后 7~10 天拆除植皮区缝线，睑粘连缝线应酌情推迟拆线，一般在术后 3~6 个月才剪开粘连部缝线。

3. 心理护理

睑外翻患者因颜面仪容受损，常产生自卑感，应对患者心理状态进行评估。多与患者交谈，进行心理疏导，使患者树立自信心，并恢复正常人际交往。

【健康教育】

移植皮片愈合稳定后可行局部按摩，以促进软化。植皮区与供皮区可适当涂以抗瘢痕药，预防瘢痕增生。皮片移植术后多有颜色加深表现，日光照射会加重这一变化，应告诉患者注意避免日光直接照射植皮区。指导患者正确擦拭泪液的方法：用手帕由下眼睑往上擦拭泪液，避免向下擦拭泪液加重睑外翻，改善溢泪现象。

第八节　眼睑闭合不全患者的护理

眼睑闭合不全俗称兔眼，是指上、下睑不能闭合或闭合不全，使眼球暴露在外的一种体征。

【临床表现】

可有泪溢、刺激症状、暴露性角膜炎等表现。可出现角膜刺激症状、异物感及烧灼感。轻者闭眼时眼球反射性上转（Bell 现象），只有球结膜暴露，引起结膜的充血、干燥、肥厚及过度角化。中度者则角膜受累，发生干燥、上皮脱落。严重者可发生暴露性角膜炎、角膜溃疡、视力下降。

【辅助检查】

（1）肉眼检查可见眼睑闭合不全，球结膜充血。

（2）裂隙灯显微镜检查可见角膜上皮脱落、角膜溃疡，荧光素弥漫着色。

【治疗原则】

（1）针对病因治疗。

（2）一时无法去除病因者，应及早采取措施保护角膜。可用"湿房"（即用透明塑料片或胶片做成锥形空罩，覆盖于眼上，周围用眼膏固定密封，利用眼泪蒸发保持眼球表面湿润）保护角膜或考虑行睑缘缝合术。

（3）重视对昏迷患者或全身麻醉后引起的暂时性眼睑闭合不全的保护，最简单而有效的方法是用大量的抗生素眼膏将睑裂封闭，并滴人工泪液或速高捷眼用凝胶及滴用抗生素眼液。

【护理评估】

（1）健康史

了解患者有无面神经麻痹、瘢痕性睑外翻、眼眶空间与眼球大小比例失调，如甲状腺相关眼病、先天性青光眼、眼眶肿瘤等。全身麻醉、重度昏迷者均可发生眼睑闭合不全。

（2）身体状况

了解眼保护机制的异常变化，如眼睑皮肤是否有水肿、溃疡、结膜有无充血炎症、裂伤及异物，角膜是否混浊以及眼部分泌物的颜色和性状。

（3）心理-社会状况

眼睑闭合不全患者不仅对日常的工作、学习、生活带来不便，而且患者本人自身形象的变化给患者带来很大的心理压力，应加强做好心理评估与护理措施。

【护理诊断】

(1) 舒适的改变	(2) 有感染的危险
与眼痛有关。	与角膜长期暴露有关。
(3) 自我形象紊乱	(4) 知识缺乏
与担心自我形象被别人歧视有关。	缺乏眼睑闭合不全的自我保健知识。

【护理措施】

1. 术前护理

(1) 心理护理

①解释手术的必要性、手术方式、注意事项。

②行心理疏导，减轻紧张情绪，取得患者的合作。

③对于烧伤及突眼患者，鼓励其表达容貌改变后的感受，使患者建立正确的应对机制。

(2) 眼部准备	(3) 术前常规准备
①术前按医嘱滴抗生素眼液，戴有色眼镜防止强光及灰尘刺激，睡前涂抗生素眼膏。 ②可用"湿房"保护角膜。 ③甲状腺相关眼病患者应取高枕卧位，限制食盐摄入以减轻局部水肿。	①术前按医嘱滴抗生素眼液。 ②协助完善相关术前检查：心电图、出凝血试验、生化、血常规等，甲状腺功能亢进患者应检查甲状腺功能。 ③术前进行手术部位医学照相，作为手术前、后的对比资料。 ④需皮瓣移植的患者，术前3天对供皮区做备皮准备。 ⑤术前训练：患者用毛巾遮住口鼻提前感受手术过程，每次10~15分钟。 ⑥需全麻手术的甲状腺相关眼病患者应术前禁食、禁饮6~8小时，需注意预防感冒。

2. 术后护理

（1）指导	（2）复查
按医嘱给予全身抗生素，并介绍用药的目的及注意事项；按医嘱滴抗生素眼液，教会患者正确的滴眼液及涂眼膏方法。	术后按医嘱定期门诊随访，向患者介绍复查的重要性及复查时间。

【健康教育】

（1）教会患者正确的滴眼液及涂眼膏的方法。	（2）术后按医嘱定期门诊随访，向患者介绍复查的重要性及复查时间。

第九节 上睑下垂患者的护理

上睑下垂指由于提上睑肌和 Müller 平滑肌的功能不全或丧失，导致上睑部分或全部下垂，即在向前方注视时上睑缘遮盖超过角膜上部的 1/5。正常睑裂平均宽度约为 7.5mm，上睑缘遮盖角膜上方不超过 2mm。常见病因有先天性因素如遗传病和获得性因素如神经系统疾病等。

【临床表现】

轻者不遮盖瞳孔，只影响外观；重者部分或全部遮盖瞳孔，妨碍视功能。后者发生在幼儿，不及时矫治会造成弱视。先天性上睑下垂常为双侧，常伴有眼球上转运动障碍。如瞳孔被眼睑遮盖，患者为克服视力障碍，额肌紧缩，借以提高上睑缘的位置，使额皮皱纹加深，眉毛高竖。双侧上睑下垂患者需仰首视物，形成一种仰头皱眉的特殊（"望天"）姿势。后天性上睑下垂多有相关的病史或伴有其他症状。重症肌无力所致的上睑下垂具有晨轻夜重的特点，肌内注射新斯的明后症状明显减轻。

【辅助检查】

估测提上睑肌的肌力：用大拇指按住眉部抵消额肌收缩力量的前提

下，分别测定眼球极度向上、向下注视时的上睑睑缘位置。正常人应相差 8mm 以上。如前后相差不足 4mm 者，表示提上睑肌功能严重不全。

神经系统疾病所致的上睑下垂，应进行神经系统方面的检查。

【治疗原则】

主要是防止视力减退和改善外貌，应针对原因治疗。先天性上睑下垂应早期手术矫正，尤其单侧下垂遮挡瞳孔者更应争取早期手术，以防形成弱视。肌源性或麻痹性上睑下垂可用三磷酸腺苷、维生素 B_1 或新斯的明，提高肌肉的活动功能。久治无效时再慎重考虑手术。

上睑下垂的手术方式有：①增强上睑提肌的力量，如缩短或徙前肌肉。②借助额肌或上直肌的牵引力量，开大睑裂。可根据病情及各肌肉力量的情况选择手术方式。

【护理评估】

（1）健康史

了解患者有无神经系统疾患和家族遗传史等，了解症状出现的时间规律及与药物使用的关系。

（2）身体状况

①先天性上睑下垂：多为双侧，出生时睑裂不能睁开到正常大小，伴视力障碍及弱视，常有抬头仰视、皱额、耸肩等现象。这是由于上睑下垂遮盖瞳孔而影响视物，借助皱额、耸肩等动作增加前额肌力量，以尽可能开大睑裂。先天性上睑下垂还可伴有其他眼睑发育异常，如内眦赘皮、内眦间距过宽、睑裂狭小、鼻梁低平及眼球震颤等。

②获得性上睑下垂：多为单侧，常伴有其他神经系统病变，如动眼神经麻痹可伴有其他眼外肌麻痹；提上睑肌损伤有外伤史；交感神经损伤有 Horner 综合征。重症肌无力所致的上睑下垂，其特点为晨轻夜重，频繁眨眼后上睑下垂加重，注射新斯的明后症状明显减轻。

（3）心理-社会状况

患者常常因容貌、形象受损而出现自卑心理，护士应评估患者的心理状况。

【护理诊断】

（1）功能障碍性悲哀

与上睑下垂、外貌影响有关。

（2）知识缺乏

缺乏相关护理、治疗知识。

（3）自我形象紊乱

与上睑下垂遮盖瞳孔影响视功能有关。

（4）有受伤的危险

与视野遮挡有关。

【护理措施】

1. 上睑下垂矫正术术前护理

（1）心理护理

患者因容貌缺陷、视力障碍存在着极强的自卑心理，内心又有强烈的求医欲望。针对患者的心理特点，主动与患者沟通，进行心理疏导，使其正确对待自己的疾病。向患者介绍以往上睑下垂手术患者的资料以及现有住院患者术后情况，让患者亲眼看见术后效果，使其放心、安心，消除紧张顾虑、消极悲观心理，使其以轻松愉快的心态配合手术。

（2）用物准备

①器械：血管钳、刀柄、11号刀片、持针器、眼科有齿镊、眼科无齿镊、眼睑拉钩、眼科剪、组织剪、长脚圆规、直尺、睑板托。

②布类：包头巾、双眼洞巾。

③针线：5-0尼龙线、6-0可吸收线。

④麻醉：局部浸润麻醉。

（3）术前常规准备

①术前按医嘱滴抗生素眼液。

②协助完善相关术前检查：心电图、出凝血试验、生化、血常规等。

③术前进行手术部位医学照相，作为手术前、后的对比资料。

④需全麻手术的儿童患者应术前禁食、禁饮6~8小时，需注意预防感冒。

2. 上睑下垂矫正术手术步骤及护理配合

（1）术眼皮肤用 5%PVP-I 常规消毒、铺无菌巾。	（2）用亚甲蓝（美蓝）标记皮肤切口。

（3）麻醉

协助术者准备麻醉药，以 2%利多卡因（内含 1：20 万盐酸肾上腺素）于上睑皮下及提上睑肌部位皮下做局部浸润麻醉，按压数分钟利于麻醉药水的浸润吸收。

（4）额肌腱膜瓣悬吊术	（5）上睑提肌缩短术
①做皮肤切口：按亚甲蓝设计标志，递 11 号刀片切开双眼上睑皮肤，切除部分眼轮匝肌。 ②止血：用 0.9%氯化钠溶液纱布压迫止血，或玻璃棒在酒精灯上烧灼后直接点击出血部位。 ③分离组织：用蚊式钳在皮肤与额肌之间进行潜行分离，直至眉弓；并在额肌与骨膜之间进行潜行剥离，使额肌纤维容易下移。 ④固定额肌：用组织钳夹住额肌，用 6-0可吸收线缝合额肌纤维止点，将其固定在上睑睑板上。 ⑤用 5-0 尼龙线缝合皮肤切口。	①做皮肤切口和止血步骤同额肌腱膜瓣悬吊术。 ②做结膜切口：在两侧穹隆结膜各做一切口，并做钝性分离。 ③固定上睑提肌：用 6-0 可吸收线缝合上睑提肌，将其固定在上睑板中央部，于缝线下 2mm 剪去多余的上睑提肌。 ④缝合：用 5-0 尼龙线缝合皮肤切口。

3. 上睑下垂矫正术术后护理

（1）伤口观察及护理	（2）眼痛护理
术后绷带加压包扎，每天换药，7～10 天后拆除皮肤缝线。保持敷料的干燥清洁，预防感染。	评估患者疼痛性质及程度，及时告知医生给予正确的处置；安慰患者，减轻焦虑情绪；为患者提供安静舒适的环境。

（3）体位与活动

注意休息，限制头部活动，取头高位休息。减轻眼睑肿胀。

（4）全麻术后护理

给予去枕平卧，头偏向一侧，保持呼吸道通畅，及时清除呼吸道分泌物；全麻清醒后禁食、禁饮4~6小时；注意安全，特别是术后烦躁的患儿防碰伤及坠床。

（5）基础护理

加强巡视，保持床单元卫生及患者的个人卫生。

（6）饮食护理

饮食宜清淡、易消化，多食蔬菜及水果，保持排便通畅。

（7）用药指导

按医嘱给予全身抗生素，并介绍用药的目的及注意事项；按医嘱滴抗生素眼液及贝复舒眼液，睡前涂抗生素眼膏，保护角膜，教会患者正确的滴眼液及涂眼膏方法。

【健康教育】

（1）嘱患者保护术眼，不要碰撞及揉压术眼。

（2）指导患者涂眼膏和保护角膜的方法，防止眼睑闭合不全引起的角膜并发症。

（3）术后按医嘱定期门诊随访，向患者介绍复查的重要性及复查时间。

第三章　泪器病患者的护理

第一节　泪囊炎患者的护理

泪囊炎是指泪囊黏膜的卡他性或化脓性炎症。临床上可分为急性泪囊炎、慢性泪囊炎和新生儿泪囊炎。临床上以慢性泪囊炎较为常见，急性泪囊炎常因慢性泪囊炎急性发作而来。慢性泪囊炎多见于中老年女性。

【临床表现】

（1）急性泪囊炎

起病急，泪囊部红、肿、热、痛明显，可波及眼睑及颜面部，甚至引起蜂窝织炎或脓肿，局部形成的脓肿破溃后可形成泪囊瘘，可伴有发热、畏寒等全身症状。

（2）慢性泪囊炎

主要表现为泪溢，泪溢使泪囊部皮肤潮红、糜烂，出现泪囊区湿疹样表现。鼻侧球结膜充血。挤压泪囊区有黏液脓性分泌物从泪小点溢出。泪囊区可出现囊样隆起。

（3）新生儿泪囊炎

生后 6 周出现泪溢，眼分泌物增多，挤压泪囊区有黏液或黏液脓性分泌物自泪小点溢出。

【辅助检查】

（1）血常规检查

中性粒细胞计数升高。

（2）X 线泪道造影

可了解泪囊的大小及阻塞部位。

（3）分泌物培养

可确定致病菌和选择有效抗生素。

【治疗原则】

(1) 慢性泪囊炎的治疗

关键是重建泪液引流路径，阻塞解除后炎症也自然消退，手术是主要治疗手段，常见手术方法如下。

①经皮肤径路泪囊鼻腔黏膜吻合术：是传统方法。术中开通人造骨孔，将泪囊和中鼻道黏膜吻合，使泪液经吻合孔流入中鼻道。

②内镜下泪囊鼻腔吻合术：近年来新开展的手术，由鼻内径路行手术，具有切口小、并发症少、术后处理简单、恢复快、面部不留瘢痕等优点。

③泪道扩张联合置管术：扩张泪道联合硅胶管植入，不改变泪道正常生理结构、基本保持黏膜完整性，方法简单且可重复操作。

④泪道内镜下手术：在直视下观察泪道内部结构、狭窄部位及病理改变，同时针对病变进行微创治疗，使患者组织损伤减小。

(2) 急性泪囊炎的治疗

主要是抗炎症治疗，局部、全身应用足量抗生素，待脓肿形成后再做切开排脓或行手术治疗。

(3) 新生儿泪囊炎的治疗

应先行泪囊部按摩，无效者可行泪道冲洗或泪道探通。

【护理评估】

(1) 健康史

评估患者有无慢性泪囊炎病史。了解以往泪道、泪囊炎等发病情况。慢性泪囊炎患者常因溢泪前来就诊，但治疗效果不满意，随后泪囊部出现肿块。

(2) 身体状况

①急性泪囊炎：患眼充血、流泪，有脓性分泌物；泪囊区皮肤红肿，触之坚实、剧痛，炎症可扩展到眼睑、鼻根及面颊部，甚至引起眶蜂窝织炎，常伴有耳前淋巴结肿大。严重时表现畏寒、发热等全身症状。数天后红肿局限并有脓点，脓肿穿破皮肤，脓液排出，局部炎症症状减轻。

②慢性泪囊炎：患者常常以溢泪为主要症状就诊，检查发现结膜充

血、内眦部位的皮肤浸渍、糜烂、粗糙肥厚及湿疹。泪囊区囊样隆起，用手指压迫或泪道冲洗，有大量黏液脓性分泌物自泪小点反流。由于分泌物大量潴留，泪囊扩张，可形成泪囊黏液囊肿。

③新生儿泪囊炎：患儿生后6周左右出现溢泪和眼分泌物增多，挤压泪囊区有黏液或黄白色脓性分泌物自泪小点溢出，伴有结膜充血。

（3）心理-社会状况

①急性泪囊炎：患者因起病急、症状重，常有焦虑心理。

②慢性泪囊炎：由于慢性泪囊炎患者常有反复发作史，患者常出现焦虑心理。因此，护士要评估患者的心理状态及泪囊炎反复发作对生活、学习、工作的影响。

【护理诊断】

（1）疼痛

与泪囊急性感染有关。

（2）舒适受损：泪溢

与慢性泪囊炎有关。

（3）焦虑/恐惧

与急性起病、疼痛及担心预后有关。

（4）潜在并发症

眶蜂窝织炎、角膜炎、眼内炎。

（5）知识缺乏

缺乏泪囊炎相关治疗、护理知识。

【护理措施】

1. 急性泪囊炎的护理

（1）指导正确热敷和超短波物理治疗，以缓解疼痛。注意防止烫伤。

（2）按医嘱应用有效抗生素，注意观察药物的不良反应。

（3）急性期切忌泪道冲洗或泪道探通，以免感染扩散，引起眶蜂窝织炎。

（4）脓肿未形成前切忌挤压，以免脓肿扩散，待脓肿局限后切开排脓或行鼻内镜下开窗引流术。

2. 慢性泪囊炎的护理

（1）指导正确滴眼药

每次滴眼药前，先用手指按压泪囊区或行泪道冲洗，排空泪囊内的分泌物后，再滴抗生素眼药水，每天 4~6 次。

（2）冲洗泪道

选用生理盐水加抗生素行泪道冲洗，每周 1~2 次。

3. 新生儿泪囊炎的护理

指导患儿母亲泪囊局部按摩方法：置患儿立位或侧卧位，用一手拇指自下睑眶下线内侧与眼球之间向下压迫，压迫数次后滴用抗生素眼药水，每天进行 3~4 次，坚持数周，促使鼻泪管下端开放。操作时应注意不能让分泌物进入婴儿气管内。如果保守治疗无效，按医嘱做好泪道探通手术准备。

4. 泪囊鼻腔吻合术的护理

（1）术前护理

1）用物准备

①器械：眼科剪、眼科有齿镊、眼科无齿镊、血管钳、组织钳、持针器、布巾钳、咬骨钳、枪状镊、泪囊撑开器、剥离子、锤子、凿子、探通针、泪点扩张器、刀柄、11 号刀片。

②布类：包头巾、洞巾。

③针线：5-0 涤纶线、5-0 尼龙线。

④麻醉：表面麻醉、浸润麻醉、神经阻滞麻醉。

2）术前 3 天准备：滴用抗生素眼药水，并进行泪道冲洗。

3）术前 1 天准备：布地奈德或羟甲唑啉喷雾剂喷鼻，以收缩鼻黏膜，利于术后引流及预防感染。

4）清洁准备：术前要清洁鼻腔、剪除鼻毛。

5）讲解手术过程：泪囊鼻腔吻合术是将泪囊和中鼻道黏膜通过一个人造的骨孔吻合起来，使泪液经吻合孔流入中鼻道。

（2）手术步骤及护理配合

①双眼滴表面麻醉剂。

②配制表面麻醉剂：1%丁卡因加 1：20 万盐酸肾上腺素配制。

③常规消毒、铺无菌巾。

④麻醉：表面麻醉剂棉片填塞术侧鼻腔，抽取 1∶1 的 2% 利多卡因和 0.75% 布比卡因进行局部浸润或神经阻滞麻醉。

⑤做切口：用 11 号手术刀切开皮肤。

⑥暴露泪囊：用泪囊撑开器撑开皮肤。眼科剪分离皮下组织和肌肉，切开并分离骨膜。

⑦造骨窗：用血管钳在泪囊的前下部将薄的泪骨骨板顶破做一骨孔，用咬骨钳将骨孔扩大。

⑧鼻腔泪囊吻合：找到鼻泪管与泪囊，用 5-0 涤纶线吻合。

⑨缝合切口：用 5-0 尼龙线缝合皮肤切口。

⑩术毕单眼包扎，外加压力绷带。

（3）术后护理

①帮助患者置半坐卧位，利于伤口积血的引流。

②手术当天不要进过热饮食，减少出血的可能性。

③观察切口出血，观察切口敷料渗血情况，一般要切口加压包扎 2 天。出血量较多者，可行面颊部冷敷。

④保持引流通畅，用布地奈德或羟甲唑啉喷雾剂喷鼻，以收缩鼻腔黏膜，利于引流；注意鼻腔填塞物和引流管的正确位置，嘱患者勿牵拉填塞物及用力擤鼻。

⑤术后第 3 天开始连续进行泪道冲洗；鼻内镜术后第 1 天开始行泪道冲洗；并注意保持泪道通畅。

⑥术后 7 天拆线，同时拔去引流管；鼻内镜手术者拔除填塞物。

【健康教育】

（1）嘱患者保护术眼，避免搓揉及抓碰术眼。

（2）做好卫生宣教，注意眼部卫生，及时治疗沙眼、鼻炎、鼻中隔偏曲等疾病。

（3）向患者解释泪囊炎的潜在威胁，强调及时治疗的重要性。

（4）嘱患者多食用含维生素 A、维生素 B 丰富的食物。进食温凉饮食，减少出血。

（5）指导患者正确点眼药的方法。

第二节 泪道狭窄或阻塞患者的护理

泪道阻塞或狭窄是指泪道的各部位如泪小点、泪小管、泪总管、鼻泪管等，因先天或外伤、炎症、肿瘤和异物等因素引起管径狭窄、阻塞，泪液不能流入鼻腔而引起溢泪。多见于中老年人，常因功能性或器质性泪道阻塞造成溢泪，在刮风或寒冷气候症状加重。

【临床表现】

泪道阻塞的主要症状为溢泪。长期泪液浸渍，可引起慢性刺激性结膜炎、下睑和面颊部湿疹性皮炎、下睑外翻。

【辅助检查】

（1）荧光素钠染料试验

于双眼结膜囊内滴入2%荧光素钠溶液1滴，5分钟后观察双眼泪膜中荧光素钠消退情况：①在荧光素钠滴入2分钟后，用湿棉棒擦拭下鼻道见黄绿色，表明通畅；②如果一侧眼内荧光素钠溶液保留较多，可能该侧泪道相对阻塞；③如果湿棉棒擦拭下鼻道没有变色，表明完全阻塞。

（2）泪道冲洗术

了解泪道阻塞部位和程度。正常情况下，从泪小点注入生理盐水，液体顺利进入鼻腔或咽部，无阻力感，表示泪道通畅。根据液体流向判断泪道阻塞部位：①冲洗液完全从注入原路返回，提示泪小管阻塞。②冲洗液自下泪小点注入，液体由上、下泪小点反流，泪囊部没有隆起，提示泪总管阻塞。③冲洗有阻力，部分自泪小点返回，泪囊部隆起，提示鼻泪管狭窄；如果同时有脓性分泌物，提示鼻泪管阻塞合并慢性泪囊炎。

（3）泪道探通术

诊断性泪道探通用于了解泪道，包括泪小点、泪小管、泪囊的阻塞部位。婴幼儿泪道阻塞可将泪道探通作为治疗手段。

（4）X线碘油造影

确定阻塞部位及评估泪囊大小。

【治疗原则】

（1）功能性溢泪

选用硫酸锌及肾上腺溶液滴眼，以收缩泪囊黏膜。

（2）器质性溢泪

根据部位不同而有不同处理：①泪小点狭窄、闭塞或缺如：可用泪小点扩张器扩张或探通。②睑外翻泪小点位置异常：手术矫正使泪小点复位。③泪小管阻塞：泪小管探通，并行泪道硅管留置治疗；近年来开展激光治疗。④鼻泪管阻塞：有传统的经皮肤径路泪囊鼻腔黏膜吻合术和近年来新开展的鼻内镜下泪囊鼻腔吻合术或鼻泪管支架置入术。⑤婴儿泪道阻塞或狭窄，可试用手指压迫泪囊区，自下睑眶下线内侧与眼球之间向下压迫，如保守治疗无效，半岁后可考虑泪道探通术。

【护理评估】

（1）健康史

评估患者有无沙眼病史；泪道疾病病史，如泪道外伤、炎症；鼻部病变如慢性鼻炎、鼻窦炎、鼻甲肥大、鼻息肉、鼻中隔偏曲等病史。小儿应了解有无泪溢病史及持续时间。正常婴儿出生后4~6周鼻泪管下端的残膜可自行萎缩而恢复通畅。

（2）身体状况

以泪溢为自诉主要症状，特别在刮风或寒冷气候时症状加重。因长期泪液浸渍，可引起慢性刺激性结膜炎、下睑和面颊部湿疹性皮炎；由于不断擦拭眼泪，可导致下睑外翻，加重泪溢症状。泪溢分为功能性和器质性二种。

①功能性泪溢：泪溢主要是因为眼轮匝肌松弛，泪液泵作用减弱或消失，泪液排出障碍。多数患者泪溢并无明显的泪道阻塞，泪道冲洗可能仍通畅。

②器质性泪溢：泪溢是因为泪道阻塞或狭窄引起。

（3）心理-社会状况

护士要评估患者的心理状态和对疾病的认知程度，了解疾病对患者工作、学习的影响。患者常因对原发病治疗的不重视导致不良后果。泪溢会给患者带来不适感，并且影响容貌，容易产生焦虑不安心理。

【护理诊断】

(1) 舒适改变：溢泪	(2) 焦虑	(3) 知识缺乏
与泪道阻塞或狭窄有关。	与担心手术有关。	缺乏泪道阻塞或狭窄相关知识。

【护理措施】

1. 溢泪护理

(1) 帮助患者查找溢泪原因，检查阻塞部位和阻塞程度。通过泪道冲洗了解泪道是否通畅：如果从泪小点注入生理盐水，液体顺利进入鼻腔或咽部，无阻力感，表示泪道通畅。根据液体流向判断泪道阻塞部位。	(2) 向患者说明治疗原发病的重要性，积极治疗原发病。

2. 围术期护理

(1) 术前护理	(2) 术后护理
①术前 3 天滴用抗生素眼药水，并进行泪道冲洗。②术前 1 天用 1% 麻黄碱液滴鼻，以收缩鼻黏膜，利于引流及预防感染。③解释手术过程，使患者配合治疗。④经鼻内镜下泪囊吻合术者，术前需清洁鼻腔、剪除鼻毛。	①术后置半坐卧位，利于伤口积血的引流，减少出血量；出血量较多者，可行面颊部冷敷；注意鼻腔填塞物的正确位置，以达到压迫伤口止血的目的，嘱患者勿牵拉填塞物及用力擤鼻。②用1%麻黄碱液滴鼻，以收敛鼻腔黏膜，利于引流。③手术当天不要进过热饮食。④术后第 3 天开始连续进行泪道冲洗，并注意保持泪道通畅。⑤经鼻内镜下泪囊吻合术者，术后注意并发症的观察，如眶周淤血、复视等。术后3~5 天起，每天在鼻内镜下对手术侧腔道进行彻底清理，以减少腔道内结痂、黏膜炎症等，加快愈合。

【健康教育】

(1) 指导患者保持眼部卫生，切忌用手揉眼及挖抠鼻腔；切忌牵拉鼻腔填塞物。

（2）避免感冒及用力擤鼻，如有咳嗽或打喷嚏，应用舌头顶住上腭，以减轻压力。

（3）遵医嘱按时用药，定期门诊随访。

第三节　泪腺疾病患者的护理

泪腺疾病主要包括泪腺炎症和泪腺肿瘤。泪腺炎是由感染、不明原因的肉芽肿性病变或良性淋巴上皮病变引起泪腺炎性肿大。泪腺炎分为急性泪腺炎和慢性泪腺炎。急性泪腺炎是睑部、眶部或全部泪腺的急性炎症性疾病。一般均为原发性、双侧或单侧发病，睑部泪腺较眶部泪腺易受累。慢性泪囊炎一般为泪腺无痛性肿大，可伴上睑下垂，在眶外上缘触诊有硬质包块，眼球受压则向内下偏位，向外、上看时则发生复视。泪腺肿瘤主要有泪腺混合瘤、囊样腺瘤。

【临床表现】

（1）急性泪腺炎

临床较少见，一般单侧发病，大多为儿童，病程短，可以自行缓解或发展为脓肿。多数为细菌、病毒感染所致，常见病菌为金黄色葡萄球菌或淋病双球菌，炎症可以直接扩散或来源于全身性感染，如流行性腮腺炎、流感、麻疹等。表现为眶外上方局部肿胀、疼痛，上睑水肿呈 S 形弯曲变形，伴耳前淋巴结增大。泪腺区可扪及包块，压痛明显，结膜充血、水肿，有黏液性分泌物。

（2）慢性泪腺炎

是一种增殖性炎症，病程进展缓慢，一般双侧发病，多因素发病如良性淋巴细胞浸润、淋巴瘤、白血病等，可通过活检明确病因。临床表现为泪腺肿大，一般无疼痛，可伴上睑下垂，外上眶缘可触及较硬的包块。

（3）泪腺肿瘤

良性肿瘤发病缓慢，表现为眼眶外上方相对固定包块，眼球受压向内下方移位，患者可无复视或疼痛。恶性肿瘤患者则有明显疼痛感，眼球向前下方突出，运动障碍，常有复视和视力障碍。局部可扪及肿块，无明显压痛。

【辅助检查】

(1) 血液检查

急性泪腺炎外周血中性粒细胞计数升高。

(2) 影像学检查

慢性泪腺炎：X线检查发现泪腺区钙化液化等病灶区，CT扫描可显示肿物。泪腺肿瘤：CT扫描可显示肿瘤大小及泪腺窝骨质受侵蚀情况。

(3) 活组织病理学检查

为泪腺肿瘤诊断提供可靠依据。

【治疗原则】

(1) 急性泪腺炎症根据疾病原因选择药物，由细菌或病毒感染引起，局部及全身应用抗生素或抗病毒药物，局部热敷。脓肿形成时应及时切开引流。

(2) 慢性泪腺炎主要是针对病因治疗、抗炎治疗或原发疾病治疗，无效时可考虑手术治疗。

(3) 泪腺肿瘤治疗原则为手术切除肿瘤。恶性肿瘤术后再配合放射治疗。

【护理评估】

(1) 健康史

了解患者发病的时间以及临床表现，询问患者日常生活习惯，泪腺有无肿块，眼球运动是否受限以及有无视力障碍。

(2) 身体状况

①急性泪腺炎：一般为单侧发病，多见于儿童。病程短，多为细菌、病毒感染所致。

②慢性泪腺炎：是一种增殖性疾病，其病程长，一般是双侧发病，无痛。

③泪腺肿瘤：一般眼球运动受限，常有复视和视力障碍。

(3) 心理-社会状况

了解患者对泪腺疾病的认知度以及泪腺疾病对患者工作、生活、学习的影响；尤其是慢性泪腺炎、泪腺肿瘤预后不好，患者易产生恐惧、焦虑等心理状况。

【护理诊断】

（1）疼痛：眼眶疼痛	**（2）知识缺乏**
与急性泪腺炎有关。	缺乏泪腺炎症及泪腺肿瘤的相关治疗知识。

【护理措施】

（1）急性泪腺炎患者护理	**（2）慢性泪腺炎患者护理**
①指导患者热敷：热敷可以促进血液循环，有助于炎症消散和疼痛减轻，早期热敷有利于脓肿成熟。热敷时应特别注意温度，以防烫伤。常用方法有汽热敷法、干性热敷法、湿性热敷法。 ②遵医嘱局部及全身应用抗生素、抗病毒药，并指导患者正确滴用抗生素眼药水或涂用眼药膏的方法。 ③脓肿形成时，协助医师进行脓肿切开引流手术，睑部泪腺炎可通过结膜切开，眶部泪腺化脓则可通过皮肤切开排脓。	根据医嘱局部及全身应用抗生素和皮质类固醇，注意药物不良反应。指导患者正确应用眼药。如果手术治疗要做好围术期护理。告诉患者积极配合医生治疗原发病，预防慢性泪腺炎。

（3）泪腺肿瘤行手术治疗者，做好围术期的护理。

【健康教育】

向患者及家属解释疾病相关知识、治疗方法和预后的信息，增强治疗信心。

第四章　结膜病患者的护理

第一节　急性细菌性结膜炎患者的护理

急性细菌性结膜炎是由多种细菌所致的急性结膜炎症的总称，包括超急性化脓性结膜炎和急性卡他性结膜炎。前者潜伏期短（10小时至3天不等），发展快，传染性强，破坏性大。后者常见于春秋季节，可为散发或流行，传染性强。

【临床表现】

1. 超急性化脓性结膜炎

（1）淋球菌性结膜炎

①新生儿：常在出生后2~5天发病，多为双眼，表现为畏光、流泪，眼睑、结膜高度水肿和充血；重者球结膜突出于睑裂之外，可有假膜形成；常伴有耳前淋巴结增大；眼部分泌物由初期的浆液性迅速转变为脓性，脓液量多，不断从睑裂流出，又称"脓漏眼"。本病具有潜伏期短、病程进展急剧、传染性极强的特点。严重者可引起角膜溃疡、穿孔和眼内炎。婴儿的淋球菌性结膜炎可并发身体其他部位的化脓性炎症，如关节炎、脑膜炎、肺炎、败血症等。

②成人：潜伏期为10小时至2~3天，症状通常较小儿轻。

（2）脑膜炎球菌性结膜炎

潜伏期为数小时至1天，常为双侧发病，多见于儿童，其症状与淋球菌性结膜炎相似，严重者可引起化脓性脑膜炎而危及生命。

2. 急性细菌性结膜炎

潜伏期为1~3天，两眼同时或相隔1~2天发病，病程多少于3周。起病急，传染性强。患者自觉有异物感、灼热感、发痒、畏光、流泪等。

检查发现结膜充血、水肿，严重者可有结膜下出血；眼部有较多的浆液性、黏液性或脓性分泌物，晨起时上下睫毛常被粘住，睁眼困难。白喉杆菌、假单胞菌属、埃希菌属、志贺菌和梭菌属等感染的结膜炎可在睑结膜表面发现假膜。

【辅助检查】

（1）结膜分泌物涂片及结膜刮片通过 Gram 和 Giemsa 染色可见大量中性粒细胞及细菌，必要时还可行细菌培养及药物敏感性试验，以明确致病菌和抗生素的选择。

（2）有全身症状者还应进行血培养。脑膜炎球菌性结膜炎的特异性诊断为分泌物细菌培养和糖发酵试验。

【治疗原则】

去除病因，抗感染治疗。选择有效抗生素药物。①革兰阳性菌感染：青霉素眼液、磺胺醋酰钠眼液、利福平眼液、红霉素眼药膏等；②革兰阴性菌感染：氨基糖苷类，如妥布霉素、妥布霉素地塞米松滴眼液；喹诺酮类，如诺氟沙星、氧氟沙星、左氧氟沙星等；③耐葡萄球菌性结膜炎：万古霉素等。

【护理评估】

（1）健康史

询问患者发病的时间和周期，了解患者生活工作环境及卫生习惯，自身或患儿母亲有无尿路感染史等，是否与急性期结膜炎患者有接触史。

（2）身体状况

1）超急性化脓性结膜炎

①淋球菌性结膜炎：发病急速，主要表现为畏光、流泪，眼睑、结膜高度水肿和充血。

②脑膜炎球菌性结膜炎：其症状与淋球菌性结膜炎相似，严重者可引起化脓性脑膜炎。

2）急性细菌性结膜炎：患者自觉有异物感、灼热感、发痒、畏光、流泪等，可伴有发热和身体不适等全身中毒症状。

（3）心理-社会状况

护士应了解患者发病以来的心理状况和疾病对患者工作、学习的影响。急性细菌性结膜炎发病突然，结膜高度充血、水肿，可见大量分泌物，常影响患者外观；如果患者被实行接触性隔离，容易产生孤独、自卑心理。

【护理诊断】

（1）舒适的改变

与眼痛、异物感、分泌物多有关。

（2）急性疼痛

与结膜炎症累及角膜有关。

（3）有传播感染的危险

传播感染与细菌性结膜炎的传染性有关。

（4）焦虑/恐惧

与担心预后有关。

（5）潜在并发症

角膜炎症、角膜溃疡。

（6）知识缺乏

与缺乏结膜炎的预防知识有关。

【护理措施】

（1）一般护理

遵医嘱正确采集结膜分泌物，检查细菌培养及药物敏感试验。应及时送检，避免污染。

（2）观察病情

观察异物感、灼热感、畏光、眼痛，眼部分泌物等症状、体征的变化，警惕角膜炎症、角膜溃疡症状的出现。如果出现眼部分泌物突然增多或眼痛、不适感加剧，应立即就医。

（3）疼痛的护理

①按医嘱正确使用药物，缓解眼部疼痛，注意药物过敏及其他不良反应，可选择0.3%妥布霉素滴眼剂、0.3%～0.5%左氧氟沙星滴眼剂或眼膏。如为淋球菌感染则局部和全身用药并重，局部用药有5000～

10000U/ml 青霉素溶液；青霉素过敏者可选用左氧氟沙星、环丙沙星、妥布霉素或杆菌肽滴眼液；常用全身药物有大剂量青霉素、头孢曲松钠（菌必治）或阿奇霉素等；青霉素过敏者可以口服环丙沙星或氧氟沙星。孕妇和婴幼儿禁用氟喹诺酮类药物。

②炎症严重时可用眼部冷敷，以减轻充血水肿、灼热等不适。

③减少眼部的光线刺激，建议配戴太阳镜；同时保持室内光线柔和。

④健眼可用透明眼罩保护；禁忌包扎患眼、因包盖患眼，可使分泌物排出不畅，不利于结膜囊清洁，反而有利于细菌生长繁殖，使炎症加剧。

⑤舒适护理：提供安静、舒适的休息环境；同时帮助患者放松，分散患者注意力。

（4）结膜囊冲洗护理

患眼分泌物多时可进行结膜囊冲洗。常用的冲洗液有生理盐水、3%硼酸液。淋球菌性结膜炎选用 1∶5000 的青霉素溶液冲洗。冲洗时，注意帮助患者取患侧卧位，以免冲洗液流入健眼，引起交叉感染。冲洗动作轻柔，以免损伤角膜。如有假膜形成，应先除去假膜再冲洗。加强卫生指导，嘱患者不可用不洁毛巾、纸巾等揉擦眼部。

（5）急性传染期实行接触性隔离

①安置患者于单人间或同病种同一房间，注意不要与眼科无菌性手术术后患者同一房间。

②医务人员接触患者要及时洗手、消毒，防止交叉感染。

③患者的用具、物品专人专用，接触过眼分泌物和患眼的仪器、用具等都要及时消毒，用过的敷料要及时装入专用医疗垃圾袋。接触患者前后的手要立即彻底冲洗与消毒。

④做眼部检查时，应遵循先查健眼，后查患眼的原则。

⑤双眼患病者实行一人一瓶眼液；单眼患病者实行一眼一瓶眼液，专眼专用，以免交叉感染。

（6）心理护理

耐心向患者介绍急性细菌性结膜炎的发生、发展以及转归过程，以及讲解隔离措施的重要性，使其消除烦躁、焦虑心理，树立信心，配合治疗。

【健康教育】

(1) 注意个人卫生，勤洗手，提倡一人一巾一盆；不能在传染期进入公共场所和游泳池，以免引起交叉感染；同时向患者和家属传授结膜炎预防知识和接触性隔离的方法。

(2) 指导患者用药。白天滴眼药水，睡觉时涂眼药膏。使用眼药要注意一人一瓶；单眼患病患者实行一眼一瓶眼药。

(3) 定期复查，如果自觉症状加重，立即就医。

(4) 饮食要清淡，富含营养，戒辛辣、烈酒、油煎等刺激性食物，多饮水，注意休息。

(5) 患有淋球菌性尿道炎的患者，要注意每次便后立即洗手。如患有淋球菌性尿道炎的孕妇，须在产前治愈；对未愈产妇的婴儿出生后应常规滴用1%硝酸银滴眼液 1 次或涂 0.5%四环素眼药膏，严密观察病情，以及时预防、治疗新生儿淋球菌性结膜炎。

第二节　病毒性结膜炎患者的护理

病毒性结膜炎是一种常见感染，病变程度因个体免疫状况、病毒毒力大小不同而存在差异，通常有自限性。临床上按照病程分为急性和慢性两组，以前者多见，包括流行性角结膜炎、流行性出血性结膜炎、咽结膜热、单疱病毒性结膜炎和新城鸡瘟结膜炎等。慢性者包括传染性软疣性睑结膜炎、水痘-带状疱疹性睑结膜炎、麻疹性角结膜炎等。

【临床表现】

(1) 流行性角结膜炎

初为急性滤泡性结膜炎，继则出现角膜炎。

①急性结膜炎期：潜伏期 5~12 天，多为双侧，一眼先起，常伴有头痛、疲劳、低热等全身症状。自觉有异物感、瘙痒，但分泌物少，且为水样。1/3 的患者结膜上可见假膜，结膜高度充血、水肿，在下睑结膜及穹隆部有多的圆形滤泡，有时结膜下可出现点状出血，耳前淋巴结增大，且有压痛。5~7 天后，结膜炎症状逐渐消退。

②浅层点状角膜炎期：结膜炎症消退后，有时患者仍感怕光、流泪、异物感及视物模糊。检查时，以1%荧光素染色后，在裂隙灯下可见角膜中心区有很多散在点状着色，上皮下有圆形浸润点，将上皮微微抬起，但不形成溃疡。病程可达数月或数年，浸润逐渐吸收后常可留下不同程度的薄翳，一般对视力无大影响。

（2）流行性出血性结膜炎

与一般急性卡他性结膜炎相同，但较为严重。

①潜伏期短，为8~48小时，多数在接触后24小时内双眼同时或先后发病。有较重的畏光、流泪、异物感，甚至眼部有磨痒、刺痛或眼球触痛。

②分泌物少，为水样或浆液性。

③眼睑高度水肿。

④球结膜下出血发病后2~3天内即见球结膜下有点状、片状出血，重者波及整个球结膜，7~14天后消失，尤以青年人多见。

⑤角膜上皮点状剥脱起病时即发生，用荧光素染色在裂隙灯下可见角膜有弥漫细小的点状着色，约1周后随结膜炎的痊愈而消失。愈后不留痕迹，不影响视力。

⑥耳前淋巴结增大。

极少数患者在结膜炎症消退后1周发生下肢运动麻痹。

（3）咽结膜炎

①前驱症状：全身无力、体温升高、头痛、咽痛、肌肉痛及胃肠系统症状，咽部充血，淋巴组织增生，颌下及颈部淋巴结增大。

②眼部表现：急性滤泡性结膜炎，单眼发病，2~5天后累及另眼。通常无角膜并发症，少数病例伴有角膜上皮下浸润。

③病程：2天至3周，平均7~10天，预后尚佳。

【辅助检查】

结膜刮片镜检可见大量单核细胞；有假膜形成时中性粒细胞数量增加。病毒培养、聚合酶链反应（PCR）检测、血清学检查可协助病原学诊断。

【治疗原则】

尽可能避免人群之间的接触。急性期可使用抗病毒药物，抑制病毒复制，如干扰素滴眼液、0.1%阿昔洛韦、0.15%更昔洛韦滴眼液，每小时1次；合并细菌感染，再加用抗生素眼药。出现严重的膜或假膜、上皮或上皮下角膜炎时可适当少量应用糖皮质激素，注意逐渐减量。

【护理评估】

(1) 健康史

了解患者有无病毒性眼病患者接触史、平时生活环境和卫生习惯、发病情况（流行性角结膜炎潜伏期为5~7天；流行性出血性结膜炎潜伏期常在18~48小时）。

(2) 身体状况

①症状：本病起病急、症状重、双眼发病。主要表现为眼红、异物感、眼痛、畏光，伴水样分泌物。部分患者可有头痛、发热、咽痛等全身症状，并有耳前淋巴结增大、压痛。

②体征：眼睑水肿、结膜充血、睑结膜滤泡增生，分泌物呈水样，常侵犯角膜，荧光染色可见角膜上点状上皮脱落，流行性出血性结膜炎患者球结膜上有点、片状出血。

(3) 心理-社会状况

评估患者因被实行接触性隔离后的心理状态，以及患病对工作、学习的影响；了解家庭、朋友给予的支持情况，评估其对疾病的认知情况。

【护理诊断】

(1) 急性疼痛

与病毒侵犯角膜有关。

(2) 有传播感染的危险

与病毒性结膜炎的传染性有关。

(3) 知识缺乏

缺乏病毒性结膜炎的防治知识。

(4) 自我形象紊乱

与结膜充血、结膜水肿有关。

【护理措施】

（1）心理护理

认真倾听患者疼痛的主诉，做好心理疏导工作。

（2）眼部护理

①患眼分泌物多时，可用生理盐水或无刺激性的冲洗液如3%硼酸溶液冲洗结膜囊，冲洗时应小心操作，避免损伤角膜上皮，冲洗液勿流入健眼，以免交叉感染。

②眼局部冷敷以减轻充血和疼痛。

（3）用药护理

根据医嘱选择药物，抗病毒滴眼液每小时滴眼1次；合并角膜炎、混合感染者，可配合使用抗生素滴眼液；角膜基质浸润者可酌情使用糖皮质激素，如0.02%氟美瞳，并注意逐渐减量。角膜上皮病变可选择人工泪液及促进上皮细胞修复物。

（4）预防感染的护理

①一旦发现本病，应及时按丙类传染病要求向当地疾病预防控制中心报告。注意做好传染性眼病的消毒隔离，禁止患者进入公共浴池及游泳池，避免生活用品混用等情况，防止交叉感染。

②指导患者养成健康的个人卫生习惯。

【健康教育】

（1）预防交叉感染

注意做好传染性眼病的消毒隔离，指导患者及家属做好接触性隔离，禁止进入公共浴池及游泳池，防止交叉感染。

（2）日常饮食

饮食以清淡为主，避免辛辣食物和饮酒。

第三节　沙眼患者的护理

沙眼是由沙眼衣原体引起的一种慢性传染性结膜角膜炎，因其睑结膜面粗糙不平，形似沙粒，故名沙眼。沙眼是主要的致盲眼病之一。全世界有3亿~6亿人感染沙眼，20世纪50年代以前该病曾在我国广泛流行，是当时致盲的首要原因，20世纪70年代后随着生活水平的提高、卫生常识的普及和医疗条件的改善，其发病率已大大降低，但仍然是常见的结膜病之一。

【临床表现】

潜伏期 5~14 天，双眼患病，多发生于儿童或少年期。轻者可以完全无自觉症状或仅有轻微的瘙痒、异物感和少量分泌物，重者因后遗症和并发症累及角膜，有畏光、流泪、疼痛等刺激症状，自觉视力减退。

沙眼衣原体主要侵犯睑结膜，首先侵犯上睑的睑板部上缘与穹隆部，以后蔓延至全部睑结膜与穹隆部，最后以瘢痕形成而告终。检查时其特征如下：

（1）充血及血管模糊

由于血管扩张，结膜上皮下有弥漫性的淋巴细胞及浆细胞等慢性炎细胞浸润，使透明的结膜变得混浊肥厚、血管轮廓不清，呈一片模糊充血状。

（2）乳头肥大

睑结膜面粗糙不平，呈现无数的线绒状小点，是由扩张的毛细血管网和上皮增殖而成。

（3）滤泡增生

是结膜上皮下组织在弥漫性浸润的基础上，由局限的淋巴细胞聚集而成。初发时，上睑结膜出现散在细致的黄白色小点，不突出于结膜表面，夹杂在肥大的乳头之间，为沙眼早期诊断依据之一。以后滤泡逐渐增大，变成灰黄色半透明胶状扁球形隆起，大小不等，排列不整齐，易被压破，挤出胶样内容。如滤泡过度增殖，可互相融合成条状，滤泡多出现在上睑和上穹隆部结膜，而下睑和下穹隆部则比较少见。

（4）角膜血管翳

在结膜发生病变的同时，首先角膜上缘的半月形灰白区血管网充血，发生新生血管，伸入透明的角膜上皮与前弹力层之间，各新生血管之间伴有灰白色点状浸润，是角膜上皮对沙眼衣原体的一种组织反应，称为角膜血管翳。它是沙眼早期诊断的依据之一。由于血管细小，必须在放大镜或裂隙灯下方可看见。随病情进展，血管翳成排向瞳孔区悬垂下来，形似垂帘，血管翳的末端及周围有灰白色点状浸润或小溃疡，血管翳侵及的角膜表面呈灰白色混浊。当上方血管翳向下越过瞳孔区时，角膜其他方向亦都长出血管翳向中央进行，布满整个角膜。细胞浸润严重时，可形成肥厚的肉样血管翳，严重影响视力。

（5）瘢痕形成

当沙眼经数年甚至数十年病变，所有炎性病变如滤泡、乳头将发生破溃或坏死，而逐渐被结缔组织所代替，形成瘢痕，这标志着病变已进入退行期。瘢痕最初呈水平的白色线条，以后交织成网状，将残余的乳头及滤泡包绕起来，形成红色岛屿状，最后病变完全变成白色瘢痕，此时不再具有传染性，但严重的并发症和后遗症常使视力减退，甚至失明。

沙眼的病程因感染轻重和是否反复感染有所不同。轻者或无反复感染者数月可愈，结膜遗留薄瘢或无明显瘢痕。反复感染者，病程可缠绵数年至数十年之久。

分期：为防治沙眼和调查研究的需要，对沙眼有很多的临床分期方法。我国1979年全国第二届眼科学术会议时，重新制定了以下分期。

Ⅰ期——进行期：即活动期，乳头和滤泡同时并存，上穹隆部和上睑结膜组织模糊不清，有角膜血管翳。

Ⅱ期——退行期：自瘢痕开始出现至大部变为瘢痕。仅残留少许活动性病变。

Ⅲ期——完全结瘢期：活动性病变完全消失，代之以瘢痕，无传染性。

还制定了分级的标准：根据活动性病变（乳头和滤泡）占上睑结膜总面积的多少，分为轻（+）、中（++）、重（+++）三级。占1/3~2/3者为（++），占2/3以上者为（+++），见表1-4-1。

表1-4-1 沙眼分期

期别	依据	分级	活动病变占上睑结膜总面积
Ⅰ	上穹隆和上睑结膜有活动性病变（血管模糊、充血，乳头增生，滤泡形成）	轻（+）	<1/3
		中（++）	1/3~2/3
		重（+++）	>2/3

续 表

期别	依据	分级	活动病变占上睑结膜总面积
Ⅱ	有活动性病变，同时出现瘢痕	轻（+）	<1/3
		中（++）	1/3~2/3
		重（+++）	>2/3
Ⅲ	仅有瘢痕，而无活动性病变		

同时确定了角膜血管翳的分级方法。将角膜分为四等份，血管翳侵入上 1/4 以内者为（+），达到 1/4~1/2 者为（++），达到 1/2~3/4 者为（+++），超过 3/4 者为（++++）。

国际上较为通用者为 Mac-Callan 分期法：

Ⅰ期——浸润初期：睑结膜与穹隆结膜充血肥厚，上方尤甚，可有初期滤泡与早期角膜血管翳。

Ⅱ期——活动期：有明显的活动性病变，即乳头、滤泡与角膜血管翳。

Ⅲ期——瘢痕前期：同我国第Ⅱ期。

Ⅳ期——完全结瘢期：同我国第Ⅲ期。

【辅助检查】

（1）结膜刮片行 Giemsa 染色可找到包涵体；Diff-Quik 染色将检测包涵体的时间缩短为数分钟。

（2）应用荧光标记的单克隆抗体试剂盒检测细胞刮片衣原体抗原、酶联免疫测定、聚合酶链反应等，测定沙眼衣原体抗原都有高度敏感性和高度特异性，但要求操作者较熟练地掌握操作技术，费用也较昂贵。

【治疗原则】

（1）局部治疗

用 0.1% 利福平滴眼液、0.3% 氧氟沙星滴眼液等滴眼，睡前涂红霉素类、四环素类眼膏，疗程至少维持 10~12 周，重症者需要用药半年以上。

（2）全身治疗

急性期或严重的沙眼患者应全身应用抗生素治疗，一般疗程为3~4周。可口服多西环素、阿奇霉素、红霉素和螺旋霉素等。7岁以下儿童和妊娠期妇女忌用四环素，避免产生牙齿和骨骼损害及对胎儿的危害。

（3）并发症及后遗症的治疗

手术矫正倒睫和睑内翻是防止晚期沙眼瘢痕形成导致失明的关键措施。角膜混浊者可行角膜移植术。

【护理评估】

（1）健康史

了解患者有无沙眼接触史、平时生活居住环境状况、卫生条件和个人卫生习惯，以及以往沙眼发病史及用药情况。

（2）身体状况

检查沙眼临床表现轻重与全身情况，是否与营养状况相关。

（3）心理-社会状况

护理人员要评估患者的心理状况。沙眼患者的心理变化比较复杂，部分患者认为沙眼病程长、容易复发，对治疗丧失信心；也有患者认为沙眼症状不明显，对治疗不重视，缺乏坚持治疗的毅力。了解患者是否因沙眼具有传染性，有怕发生交叉感染而引起的自卑心理。

【护理诊断】

（1）舒适受损

眼部刺激症状与结膜感染有关。

（2）具有传染性

沙眼有传播感染的危险。

（3）潜在并发症

包括倒睫、睑内翻、上睑下垂、睑球粘连、慢性泪囊炎、实质性结膜干燥症、角膜混浊。

（4）知识缺乏

缺乏沙眼的防治知识。

【护理措施】

（1）用药护理

常用 0.1% 利福平滴眼液、0.3% 氧氟沙星滴眼液，每天 4~6 次，晚上涂红霉素、四环素眼膏，坚持用药 1~3 个月，重症需要用药半年以上。口服阿奇霉素、多西环素、红霉素和螺旋霉素等药物，注意胃肠道反应。

（2）手术护理

参照外眼手术护理常规和角膜移植护理常规，并向患者解释手术目的、方法，使患者缓解紧张心理，积极配合治疗。

【健康教育】

（1）告诉患者及家属沙眼的防治重要性，做到早发现、早诊断、早治疗，尽量在疾病早期治愈；同时积极治疗并发症和坚持用药。

（2）指导患者和家属做好消毒隔离，接触患者分泌物的物品通常选用煮沸和 75% 酒精消毒方法。

（3）培养良好的卫生习惯，不与他人共用毛巾、脸盆；不用手揉眼，防止交叉感染。

第四节　免疫性结膜炎患者的护理

免疫性结膜炎是结膜对外界过敏原的一种超敏性免疫反应，以前又称变态反应性结膜炎。由体液免疫介导的免疫性结膜炎呈速发型，临床上常见春季角结膜炎、枯草热和异位性结膜炎；由细胞介导的则呈慢性过程，常见的有泡性角结膜炎。也有因长期眼部用药引起的医源性结膜接触性或过敏性结膜炎；还有一类自身免疫性疾病，包括干燥性角结膜炎、结膜类天疱疮、Stevens-Jöhnson 综合征等。

【临床表现】

1. 春季角结膜炎

为双侧性，自觉奇痒、烧灼感，轻度畏光、流泪，有黏丝状分泌物。

按病变部位可分为睑结膜型、角膜缘型，或二者同时存在的混合型。现分述如下。

(1) 睑结膜型

主要侵犯上睑结膜，由于结膜上皮和结缔组织增生引起玻璃样变，有浆细胞、淋巴细胞和嗜酸性粒细胞浸润。临床所见：开始为睑结膜充血，继则发生许多坚硬、扁平、排列整齐的肥大乳头，乳头间有淡黄色沟，如卵石铺成的路面，结膜面呈淡红或灰色，睑板肥厚变硬，结膜刮片可找到嗜酸性粒细胞。

(2) 角结膜缘型

上下睑结膜均出现小孔头，突出表现是角膜缘有黄褐色或污红色胶样增生，以上方角膜缘明显。

(3) 混合型

上述两型病变同时存在。

2. 泡性角结膜炎

(1) 自觉症状

若仅累及结膜，只有轻度畏光、流泪、异物感；若累及角膜，则有高度畏光、流泪、眼睑痉挛，患儿常以手掩面，躲在暗处，拒绝检查。

(2) 根据结节所在部位的划分

可分为泡性结膜炎、泡性角结膜炎、泡性角膜炎，如三个部位同时或先后出现则总称为泡性眼炎。

①泡性结膜炎：球结膜出现一个或数个灰白色结节，直径 1～3mm，是由浆液性渗出及淋巴细胞、单核细胞和巨噬细胞所组成，结节周围呈局限性结膜充血，数天后结节顶端破溃下陷，1～2 周后痊愈。

②泡性角结膜炎：上述结节出现在结膜角膜交界处，稍高于角膜，充血的球结膜血管呈扇形散开，愈后角膜缘参差不齐。

③泡性角膜炎：疱疹位于角膜上，呈灰白色、圆形、边界清楚，一个或数个，大小不等，破溃后形成溃疡，伴有新生血管长入，愈后可留瘢痕，位于边缘的疱疹常形成浅溃疡，反复发作，渐向中央移行，并有束状血管跟随，状如彗星，称束状角膜炎。痊愈后留有束状薄翳，但血管可萎缩。

【辅助检查】

（1）结膜刮片中发现嗜酸性粒细胞或嗜酸性颗粒，提示局部有过敏性反应发生。

（2）泪液中嗜酸性粒细胞、中性粒细胞或淋巴细胞数量增加；IgE 的水平高于正常值（7.90±0.32）mg/ml，可达到（80.48±3.35）mg/ml。

【治疗原则】

（1）春季角结膜炎

因疾病的自限性，以短期对症治疗为主，可选择局部应用抗组胺药物和肥大细胞稳定剂；严重者可结合应用糖皮质激素或环孢素 A 滴眼液或 FK506（他克莫司）；顽固性春季角结膜炎可选用地塞米松（4mg/ml）或长效激素曲安西龙奈德（40mg/ml）于睑板上方注射，可以提高疗效。

（2）泡性角结膜炎

积极消除诱发因素，局部滴用糖皮质激素眼药水，严重者可进行球结膜下注射地塞米松。如合并感染要选用抗感染药物治疗。

【护理评估】

（1）健康史

询问疾病反复发作和季节性的特点，特别在接触花粉、烟尘等变应原或在户外活动后症状加重。

（2）身体状况

是否为过敏性体质，是否有过敏性鼻炎、接触性皮炎等。

（3）心理-社会状况

因季节性的反复发作而影响患者的学习、工作和生活，容易产生焦虑和厌烦心理。护理人员应了解患者的心理状态以及其对疾病的认识程度。

【护理诊断】

（1）舒适受损

与患眼痒、异物感与过敏反应有关。

（2）潜在并发症

青光眼、角膜炎。

【护理措施】

(1) 心理护理

大部分属于自限性性疾病，但往往反复发作，迁延多年，严重影响身心健康。护理人员应耐心细致地讲解有关疾病知识，使其对本病有正确的认识，增强战胜疾病的信心，从而消除患者恐慌情绪，使之主动配合治疗和护理。

(2) 积极寻找过敏原，并脱离过敏因素

切断过敏原，避免接触过敏原，停止过敏物的刺激；过敏性结膜炎患者在发病季节戴用有色保护镜以遮阳光，防止阳光及空气中灰尘及花粉刺激，脱离变应原是最为理想有效的治疗手段，但有时很难办到，应尽量避免与可能的变应原接触，如清除房间的破布及毛毯，注意床上卫生，使用杀虫剂消灭房间的虫螨，在花粉传播季节避免到农村，尽量避免接触草地，停戴或更换优质的接触镜与护理液等。

(3) 眼部冷敷

热敷使局部温度升高，血管扩张，促进血液循环，致使分泌物增多，症状加重，所以不能做热敷，可用凉毛巾或冷水袋做眼部冷敷。

(4) 用药护理

1) 正确使用眼药：①激素间歇疗法，如0.1%地塞米松、0.5%可的松眼药水，一般24小时可缓解症状，48小时病灶可以消失。急性期患者开始时眼部滴药每2小时1次，症状减轻后迅速降低滴药频率，提醒患者及家属不能随意停药。②对于有强烈畏光患者，经使用抗组胺药物如色甘酸二钠、奈多罗米等和缩血管药后，仍然无法正常生活者，根据医嘱局部应用2%环孢素 A 或 0.05%FK506（他克莫司）。③对顽固性春季角结膜炎症状明显改善后，应根据医嘱减少糖皮质激素的使用量。

2) 观察药物不良反应：①长期应用糖皮质激素的患者严密观察眼痛、头痛、眼压及视力变化，警惕青光眼和白内障等并发症的发生；②局部应用抗组胺药物和肥大细胞稳定剂，要观察眼部痒、结膜充血、流泪等症状和体征改善情况。

3) 预防性用药：根据春季角结膜炎发病的季节性和规律性，在发病前1个月提早应用抗组胺药物和肥大细胞稳定剂如色甘酸二钠、奈多罗米，可以预防疾病发作或减轻症状。

4）使用不含防腐剂的人工泪液可以稀释炎症介质，改善因角膜缺损引起的异物感。

（5）预防角膜炎护理

指导患者正确用药，密切观察畏光、眼痛、流泪、异物感等症状，注意眼部分泌物的量及性质，并告诉患者按时门诊随访。

【健康教育】

（1）避免诱发因素

通过讲解让患者明白疾病发作的诱因，避免接触致敏原，保持空气流通，外出戴有色眼镜，减少与光线、花粉的接触及刺激等。

（2）饮食护理

选择清淡、易消化饮食，多补充维生素，加强营养，改善体质。不宜食用鱼、虾、蟹、蛋类、牛奶等易过敏食物和辛辣、酒类食品。

（3）提早防护

根据春季角结膜炎发病的季节性和规律性，在发病前 1 个月提早应用抗组胺药物和肥大细胞稳定剂（如色甘酸钠、奈多罗米等），以预防疾病发作或减轻症状。

第五节　翼状胬肉患者的护理

翼状胬肉为增殖的球结膜呈三角形向角膜侵入，形似翼状，是一种慢性炎症性病变，多双眼患病，以鼻侧多见。

【临床表现】

初起时睑裂部球结膜充血肥厚，逐渐向角膜表面伸展，形成一三角形带有血管组织的胬肉，状似昆虫的翅膀，故名翼状胬肉。多发生于鼻侧，颞侧者较少。伸向角膜时可侵及前弹力层及浅层基质。胬肉本身可分为三部分，在角膜的尖端为头部，跨越角膜缘的为颈部，伸展在巩膜表面的宽大部分为体部。

胬肉可长期稳定，无明显充血，组织肥厚，头部稍显隆起，其前方角膜呈灰白色浸润，胬肉不断向角膜中央推进，称为进行期。

多无自觉症状，但当胬肉向角膜中央扩展时可引起散光；若遮盖瞳孔，则将严重影响视力；肥厚挛缩的胬肉可限制眼球运动。

角膜有溃疡或烧伤后球结膜与角膜发生粘连称为假性翼状胬肉，它可发生在角膜缘的任何方向，是静止性，仅头部与角膜粘连。

【辅助检查】

采用 Westerwblot 方法检测翼状胬肉上皮细胞 P53 蛋白的表达状况。组织病理学检查，在光学显微镜下，翼状胬肉在球结膜和角巩膜缘皮下呈现出不同厚度的区域，其间有不定形的嗜酸性、透明的或颗粒状物质积蓄，类似变性的胶原，夹杂有圈状或破碎的纤维，像一种异常的弹性组织，基质的纤维细胞数量往往很多，似乎损伤引起的反应。

【治疗原则】

胬肉小而静止时一般不需要手术，但应尽可能避免风沙、阳光等刺激。进行性发展侵及瞳孔区影响视力时，或因外观容貌需要可行手术治疗，但有一定复发率。常用手术方法：①胬肉单纯切除术。②胬肉切除合并结膜瓣转移术。③胬肉切除联合角膜缘干细胞移植或羊膜移植术。④自体结膜移植术。β 射线照射、局部使用丝裂霉素可以减少复发率。

【护理评估】

（1）健康史

了解患者是否有长时间被紫外线照射的户外工作经历及日常的预防措施；了解是否有结膜慢性炎症病史；评估是否存在恶劣的环境因素，如风沙、粉尘等长期刺激；了解家属成员是否有同样病史。

（2）身体状况

检查眼部胬肉生长情况，并了解患者平素是否有喜食辛辣及休息不好、失眠。

（3）心理-社会状况

评估患者的心理状态，爱美人士对胬肉带来的外观影响较在意；较大胬肉除影响外观外，还会影响视力，而且容易复发，对工作、学习带来一定影响。

【护理诊断】

（1）知识缺乏

缺乏翼状胬肉的预防、治疗和防止复发的知识。

（2）感知紊乱

视力障碍与胬肉侵袭瞳孔区有关。

【护理措施】

1. 术前护理

（1）做好心理护理

对待患者热情，态度和蔼，有问必答，言谈举止稳重，消除患者的恐惧、焦虑心情，取得其信任。翼状胬肉使患者眼部产生不适感，且影响美观，进展到瞳孔区则影响视力，加之点眼药效果不佳，单纯翼状胬肉切除术后复发率高达5%~20%。因此患者对局部注射存在顾虑，尤其是术后复发者更加忧心忡忡，针对这些情况，要耐心解释治疗方法、注意事项，介绍成功的病例，告知患者此方法痛苦小，但一定要密切配合，以免发生意外，使患者满怀信心积极配合治疗。

（2）术前准备及用药指导

做好各项检查，如血糖、乙肝表面抗原、心电图、HIV等。术前3天用抗生素滴眼液滴眼，并教会患者和家属点眼药水的正确方法和注意事项。术前1天剪去术眼睫毛，并用2000U/ml庆大霉素平衡盐溶液冲洗泪道和结膜囊，如果泪道不通或冲洗时有脓性分泌物时应及时告知主管医师，以便采取相应的措施。训练患者按指令熟练向各个方向转动眼球，每个方向坚持至少1分钟，便于术中配合医师的动作。告知患者术中及术后可能出现的不适及应对方法，使其以正确心态积极配合治疗与护理。

2. 术后护理

（1）一般护理

加强生活护理，满足生活中的各种需求。应多卧床休息，不要挤眼或频繁转动眼球，以免影响植片上皮修复和植片生长；避免碰撞术眼导致切口裂开、出血或植片移位。反复叮嘱患者，勿将植片当成眼部分泌物擦掉。

（2）结膜植片观察

密切观察结膜植片的生长情况及透明度，植片良好时呈透明状。应注意植片的颜色、光泽，有无脱落、移位、溶解、感染和排斥现象。若植片下方积血，量少可自行吸收，量多时放出积血或取出血块，查找原因，控制血压，改善凝血功能。

（3）角膜观察

每天裂隙灯显微镜下观察角膜情况。角膜表面应光滑透明，胬肉头部附着处角膜变透明或较原来透明，无新生血管向角膜生长。

（4）眼部护理

术后局部加压包扎，注意观察局部有无渗血及疼痛性质的变化，严防压迫过度而致组织血液循环不良。术后第二天打开眼敷料，局部用泰利比妥眼药水+地塞米松 5mg 点眼，点药时使患者面部处于水平稍偏健眼位置，有利于药液聚集在泪眦部，促进局部炎症的消退。多数患者眼睑肿胀，在分开上下眼睑时手法要轻，不可单独牵拉下眼睑或上眼睑，以免引起疼痛和羊膜植片移位。对眼角的分泌物用湿棉签轻轻拭去。因结膜植片尚未上皮化，患者会感到疼痛、畏光、流泪，应调节好病房的光线，可戴墨镜避免光线刺激。每天观察眼球运动情况，为防眼睑球粘连，每天应分离眼睑球 1 次。因结膜植片易移位，点药时避免对眼球施加压力。

【健康教育】

（1）注意休息，避免过度劳累和剧烈运动，保持充足睡眠。注意眼部卫生，勿用手擦眼，防止感染；外出带防护眼镜，避免烟尘、风沙及强光如阳光等刺激，如出现眼部不适症状（眼痛、眼痒、眼部分泌物增多）应及时到医院复查。

（2）避免用力揉搓及碰撞术眼，以防植片脱落。

（3）适当增加营养，禁食辣椒等刺激性食物，并应禁烟酒。翼状胬肉的发病与环境因素有重要的关系。预防翼状胬肉应注意避免眼睛受风沙、烟尘、有害气体、过度阳光及寒冷等因素的刺激；注意眼部卫生；患沙眼或慢性结膜炎应及时治疗，同时应注意睡眠充足，生活规律，避免大便干燥。

（4）指导患者按医嘱用药，教会患者正确的滴眼方式及如何妥善保管眼药：首先家属或患者本人将手洗干净，然后患者本人取仰卧位，眼睛向上看，家属或本人左手拇指、示指分开上下睑，拇指向下轻拉下睑，右手持眼药瓶将眼药点于下穹隆部，轻转眼球后闭目休息 1~2 分钟，用棉签或者吸水纸拭去流出的药液。点眼药时瓶口距离眼睑 1cm，勿触及睫毛，同时点 2 种以上眼药水者，间隔时间为 3~5 分钟，每次点 1~2 滴，混悬药液如妥布霉素地塞米松滴眼液用前要摇匀。告知患者及家属滴眼液开启后常温下保存期限：夏天 7~14 天，冬天不超过 30 天。

（5）定期复查。术后 1 个月内每周复查 1 次，若出现眼球运动障碍、复视等不适要提早复诊。

第六节　角结膜干燥症患者的护理

角结膜干燥症又称为干眼，指任何原因引起的泪液质和量异常或动力学异常导致的泪膜稳定性下降，并伴有眼部不适，导致眼表组织病变为特征的多种疾病的总称。有干眼症状但无干眼的各种体征，且为一过性，只需短期使用人工泪液或经过休息即可恢复正常的称为干眼症，既有症状也有体征者称为眼干燥症，合并全身免疫性疾病者称为干眼综合征。

【临床表现】

常见的症状有视疲劳、异物感、干涩感，其他症状有烧灼感、眼胀感、眼痛、眼红、畏光等。体征可有球结膜血管扩张、球结膜失去光泽，增厚、水肿、褶皱、角膜上皮不同程度点状脱落等。随着病情发展可出现丝状角膜炎，晚期可出现角膜溃疡、穿孔等，严重影响视力。

【辅助检查】

（1）泪河宽度

泪河高度正常大于 0.3mm，≤0.3mm 提示结膜囊内泪液可能不足。

（2）泪液分泌试验

正常 10~15mm，低于 10mm 为低分泌，低于 5mm 为干眼。

（3）泪膜稳定性检查

泪膜破裂时间：小于 10 秒为泪膜不稳定。

（4）角膜荧光素染色、角结膜虎红染色

可观察角膜上皮缺损和判断泪河的高度，观察干燥失活的上皮细胞。

（5）泪液溶菌酶含量测定

如溶菌区 <21.5mm^2，或含量 <1200μg/ml，则提示干眼症。

（6）泪液的渗透压测定

有一定特异性，如大于 312mOsm/L，可诊断干眼症。

（7）泪液成分检查

包括乳铁蛋白测定、溶菌酶测定、泪液蛋白测定等。

【治疗原则】

（1）积极消除病因，根据临床类型选择治疗方法

①泪液生成不足型：应及时补充泪液，保存泪液，减少泪液蒸发，增加泪液分泌，抑制炎症和免疫反应。

②蒸发过强型：及时治疗睑板腺功能障碍，抑制炎症，清洁眼睑，减少泪液蒸发，脂质替代治疗。

（3）干眼的对症治疗

①减少泪液蒸发：佩戴硅胶眼罩、湿房镜、治疗性角膜接触镜；中、重度患者可以选择泪点栓塞；严重者可以选择永久性泪小点闭塞。

②促进泪液分泌：使用溴己新、盐酸毛果云香碱、新斯的明等药物促进泪液分泌；Sjögren 综合征可以选择糖皮质激素或雄激素。

③睑板腺功能障碍：眼睑部清洁，口服多西环素，眼部使用抗生素滴眼剂。

（3）手术治疗

严重干眼症而颌下腺功能正常者，可行颌下腺导管移植手术。

【护理评估】

（1）健康史

询问有无结膜炎病史或角膜接触镜佩戴史，了解患者工作的环境以及性质，如是否长期在空调环境、电脑工作者；询问局部及全身用药情况。

（2）身体状况

最常见症状为眼部有干涩感、异物感，其他还有烧灼感、痒感、畏光、视物模糊、容易视疲劳，不能耐受有烟尘的环境等。严重干眼症多见于 Sjögren 综合征，常伴有口干、关节痛等。

（3）心理-社会状况

干眼的症状容易反复，需长期用药，但患者很难坚持；干眼患者容易产生视觉疲劳，影响工作、学习，因此护士应评估患者的心理状况，了解有无焦虑、厌烦情绪以及平时的用眼习惯。

【护理诊断】

（1）舒适的改变

与角结膜缺乏泪液引起的视疲劳、异物感、干涩感等有关。

（2）焦虑

与病情迁延及担心预后有关。

（3）潜在并发症

角膜炎、角膜溃疡、感染、出血等。

（4）知识缺乏

与缺乏干眼症的自我保健知识有关。

【护理措施】

1. 生活起居护理

（1）保持良好的生活环境

通过使用室内加湿器、湿房镜来减少泪液的蒸发。在没有中央空调或暖气的房间，嘱患者定时开窗通风，保持房间湿度在 40%～60%。若环境干燥或长期使用空调，都会使眼睛里的水分蒸发得更快，加重泪液流失，这样角膜就得不到湿润，整个眼球干燥无光，角膜上皮角化。外出戴防护眼镜或太阳镜。

（2）保持良好的生活习惯

睡眠充足，保证睡眠质量，不熬夜。注意劳逸结合，工作1~2小时休息15分钟，将目光望向远方的物体并做眼保健操。经常眨眼，可以减少眼球暴露于空气中的时间，避免泪液蒸发。

（3）饮食指导

注意饮食调理，摄入易消化、清淡、富含维生素C的食物，多吃豆制品、鱼、牛奶、核桃、青菜、大白菜、空心菜、西红柿及新鲜水果等。嘱患者早餐应吃好，以保证旺盛的精力；中餐应多食入蛋白质含量较高的食物，如精猪肉、牛奶、羊肉、动物内脏、鱼及豆类等；晚餐宜清淡，多食入富含维生素的食物，如各种新鲜蔬菜及水果，特别是柑橘类水果。

2. 用药指导

（1）慎用药物

许多药物可引起干眼症，如镇静剂、安眠药、镇咳药、胃药、降压药物、避孕药等。如需要服药则必须告知医师病史。

（2）正确使用眼药水

如果戴隐形眼镜，可用隐形眼镜专用的润湿液。滴眼药水时取坐位或仰卧位，头略后仰，眼向上看。用手指或棉签拉开下睑，暴露下结膜囊，持眼药瓶滴入结膜囊内，将上睑轻提，使药液充盈整个结膜囊。在眉头部位接近眼球的地方用指头轻轻按摩1~2分钟，这样既可加快眼睛吸收药水的速度，也可避免药水堆积后流向鼻泪器官。勿将眼药水直接滴在角膜上，以避免角膜敏感所引起的闭眼反射，把眼药水挤出来。使用眼药水时，最好采取少量多次的方法，每次1滴或2滴。

3. 心理护理

初次就诊的患者因出现眼睛干涩、异物感及眼痛等症状，加之对该病缺乏认识，往往产生恐惧感，因此应耐心向患者解释本病的发病机制，帮助患者消除恐惧感。治疗时间较长的患者可出现焦虑心理，因此应多关心、体贴并安慰患者，引导患者在良好的心理状态下接受治疗。

【健康教育】

（1）注意用眼卫生，避免用眼疲劳和避免接触烟雾、风尘和空调环境。

（2）屈光不正者，佩戴眼镜时要验光配镜准确、度数适合。如选戴角膜接触镜，避免使用质量低劣的护理液。

（3）保留泪液，减少蒸发，指导患者使用硅胶眼罩、湿房镜，用泪小点栓塞等方法。

（4）睑板腺功能障碍患者要注意眼睑部清洁，可选择生理盐水或硼酸水清洗眼睑缘和睫毛。睑板腺阻塞患者可以先热敷眼睑 10 分钟，再用棉签在睑结膜面上向睑缘方向推压分泌物，使其排出；为减轻疼痛也可在操作前眼表面滴用表面麻醉药。

（5）指导科学用眼。对长期使用电脑工作者，指导患者选择合适的距离和环境亮度。室内调整灯光应以眼睛舒适为原则；要保持正确的姿势，视线稍向下，眼与屏幕距离 40~70cm；一般在用电脑 1~2 小时后休息 10~15 分钟，并向远处眺望；电脑尽量不要放置在窗边，不要让光源直接照射在电脑屏幕上，容易有眩光，而导致眼睛疲劳酸痛。

第五章　角膜病患者的护理

第一节　细菌性角膜炎患者的护理

细菌性角膜炎是由细菌感染引起的角膜炎症，导致角膜上皮缺损和角膜基质坏死，又称为细菌性角膜溃疡。病情多较危重，发展迅速，感染如未及时控制，可发生角膜溃疡穿孔，甚至发生眼内感染。即使药物能控制也残留广泛的角膜瘢痕、角膜新生血管或角膜葡萄肿及角膜脂质变性等后遗症，严重影响视力，甚至导致失明。

【临床表现】

（1）症状	（2）体征
发病急，常在角膜外伤后24～48小时内发病。患者有明显的眼痛、畏光、流泪、眼睑痉挛、异物感、视力下降等症状，伴较多的脓性分泌物。	常见体征为眼睑肿胀、球结膜水肿，睫状充血或混合性充血。角膜上有黄白色浸润灶，周围组织水肿，很快形成溃疡。毒素渗入前房导致虹膜睫状体炎时，表现为角膜后沉着物、瞳孔缩小、虹膜后粘连及前房积脓等。

（3）不同致病菌有不同特征

①革兰阳性球菌感染：圆形或椭圆形局灶性脓肿、边界清楚。金黄色葡萄球菌、肺炎双球菌所致的匐行性角膜溃疡是典型的细菌性角膜溃疡，因常伴有前房积脓，故又称前房积脓性角膜溃疡。

②革兰阴性球菌感染：以铜绿假单胞菌引起的感染具有特征性。发病急重，角膜溃疡浸润灶及分泌物呈黄绿色，前房积脓严重。感染如未控制，往往24小时波及全角膜，甚至角膜穿孔、眼内炎。

【辅助检查】

角膜溃疡刮片镜检和细胞培养可进一步明确病因学诊断。

【治疗原则】

细菌性角膜炎的治疗原则是积极控制感染，减轻炎症反应，促进溃疡愈合，减少瘢痕形成。

（1）抗生素

局部使用是最有效的途径。

①高浓度的抗生素眼液：急性期频繁滴眼，每 15～30 分钟一次；严重病例，在开始的 30 分钟，每 5 分钟滴药一次。

②浸泡抗生素溶液的胶原盾或药液中添加赋形剂，可延长药物接触时间。

③抗生素眼膏：常夜间使用。

④如果有巩膜化脓、溃疡穿孔、睑内或全身播散的可能，或继发于角膜或巩膜穿通伤，应同时全身应用抗生素。

（2）1%阿托品眼液或眼膏

并发虹膜睫状体炎亦给予散瞳。

（3）其他药物

局部使用胶原酶抑制剂，如依地酸钠、半胱胺酸等，可减轻角膜溃疡发展。口服大量维生素 C、维生素 B 有助于溃疡愈合。

（4）治疗性角膜移植

药物治疗无效、病情急剧发展，可能或已经穿孔可考虑施行。

【护理评估】

（1）健康史

了解有无角膜外伤史，慢性泪囊炎、眼睑位置异常、倒睫病史，或长期佩戴角膜接触镜史；有无营养不良、糖尿病病史；有无长期使用糖皮质激素或免疫抑制剂史；以及此次发病以来的用药史。

（2）身体状况

有无慢性泪囊炎、眼睑位置异常、倒睫；有无甲状腺疾病、糖尿病等与角膜病相关的眼部和全身疾病。

（3）心理–社会状况

患者因眼痛、畏光、流泪、视力下降而烦躁不安，以及对疾病的发生发展、治疗转归缺乏了解，产生紧张、焦虑、痛苦等心理，护理人员应评估患者的心理状况，了解该疾病对患者工作、学习的影响；了解患者的用眼卫生和个人卫生习惯；评估患者及其家属对疾病的认知程度。

【护理诊断】

（1）眼痛

与角膜炎症刺激有关。

（2）感知改变

视力障碍，与角膜溃疡有关。

（3）潜在并发症

角膜溃疡穿孔、化脓性眼内炎及全眼球炎，与严重角膜溃疡有关。

（4）焦虑

与病情反复、担心预后有关。

（5）有外伤的危险

与视力障碍有关。

（6）知识缺乏

缺乏细菌性角膜炎相关的防治知识；缺乏致病菌可能引起传播感染危险的预防知识。

【护理措施】

（1）疼痛护理

①向患者解释眼痛的原因，帮助患者转移注意力。指导促进睡眠的自我护理方法，如睡前热水泡脚、喝热牛奶、听轻音乐等，避免情绪波动。

②角膜炎早期，可用50℃热湿毛巾进行患眼局部热敷，促进局部血液循环，减轻刺激症状，促进炎症吸收。一旦出现前房积脓禁用热敷，避免感染扩散。

③为患者提供安静、舒适的环境，病房要适当遮光，减少眼受光线刺激。患者可戴有色镜或遮盖眼垫，以保护溃疡面，避免光线刺激，减轻畏光、流泪症状。

（2）病情观察

注意患者自觉症状，如眼痛、畏光、流泪等，以及视力、角膜病灶和分泌物的变化，并注意有无角膜穿孔症状。如角膜穿孔，房水从穿孔处急剧涌出，虹膜被冲至穿孔处，可出现眼压降低、前房变浅或消失、疼痛突然变轻等临床表现。

（3）用药护理

①眼部用药：常选用0.3%氧氟沙星、0.3%妥布霉素等。急性期选择高浓度的抗生素滴眼液频繁滴眼，每15~30分钟滴眼1次。严重病例，可在开始30分钟内每5分钟滴药1次，病情控制后，逐渐减少滴眼次数。白天滴眼液，睡前涂眼药膏。不同药物要交替使用。

②严重者可球结膜下注射抗生素，但要先向患者解释清楚，并充分麻醉后进行，以免加重局部疼痛。

③全身应用抗生素，革兰阳性球菌常选用头孢唑林钠、万古霉素；革兰阴性杆菌常选用妥布霉素、头孢他啶类等，并注意观察药物不良反应。

④角膜溃疡患者局部使用半胱氨酸等胶原酶抑制剂，可以延缓角膜溃疡的进一步发展；口服维生素C、维生素B，有助于溃疡愈合。炎症明显控制后，可全身或局部应用激素治疗，以减轻疼痛和促进愈合。

⑤并发虹膜睫状体炎时可应用散瞳剂，以防止虹膜后粘连及解除瞳孔括约肌痉挛和睫状肌痉挛，减轻疼痛。

（4）隔离护理

①告知患者床边隔离和手卫生的相关知识，严格执行消毒隔离制度。

②检查、换药、滴眼药等操作要遵守隔离技术和无菌技术操作原则。

③保持患眼清洁，用生理盐水清洁睑缘和眼睑皮肤。

④滴眼剂、眼膏及器械应采取专人专眼专用。

（5）心理护理

鼓励患者表达自己的感受，及时给予安慰和理解，消除其焦虑心理，指导患者听喜爱的音乐，想开心的事情，与患者聊感兴趣的话题，分散其注意力。

（6）视力障碍患者的护理

①鼓励患者表达自己的感受，及时给予安慰和理解，提高自我护理意识。

②按方便患者使用的原则，将常用物品固定摆放，患者活动空间不留障碍物，避免跌倒。

③教会患者使用传呼系统，鼓励其寻求帮助。

④厕所必须安置方便设施，如坐便器、扶手等，并教会患者如何使用。

（7）预防角膜穿孔的护理

①滴眼药时动作要轻柔，勿压迫眼球。

②避免腹压升高：勿用力咳嗽、打喷嚏；饮食清淡易消化，保持大便通畅，避免便秘，以防增加腹压。

③告诫患者勿用手擦眼球。

④球结膜下注射时，避免在同一部位反复注射，尽量避开溃疡面。

⑤深部角膜溃疡、后弹力层膨出者可加压包扎，配合局部及全身应用降低眼压药物。

⑥按医嘱使用散瞳剂，防止虹膜后粘连而导致眼压升高。

⑦可用眼罩保护患眼，避免外物撞击。

【健康教育】

（1）用药指导，遵医嘱积极给予抗感染治疗，急性期用高效滴眼液强化局部给药模式，频繁滴眼（每5~15分钟滴药1次），病情控制后逐渐减少滴眼次数。夜间可使用抗生素眼膏和凝胶剂。频繁滴眼时向患者做好解释工作。

（2）帮助患者了解疾病有关知识，树立战胜疾病的信心，保持乐观的心理状态。

（3）教会患者及其家属正确滴眼液、涂眼膏的方法。

（4）养成良好的卫生习惯，不用手或不洁手帕揉眼。

（5）注意保护眼睛，避免角膜受伤，外出时要戴防护眼镜。

（6）积极预防角膜外伤，及时治疗慢性泪囊炎、眼睑位置异常、倒睫等眼局部疾病。

（7）长期佩戴角膜接触镜者，务必严格按照正规要求和方法进行佩戴，如出现眼痛症状，应立即停止戴镜并及时就诊。

第二节　真菌性角膜炎患者的护理

真菌性角膜炎是一种由致病真菌引起的感染性角膜炎症。近年来，随着广谱抗生素和糖皮质激素的广泛应用，其发病率有升高的趋势，是致盲率较高的角膜病。真菌性角膜炎起病缓慢、病程长，病程可持续达2~3个月，常在发病数天内出现角膜溃疡。多见于温热潮湿气候，在热带、亚热带地区，特别是赤道地区发病率高。在我国南方，特别是在收割季节多见。

【临床表现】

（1）起病缓慢，病程长，常在伤后数天内出现角膜溃疡，病程可持续达2~3个月。刺激症状较轻。

（2）角膜溃疡因致病菌种不同，其形态不一致。早期溃疡为浅在性，表层有点状结节样浸润，呈灰白色或乳白色混浊；形状不规则，表面粗糙不平，有干性感，与健康角膜界限清楚。坏死组织无黏性，易取掉。深在型溃疡，除自觉症状较重外，表现形似"匐行性角膜溃疡"，溃疡面平而粗糙，呈"舌苔"或"牙膏"状，高起于角膜表面。基质有菌丝繁殖，浸润较为致密。因菌丝伸入溃疡四周而形成伪足，或在溃疡外围呈现出所谓"卫星"病灶。有时在溃疡边界处可出现浅沟。在溃疡向深部发展时，坏死组织脱落，角膜穿孔，或出现"露水"现象，可推测前房已消失。有时在坏死的角膜中夹杂有虹膜组织，表示溃疡已穿孔。

（3）前房积脓，特别是在早期，常为本病的特征之一。早期积脓呈白色，发展至严重阶段时则呈淡黄色，质地黏稠不易移动，很难分清溃疡、脓肿或积脓，脓液内常含真菌。角膜后沉降物常为棕灰色粉末状、颗粒状或淡黄色浆糊状。

【辅助检查】

（1）角膜病变区刮片 Gram 和 Giemsa 染色、10%~20%氢氧化钾湿片法、乳酚棉蓝（LPCB）染色、荧光钙白染色、PAS 染色等。

（2）真菌培养，可使用血琼脂培养基、巧克力培养基、马铃薯葡萄糖琼脂培养基和 Sabouraud 培养基，30~37℃培养3~4天即可见真菌生长。

（3）角膜组织活检、免疫荧光染色、电子显微镜检查和 PCR 技术也用于真菌性角膜炎的诊断。

（4）角膜共焦显微镜检查角膜感染灶，可直接发现病灶内真菌病原体（菌体或菌丝）。

【治疗原则】

（1）抗真菌药物

目前尚无十分满意的广谱抗真菌药，一般可使用两性霉素 B 0.2~1.0mg/ml 混悬液、制霉菌素 2500U/ml 混悬液或 10 万 U/g 眼膏、0.1% 金褐霉素液或 1% 金褐霉素眼膏、0.05% 曲古霉素眼膏、0.1% 阿沙霉素眼膏、5% 纳他霉素（匹马菌素）混悬液点眼。一般可每 30 分钟至 1 小时点眼 1 次；眼膏每天涂眼 5~6 次。亦可用 1%~2% 碘化钾及 20%~30% 磺胺醋酰钠与上述抗真菌药并用。

（2）散瞳

用 1% 阿托品液点眼。

（3）手术

对长期不愈或有角膜穿孔危险时可行结膜瓣遮盖术或治疗性角膜移植术。

【护理评估】

（1）健康史

询问患者有无农作物（如树枝、稻草、麦芒等）划伤角膜史和长期应用广谱抗菌药物、糖皮质激素药物史。

（2）身体状况

病程进展相对缓慢，呈亚急性，自觉症状较轻，有轻度畏光、流泪、视力下降。体征较重，眼部充血明显，角膜病灶呈灰白色或黄白色，表面微隆起，外观干燥而欠光滑，似牙膏样或苔垢样。溃疡周围抗体与真菌作用，形成灰白色环形浸润即"免疫环"。有时在角膜病灶旁可见"伪足""卫星状"浸润病灶，角膜后可有纤维脓性沉着物。前房积脓为黄白色的黏稠脓液。

（3）心理-社会状况

真菌性角膜炎病程长，患者容易产生焦虑、抑郁、悲观心理，护士应评估患者的心理状况，了解患者及家属对真菌性角膜炎的认知程度。

【护理诊断】

(1) 舒适受损：眼痛、畏光、流泪
与角膜炎症刺激有关。

(2) 感知受损：视力障碍
与角膜溃疡有关。

(3) 潜在并发症
角膜溃疡、穿孔、眼内炎。

(4) 焦虑
与担心疾病预后不良有关。

(5) 有传播感染的危险
与真菌的传染性及患者缺乏预防知识有关。

(6) 感知紊乱
与角膜真菌感染引起角膜混浊有关。

(7) 知识缺乏
缺乏真菌性角膜炎相关的防治和保健知识。

【护理措施】

(1) 一般护理

①床边隔离：严禁与内眼手术患者同住一室，房间、家具定期消毒；个人用物及眼药水专用；医疗操作前后消毒双手，避免交叉感染。

②为患者提供清洁、安静、舒适的病室环境，保证患者充足的睡眠，光线宜暗，以减轻畏光、流泪症状。

③告知患者保持排便通畅，勿用力咳嗽及打喷嚏，避免腹压增高。

④嘱患者饮食上宜多进含有丰富蛋白质、维生素类和易消化食物。

⑤密切观察患者病情变化。如视力、角膜刺激征以及有无角膜穿孔发生，发现异常，及时通知医生给予处理。

(2) 用药护理

①遵医嘱正确应用抗真菌药物。白天滴眼液，每 0.5~1 小时点眼一次，睡前涂眼膏。抗真菌药物联合应用，有协同作用时可减少药量和降低毒副作用。临床治愈后仍要坚持用药 1~2 周，以防复发。

②有虹膜睫状体炎时应用散瞳剂，散瞳后可防止虹膜后粘连及解除瞳孔括约肌痉挛和睫状肌痉挛，减轻疼痛。点眼后应压迫泪囊部 2~3 分钟，防止通过鼻黏膜吸收引起不良反应。有穿孔危险者不宜散瞳。

③按医嘱用药，角膜溃疡患者眼药种类多时应合理安排点眼药的时间、次序。

④注意观察药物的眼表毒性反应，如结膜充血水肿、点状角膜上皮脱落等。

（3）眼部护理

①保持眼部及周围皮肤清洁，每天早晨用生理盐水棉签清洁眼部及周围皮肤，如结膜囊脓性分泌物较多时可行结膜囊冲洗。

②检查、治疗及护理操作动作要轻巧，切忌不能向眼球加压，不能翻转眼睑以免溃疡穿孔。

③点眼后嘱患者不要用力闭眼及用手揉眼，以防挤压眼球，引起溃疡穿孔。

④角膜后弹力层膨出时要用绷带包扎，防止穿孔。

⑤眼部疼痛者，根据病情适当使用镇痛药。

【健康教育】

（1）嘱患者应注意眼部卫生。不用脏手或脏毛巾擦眼睛。

（2）饮食宜进清淡、高营养、易消化食物，多食水果、蔬菜，忌食刺激性食物。

（3）避免揉眼、碰撞眼球或俯身用力等动作。如眼中进入异物，勿用手揉眼，立即点抗生素眼药水或眼膏预防感染。

（4）告知患者眼外伤后及长期使用糖皮质激素眼药水、眼膏者，应注意眼部病情变化，避免真菌性角膜炎的发生。

（5）生活用品专用，以免交叉感染。

（6）保持情绪稳定，建立良好的生活方式，避免熬夜、饮酒、暴饮暴食、感冒发热、日光曝晒等诱因。

（7）出院指导：告知患者真菌性角膜炎有复发的可能，治愈后眼部要继续用药一段时间，定期复诊，如患眼有畏光、流泪、眼痛、视力下降，应立即就诊。

第三节 单纯疱疹病毒性角膜炎患者的护理

单纯疱疹病毒性角膜炎（HSK）是由单纯疱疹病毒（HSV）感染使

角膜形成不同形状和不同深度的浑浊或溃疡的角膜炎症，是目前最严重的常见角膜病。人类是 HSK 的唯一天然宿主，主要通过密切接触感染。在 6 个月至 5 岁的儿童感染者中约 60% 有潜伏感染。几乎 100% 三叉神经节内有 HSK 潜伏。此病非常常见，是致盲性角膜病最主要的病因。其临床特点是反复发作，多次发作使角膜混浊且逐次加重，最终导致失明。

【临床表现】

（1）原发单疱病毒感染

常见于幼儿，有全身症状，眼部表现为滤泡性结膜炎，眼睑皮肤疱疹，点状或树枝状角膜炎，其特点是树枝短，出现时间晚，持续时间短。

（2）复发单疱病毒感染

①树枝状和地图状角膜炎：常见症状有畏光、流泪、眼睑痉挛。树枝状角膜溃疡是单疱病毒角膜炎最常见的形式。溃疡形态似树枝状，在树枝的末端可见结节状小泡，病变区附近上皮水肿、松解，易自前弹力层剥脱。2% 荧光素染色，呈明显树枝状淡绿色着色，故称树枝状角膜炎。在病变区角膜知觉减退或完全丧失，可能延误就诊时机。随着病情进展，树枝状角膜炎病变向四周及基质深层扩展，溃疡面积扩大，边缘不整齐，呈灰白色地图状。

②盘状角膜炎和葡萄膜炎：是角膜基质受侵犯的常见类型。角膜表面粗糙，呈颗粒状水肿或上皮完整。而基质层则由于浸润、水肿而增厚，呈毛玻璃样灰色浑浊。病变区多位于角膜中央，呈盘状，境界清楚。有时可表现为基质的弥漫性浸润。后弹力层出现皱襞，内皮有水肿；有较多灰色带色素斑点状角膜后沉降物（KP）。角膜知觉消失。视力明显减退。刺激症状轻微或无症状。病程可长达一至数月。轻者水肿吸收，愈后遗留斑翳。重者伴有基质坏死病变，有浅层及深层血管伸入。常并发虹膜睫状体炎，可出现前房积脓。亦可继发青光眼。愈后遗留永久性角膜瘢痕。

【辅助检查】

实验室检查，如角膜上皮刮片可见多核巨细胞、病毒包涵体或活化性淋巴细胞；角膜病灶分离培养出单纯疱疹病毒；酶联免疫法发现病毒抗原；分子生物学方法如 PCR 查到病毒核酸等，有助于病原学诊断。

【治疗原则】

治疗原则为抑制病毒在角膜内的复制，减轻炎症反应引起的角膜损害。

（1）清除病灶

树枝状角膜炎可以行清创性刮除病灶区上皮的治疗，以减少病毒向角膜基质蔓延。

（2）药物治疗

①常用抗单纯疱疹病毒药如阿昔洛韦（无环鸟苷），也可选用环胞苷三氟胸腺嘧啶核苷眼液。

②盘状角膜炎，可在应用抗病毒药物的基础上，适量应用糖皮质激素药物。

③有虹膜睫状体炎者，可加用散瞳剂。

④对可疑或发生细菌或真菌的合并感染者，应做病原学检查，并进行预防性治疗，加用广谱抗生素眼药水。

（3）手术治疗

可行结膜瓣遮盖术、前房穿刺术、板层或穿透角膜移植术。已穿孔的病例可行治疗性穿透性角膜移植。术后局部使用激素同时应全身使用抗病毒药物。

（4）预防复发

纯疱疹病毒性角膜炎容易复发，持续 1 年左右口服阿昔洛韦、更昔洛韦、泛昔洛韦和伐昔洛韦可降低 HSK 的复发率。控制诱发因素对降低复发率很重要。

【护理评估】

（1）健康史

询问患者有无感冒发热，是否全身或局部应用糖皮质激素、免疫抑制剂等；有无复发诱因的存在，如情绪起伏波动大、熬夜、过度疲劳、饮酒、月经来潮等；发病时有无伴随症状；发病以来用药情况，治疗效果等。

（2）身体状况

1）原发感染：常见于幼儿，有发热、耳前淋巴结增大、唇部皮肤疱疹，呈自限性，眼部表现为急性滤泡性或假膜性结膜炎，眼睑皮肤疱疹，可有树枝状角膜炎。

2）复发感染：常因疲劳、发热、饮酒、紫外线照射或角膜外伤等引起角膜感染复发，多为单侧。患眼可有轻微眼痛、畏光、流泪、眼痉挛，若中央角膜受损，则视力明显下降，并有典型的角膜浸润灶形态。

①树枝状和地图状角膜炎：是最常见类型。初起时患眼角膜上皮呈小点状浸润，排列成行或成簇，继而形成小水疱，水疱破裂互相融合，形成树枝状表浅溃疡，称树枝状角膜炎。随病情进展，炎症逐渐向角膜病灶四周及基质层扩展，可形成不规则的地图状角膜溃疡，称地图状角膜炎。

②盘状角膜炎：炎症浸润角膜中央深部基质层，呈盘状水肿，增厚，边界清楚，后弹力层皱褶。伴发前葡萄膜炎时，可见角膜内皮出现沉积物（KP）。

③坏死性角膜基质炎：角膜基质层内出现单个或多个黄白色浸润灶、溃疡甚至穿孔。常可诱发基质层新生血管。疱疹病毒在眼前段组织内复制，可引起前葡萄膜炎、小梁网炎。炎症波及角膜内皮时，可诱发角膜内皮炎。

（3）心理-社会状况

单纯疱疹病毒性角膜炎病情反复发作，病程持续时间长，患者容易产生焦虑、抑郁、悲观心理，护士应评估患者的心理状况，了解患者及家属对疾病的认知程度。

【护理诊断】

（1）感知紊乱：视力下降

与角膜炎症引起角膜透明度受损有关。

（2）知识缺乏

缺乏单纯疱疹病毒性角膜炎的预防治疗知识。

（3）潜在并发症

角膜穿孔、眼内炎。

（4）舒适受损

与眼痛、畏光、流泪及角膜炎症刺激有关。

（5）焦虑

与病情反复发作，病程持续时间长有关。

（6）预感性悲哀

与疾病反复发作、担心预后有关。

【护理措施】

（1）一般护理

①加强生活护理。避免患者外伤，物品放置合理，便于患者取用。

②为患者提供清洁、安静、舒适的病室环境，保证患者充足的睡眠，必要时，患者可戴有色镜或遮盖眼垫，以保护溃疡面，减轻畏光、流泪症状。

③告知患者勿用手擦眼球，保持排便通畅，勿用力咳嗽及打喷嚏。

④密切观察患者病情变化。如视力、角膜刺激征、结膜充血，以及角膜病灶和分泌物变化，有无角膜穿孔发生，发现异常，及时通知医生给予处理。

（2）用药护理

①使用抗单纯疱疹病毒眼药水及眼膏，常用的有更昔洛韦、三伏胸腺嘧啶、安西他滨，要注意观察肝、肾功能。

②有虹膜睫状体炎时，应用散瞳剂，散瞳后可防止虹膜后粘连及解除瞳孔括约肌痉挛和睫状肌痉挛，减轻疼痛。点眼后应压迫泪囊部 2 ~ 3 分钟，防止通过鼻黏膜吸收，引起不良反应。外出可戴有色眼镜，以减少光线刺激。

③遵医嘱使用糖皮质激素眼药水者，要告知患者配合使用抗单纯疱疹病毒眼药水，停药时，要逐渐减量，注意激素类药物的并发症，如细菌和真菌的继发感染、角膜溶解、青光眼等。

④对于树枝状、地图状上皮性角膜炎或有角膜溃疡者，禁用糖皮质激素药物。

（3）心理护理

加强与患者的沟通，进行细致的心理护理，向患者解释疾病的诱因、复发原因、治疗方法及预后，解除其恐惧、悲观情绪，能积极配合治疗、护理工作。

【健康教育】

（1）使用糖皮质激素眼药水者，要告知患者按医嘱及时用药。停用时，要逐渐减量，不能随意增加使用次数和停用，并告知其危害性。

（2）散瞳药滴用后，外出应戴有色眼镜，以减少光线刺激。

（3）注意休息，避免疲劳和精神过度紧张，适当参加体育锻炼，增强体质，预防感冒。注意饮食，避免刺激性食物和饮酒。

（4）单纯疱疹病毒性角膜炎有复发的可能，指导患者坚持用药，定期复查。如感觉眼痛、畏光、流泪等不适马上到医院就诊。

第四节　圆锥角膜患者的护理

圆锥角膜是一种先天性发育异常，表现为角膜弯曲度特别大，呈圆锥状向前突起，伴中央或旁中央角膜进行性变薄，产生高度不规则散光。它属常染色体显性或隐性遗传。一般在青春期前后发病，病程缓慢。

【临床表现】

青春期前后，双眼发病，视力进行性下降。典型特征为角膜中央或旁中央锥形扩张。圆锥突起可导致严重的不规则散光和高度近视，视力严重下降。

【辅助检查】

（1）明显的圆锥角膜通过裂隙灯检查易于确诊。

（2）角膜地形图在诊断早期圆锥角膜方面具有重要的参考价值。

【治疗原则】

初期轻症患者选择配戴角膜接触镜，视力矫正不理想或病情进展快者可选择角膜移植手术。

【护理评估】

(1) 健康史

询问患者发病的时间，发病时有无严重的不规则散光和高度近视，视力严重下降。

(2) 身体状况

患者自觉渐进性远视力下降，近视和散光度数增加。初期视力变化微小，能以近视镜片矫正。后期因不规则散光和近视增加而需配戴角膜接触镜。典型特征为角膜中央或旁中央圆锥形扩张，基质变薄。可见角膜锥形顶端变薄，前弹力层皱褶，有时后弹力层发生破裂，房水入侵，角膜基质肿胀浑浊，有圆锥角膜线和 Fleischer 环。

(3) 心理-社会状况

圆锥角膜是由于先天发育异常而引起的，其病程长，易复发，预后差等特点，因而使患者容易产生焦虑、恐惧等心理情况，应做好评估患者及家属对疾病的认知程度。

【护理诊断】

(1) 感知改变

与角膜发生病变造成散光有关。

(2) 焦虑、恐惧

与双眼发病及担心预后、复发有关。

(3) 知识缺乏

缺乏疾病相关知识。

【护理措施】

(1) 观察并记录患者的视力进展情况，指导患者保护眼睛，减少光线和灰尘的刺激，协助其做好生活护理，并做好心理护理。

(2) 药物护理：按医嘱使用毛果芸香碱滴眼液，以收缩瞳孔增进视力。夜间应用绷带，以抑制圆锥的发展。滴用眼药后压迫泪囊区 3~5 分钟，以免药液经泪道流入鼻腔，通过黏膜吸收而引起中毒反应。

(3) 指导视力矫正：早期选用框架眼镜可以获得较好效果。如果出现不规则散光，可选择合适的角膜接触镜，并指导患者养成良好的镜片护理习惯。

（4）视力矫正效果不理想患者，可行角膜移植术。

【健康教育】

为了避免工作并发症的发生，接触镜佩戴者应注意下列事项：

（1）严格遵守、完成护理程序，定期使用蛋白清洁酶清洗镜片。

（2）取戴和贮存镜片应注意无菌操作。取戴镜片前都应洗净双手、不留长指甲；护理液在有效期内使用，注意不要污染盛装护理液的瓶口；镜片盒应定期消毒，不用时应干燥保存。

（3）镜片应在有效期内更换，不戴过期的镜片。

（4）不戴软性镜片过夜，睡觉前摘下镜片。

第五节　角膜移植术的护理

角膜移植术是一种采用同种异体的透明角膜替代病变角膜的手术方法，以达到提高视力和治疗疾病为目的，同时也可以达到美容的效果。根据角膜取材的厚薄，可分为穿透性角膜移植术和板层角膜移植术，目前已研制出高分子材料人工角膜，但尚未在临床广泛应用。

【适应证】

（1）板层角膜移植术

采用部分厚度的角膜进行移植的手术方法。适用于角膜病变未累及角膜全层，内皮功能正常或可复原者，如浅表角膜病变（包括瘢痕、营养不良、良性肿瘤等）。有的角膜病变虽已累及全层角膜组织，但为改善穿透性角膜移植的植床条件，也可考虑先行板层角膜移植术。

（2）穿透性角膜移植术

采用全层透明角膜代替全层混浊角膜的手术方法。适用于角膜白斑、圆锥角膜、角膜变性和营养不良、角膜内皮失代偿、角膜严重的化脓性感染等。

【禁忌证】

（1）青光眼

如果术前检查确诊患者有青光眼存在，必须经药物、激光或抗青光眼手术有效地控制眼压后，方可进行穿透性角膜移植术。

（2）干眼症

角结膜的实质性干燥会使穿透性角膜移植术后植片上皮愈合困难，进而导致植片浑浊。因此，对干眼症患者，必须重建眼表和泪液分泌 ≥ 10mm/5min 后才能进行手术。

（3）眼内活动性炎症

如葡萄膜炎、化脓性眼内炎等不宜手术。如果角膜穿通伤形成化脓性眼内炎，角膜透明度不够，可以行穿透性移植术联合玻璃体切割术。

（4）麻痹性角膜炎

该病因角膜营养障碍致角膜浑浊，在原发病治愈之前不宜手术。

（5）视网膜和视路功能障碍

弱视、严重的视网膜病变、视神经萎缩或视路的其他损害。术后难以达到增视效果的患者不宜手术。如果是因美容的要求可以考虑行美容性角膜移植术。

（6）附属器化脓性炎症

如慢性泪囊溃疡性睑缘炎等，要待化脓性感染治愈后再行穿透性角膜移植术。

（7）患者全身情况不能耐受眼科手术

患有严重高血压、心脏病或糖尿病患者，应在得到内科有效治疗后，再考虑行穿透性角膜移植。

（8）获得性免疫缺陷病（AIDS）

不能行穿透性角膜移植。

【手术方式】

（1）穿透角膜移植术

以全层透明角膜代替全层浑浊角膜的方法。

（2）板层角膜移植术

一种部分厚度的角膜移植，手术时切除角膜前面的病变组织，留下底层组织作为移植床。因此，凡角膜病变未侵犯角膜基质深层或后弹力层；而内皮生理功能健康或可复原者，均可行板层角膜移植术。

（3）人工角膜移植术

用透明的医用高分子材料制成的特殊光学装置，通过手术将它植入角膜组织中，以取代部分角膜瘢痕组织，而重新恢复视力的一种手术方法。由于角膜组织对人工合成材料的排斥反应等问题尚未最后解决，远期效果不佳，常造成移植处的房水渗漏及移植片的脱落，故目前尚不可能广泛应用。

（4）治疗性角膜移植

指用于治疗各种角膜炎症、穿孔、变形或肿瘤等，以挽救眼球不至于毁坏，保存眼球视功能为主要目的而实行的角膜移植手术。

【护理评估】

（1）患者年龄、职业、文化程度、对治疗及护理的要求。

（2）患者的现病史、既往病史、过敏史，有无合并心血管疾病、糖尿病、高血压等。

（3）患者的心理状态、经济状况、家庭及社会支持情况。

（4）眼部评估：视力、眼压，有无眼睑内翻、外翻、倒睫、眼睑闭合不全、眼干燥症等。

（5）评估患者自理能力，制定合理护理措施。

（6）患者及家属是否得到有关角膜病及角膜移植手术相关知识的指导。

【护理诊断】

（1）有眼压升高的危险

与角膜与虹膜粘连有关。

（2）有感染的危险

与手术创口及机体抵抗力低下有关。

（3）有排斥反应的危险

与自身免疫识别作用有关。

（4）潜在并发症

感染、眼内炎、高眼压、前房积血/炎症、排斥反应等。

（5）焦虑

与担心预后有关。

（6）知识缺乏

缺乏角膜移植手术的相关护理知识。

【护理措施】

1. 术前护理

（1）眼部给药

①局部按医嘱滴用抗生素眼液，可选用泰利必妥、妥布霉素眼液，每2小时1次，至少连续用药在8次以上，以保持结膜囊相对无菌状态，防止术后感染。

②如是穿通性角膜移植术，手术前术眼滴1%醋酸毛果芸香碱眼液（真瑞眼液），缩小瞳孔，避免切除病变角膜或缝合角膜植片时伤及晶状体。

（2）全身用药

①如患者情绪紧张，可术前肌内注射苯巴比妥（鲁米那）保持患者情绪稳定，密切配合手术。

②术前按医嘱口服醋甲唑胺（尼目克司）0.25g、碳酸氢钠0.3g、氯化钾缓释片0.5g，减少房水的产生，降低眼压，避免术中发生并发症。

③术前半小时按医嘱静脉快速滴注20%甘露醇7ml/kg，使玻璃体脱水，降低眼压，滴速为90滴/分以上。只有在快速滴注的情况下才能在血液中形成高渗环境，起到脱水降压的目的。

④按医嘱行抗生素药物敏感试验，术前30分钟至2小时输注抗生素预防手术感染。

（3）心理护理

向患者讲述手术前注意事项，讲解术前用药的目的、术中配合要点、术中放松技巧，减缓紧张情绪，提高睡眠质量。介绍麻醉方式及手术医生，术前晚保证充足睡眠。

（4）饮食护理

进食清淡、易消化的食物，如系角膜溃疡，鼓励，患者多食富含维生素A的食物，以促进溃疡面的愈合。合并有高血压的患者应进食低盐、低脂的食物，糖尿病患者禁食使血糖升高的食物，以保证血压、血糖稳定。

2. 术中护理

（1）常规消毒、铺无菌巾，贴无菌手术膜。

（2）开睑器开睑，结膜囊冲洗。

（3）预置上、下直肌牵引线。递眼科有齿镊、显微持针器、4-0慕丝线，做上、下直肌牵引固定缝线；必要时备5-0尼龙线，缝巩膜环支撑眼球。

（4）确定角膜植床直径递定位环，垂直于角膜表面，中心对准瞳孔中心，向下轻压。

（5）制作角膜植片

①提供合适规格的供体角膜环钻，安装在冲切器上，钻台放在冲切器的底座上，中心对准环钻中心。

②用抗生素溶液冲洗供体眼球。距巩膜缘 3～4mm 处用 11 号刀片环形切开供体巩膜，眼科剪沿着切口在供体眼球上剪下带巩膜的角膜片。

③将剪下的角膜片内皮面朝上移至钻台上，中心对准冲切器，钻取角膜植片。

④角膜植片内皮面滴黏弹剂，倒扣药杯盖上备用。

（6）制作角膜植床

①受体环钻垂直于角膜表面，钻孔中心对准瞳孔中心，向下轻压，深度达到角膜厚度的 3/4 以上时，停止钻切。

②递 15°穿刺刀，行前房穿刺后注入黏弹剂。

③递角膜环形剪，沿着环钻切口剪下病变角膜。

（7）缝合角膜植片将角膜植片移至植床上。递 10-0 尼龙线、显微持针器，在 12、6、3、9 点钟位间断缝合 4 针固定，再在四个象限内连续缝合或间断缝合，递系线镊，将线结埋入植床。

（8）重建前房冲洗前房，注入平衡盐液或消毒空气，使前房形成。

（9）拆去牵引线。

（10）术毕结膜下注射抗生素和激素类药物，滴抗生素激素眼液及眼药膏（必要时另需阿托品眼药膏）后无菌纱布遮盖。

（11）根据需要，将取下的病变角膜标本送病理检查或微生物培养。

3. 术后护理

（1）病情观察

密切观察病情变化，特别是角膜感染和角膜排斥反应征象，了解移植片生长情况。如患者主诉眼痛、畏光、流泪、视力突然下降，检查发现眼球充血、眼压升高或角膜植片由透明变为浑浊、水肿或植片缝线对合不佳、向外膨隆等现象，应立即报告医师。

（2）换药护理

严格无菌操作，手术 24 小时后每天换药，绷带包扎。若植片平整，可改用眼垫包扎，至刺激症状基本消退为止；若植片不平整，应适当延长绷带包扎时间。

（3）眼压监测

定时测量眼压，观察眼压变化。

（4）药物护理

①遵医嘱全身及眼部应用抗生素及糖皮质激素；真菌感染患者继续应用抗真菌药。

②使用抗排斥反应药物如环孢素A、地塞米松，要观察有无眼压升高等药物副作用，注意规则用药和缓慢停药原则。

③角膜组织愈合不佳者，遵医嘱给予促进角膜上皮修复的药物，如贝复舒眼药水等。

（5）保护术眼

①术后不要用力眨眼或揉眼，尤其术后3天内卧床闭眼休息，以免增加眼球压力。

②建议戴上硬性眼罩保护术眼，尤其是睡眠或打盹时。

③应避免剧烈运动，避免打喷嚏、咳嗽，指导患者运用张口深呼吸、舌尖顶上腭、手指按人中三种方法加以控制。

④保持眼部清洁，手术后1周内不宜低头洗头，1个月内不要淋浴或游泳，避免脏水进入眼内引起感染。

【健康教育】

（1）用药指导

角膜移植术后出院按医嘱继续用药，指导患者掌握点眼方法。特别注意点眼时不能碰到角膜植片。两种以上滴眼液要交替使用，时间间隔20分钟以上，以保证药物在眼内的浓度。滴眼剂宜放阴凉避光处。

（2）饮食指导

适当补充营养，增强机体抵抗力，多吃水果、蔬菜，以保持大便通畅，少吃辛辣、油炸食物。避免喝酒及吸烟。

（3）术眼保护

注意术眼卫生，术后角膜移植片知觉未恢复，不要揉擦眼部，外出要戴防护眼镜，避免碰伤术眼。不能游泳，防止感染，避免日晒、热敷，保护角膜移植片。术后1年内避免重体力劳动。最好全休3个月。

（4）排斥反应的观察

角膜移植术后排斥反应表现为眼红、眼痛，突然视力下降，角膜移植片混浊。一旦发生应立即到医院就诊。

（5）复诊指导

出院后 1 周回院复诊，以后的复诊时间及角膜缝线拆除时间根据病情而定。

第六章　巩膜病患者的护理

巩膜是眼球壁的最外一层，正常巩膜呈均匀的乳白色。巩膜前表面由透明的球结膜和眼球筋膜覆盖，不与外界直接接触，因此巩膜很少患病。巩膜由坚韧、致密的弹力纤维和胶原纤维构成，纤维间的细胞成分与血管极少，这种组织学特点决定了巩膜的病理改变比较单纯，通常表现为巩膜胶原纤维的变性、坏死、慢性炎性细胞浸润和肉芽肿性增殖反应，形成炎性结节或弥漫性炎性病变。

【临床表现】

1. 表层巩膜炎

（1）结节性表层巩膜炎

结节性表层巩膜炎最常见，以局限性结节样隆起为特征。结节直径 2～3mm，可一至数个，呈暗红色。病变处结膜充血和局限性水肿，其上结膜可自如推动。有疼痛及压痛，患者可有轻度的刺激症状。常合并有轻度虹膜炎。每次发作后经过 4～5 周，炎症渐行消退，预后良好，但易复发。

（2）周期性表层巩膜炎

也称一时性表层巩膜炎。多发生在妇女月经期。病变部位的巩膜表层与球结膜呈弥漫性充血和水肿，而呈紫红色。呈周期性发作，每次发作时间短暂，常数小时或数天即愈。复发不限定于一眼或同一部位。一般常发生在前巩膜区，无局限性结节形成。发作时可伴有神经血管性眼睑水肿；偶尔可并发瞳孔缩小、睫状肌痉挛与暂时性近视。

2. 巩膜炎

（1）前巩膜炎

病变位于赤道部前，双眼先后发病，持续数周，病程反复，迁延可达数月甚至数年。常见表现如下。①眼痛：眼部剧痛、压痛，有刺激症状。病变侵犯眼直肌附着处时，表现为眼球运动时疼痛加重。部分患者表现为夜间症状加剧。②病变区巩膜血管走向紊乱，呈紫红色充血，炎症浸润水肿，结节样隆起，质硬，压痛，结节可多个，不能推动。③视力轻度下降，眼压略升高。④常并发角膜炎、葡萄膜炎、白内障。

（2）后巩膜炎

较少见，为一种肉芽肿性炎症，位于赤道后方巩膜，多见单眼发病，眼前段无明显病变，诊断往往比较困难。

临床表现为：①不同程度眼痛、压痛，也可头痛；②视力减退；③眼睑和球结膜水肿，轻微充血或无充血；④因眼外肌受累，眼球轻度突出，运动受限、复视；⑤如伴有葡萄膜炎、玻璃体浑浊、乳头淤血（视盘水肿）、渗出性视网膜脱离，则视力明显下降；⑥如脉络膜显著增厚，可继发闭角型青光眼。

（3）坏死性巩膜炎

坏死性巩膜炎是一种破坏性较大的巩膜炎症。开始表现为局部病灶者，眼痛明显。随病情急剧发展，巩膜外层血管可发生闭塞性脉管炎。在病灶上及其周围出现无血管区。病灶可局限化或蔓延扩展，最终融合、坏死，暴露出脉络膜；或在巩膜上首先出现无血管区和灰黄色结节。随着病情的发展，巩膜组织发生软化、坏死和穿孔，故又名穿通性巩膜软化。通过巩膜缺损区，葡萄膜膨出；有时在缺损区边缘可见粗大血管，其上覆盖一薄层结缔组织。有时通过结膜下注射而造成穿孔。常双眼发病，病程不一。大多见于女性，特别是年逾50岁以上者。

3. 巩膜色调异常

（1）巩膜色素斑

巩膜色素斑是在巩膜前部表面、睫状前静脉通过处出现的一些棕色或蓝紫色、黑色的色素斑。偶尔前巩膜表面有边界清楚、无一定形状、不隆起、形似地图状黑色大理石的色素斑，称巩膜黑变病。这种色调可以是进行性的，也可以是静止不变。有些患者具有遗传性。临床上无特殊意义，一般无视功能障碍。

（2）褐黄病

在褐黄病中，巩膜上可出现棕灰色的圆形斑点，在巩膜暴露区特别明显。最早的体征是在睑裂区有色素沉着，随年龄增至 30～40 岁时，色素沉着变得肉眼可以看见。组织学上，色素斑可散布在角膜、巩膜和结膜上。

（3）蓝色巩膜

蓝色巩膜系由于巩膜变薄而透见下面的葡萄膜的颜色所致。全部或部分巩膜呈青蓝色调，故称蓝色巩膜。视功能一般无大障碍。但常伴有先天性异常，如结缔组织特别是胶原纤维紊乱而并发的骨发育异常，如关节松弛容易脱臼、细长指等。

（4）巩膜黄染

巩膜黄染系胆汁的产生或排泄发生障碍，以致胆汁进入血液循环，遍及全身，引起黄疸。巩膜黄染常作为内科医师早期诊断和观察肝病的一个体征。

【辅助检查】

（1）全身检查：胸部、脊柱、骶髂关节的 X 线检查。

（2）实验室检查：血常规、血沉、肝功、血尿酸、梅毒血清学试验、结核菌素皮内试验等。免疫指标：类风湿因子、外周血 T 淋巴细胞亚群、外周血免疫球蛋白、免疫复合物测定、抗核抗体、补体 C3 等。

（3）巩膜炎的前节荧光血管造影。

（4）眼底荧光血管造影。

（5）超声扫描检查。

（6）CT 扫描检查。

【治疗原则】

1. 表层巩膜炎

本病为自限性，通常可在 1~2 周内自愈，几乎不产生永久性眼球损害，一般无需特殊处理。局部滴用血管收缩剂可减轻充血。若患者感觉疼痛，局部可用 0.5% 可的松眼药水或 0.1% 地塞米松眼药水点眼，每天 4 次。也可同时结膜下注射泼尼松龙混悬液 0.2ml 或地塞米松 2.5mg。必要时全身可口服吲哚美辛（消炎痛）或皮质激素等。

2. 巩膜炎

巩膜炎作为全身结缔组织病的眼部表现，及早发现和及时治疗十分重要：

（1）病因治疗

如有感染存在，可应用抗生素。

（2）抗炎治疗

①局部滴用糖皮质激素：可减轻结节性或弥漫性前巩膜炎的炎性反应。

②非甾体抗炎药：仅局部滴用常不能控制巩膜炎，可根据病情选用，如吲哚美辛口服，25～50mg，每天2～3次，常可迅速缓解炎症和疼痛。

③全身应用糖皮质激素：应适量口服，用于严重病例，或巩膜出现无血管区。禁用结膜下注射，以防造成巩膜穿孔。

④免疫抑制剂：可考虑采用，如巩膜有穿孔的危险，环磷酰胺有一定疗效。如并发虹膜睫状体炎，应以阿托品散瞳。对坏死性巩膜炎的治疗可参考内科对结缔组织病的处理。

（3）异体巩膜移植术

对穿孔巩膜可行巩膜移植术。

【护理评估】

（1）健康史

了解患者是否伴有全身性疾病，如感染性疾病、自身免疫性结缔组织病、代谢性疾病等，女性患者了解月经史。

（2）身体状况

①病程长，病情迁延，旷日持久，反复发作。

②发作症状为疼痛、畏光、流泪。

③炎症或外伤后，巩膜易变薄弱，在眼内压的影响下，可发生巩膜膨出，形成不同部位的巩膜葡萄肿。如前巩膜葡萄肿、后巩膜葡萄肿。

（3）心理-社会状况

了解巩膜炎对患者工作、生活、学习的影响，评估患者的心理状态，由于巩膜炎易复发，患者多情绪低落、焦虑、不安等。

【护理诊断】

（1）急性疼痛：眼痛

与巩膜炎累及眼外肌有关。

（2）感知紊乱：视力下降

与巩膜炎及眼外肌受累有关。

（3）潜在并发症

角膜炎、葡萄膜炎、视神经炎、白内障。

【护理措施】

（1）心理护理

巩膜炎易复发，多数患者情绪低落，甚至于悲观，在治疗护理上多关心体贴患者，耐心细致地做好安慰解释工作，多给鼓励，同时告知患者病因治疗的重要性，使患者树立信心，积极治疗原发疾病。

（2）饮食护理

饮食调理对预防本病非常重要，多食富含维生素、蛋白质的食物，平时多进食新鲜蔬菜、水果，保持大便通畅。避免食用硬质食物，避免刺激性食物，戒烟忌酒，以免辛热助火。

（3）局部湿热敷

改善血液循环，有助于炎症消散，减轻疼痛。

（4）用药护理

严格按医嘱用药，观察用药后的反应。如使用激素后，出现胃痛、黑便等情况，应立即停止使用。经用药后，患眼疼痛加剧，视力减弱，并有角膜后沉淀、虹膜后粘连等症状，应考虑为虹膜睫状体炎或继发性青光眼的可能。

（5）注意生活有规律，保证充足的睡眠，适当增加体育锻炼，增强体质，避免诱发因素，对患有类风湿关节炎、结核、麻风、梅毒和其他部位有病灶感染者，需尽早治疗，以防蔓延至巩膜而成该病。特别是女性月经期注意保暖，避免劳累。

（6）遵医嘱按时点眼药，每种眼药要间隔5~7分钟，以保证药物良好吸收。并注意专人使用，注意消毒，预防感染。

【健康教育】

（1）指导患者加强营养，增加机体抵抗力。

（2）巩膜炎易复发，应告诉患者病因治疗的重要性，积极治疗原发疾病。

第七章　葡萄膜病患者的护理

第一节　急性虹膜睫状体炎患者的护理

葡萄膜炎是一类有多种原因引起的葡萄膜的炎症。目前国际上通常将发生于葡萄膜、视网膜、视网膜血管以及玻璃体的炎症通称为葡萄膜炎。多发生于青壮年，易合并全身性自身免疫性疾病，常反复发作，可引起一些严重并发症，是一类常见而又重要的致盲性眼病。葡萄膜炎按其发病部位可分为前葡萄膜炎（临床常见的有虹膜炎、虹膜睫状体炎和前部睫状体炎）、中间葡萄膜炎、后葡萄膜炎和全葡萄膜炎。病程小于3个月为急性，大于3个月为慢性。本节以急性虹膜睫状体炎为例进行介绍。

【临床表现】

（1）症状

①自觉怕光、流泪、眼痛、视物模糊、头痛。其原因是虹膜睫状体的感觉神经末梢受炎症刺激，有时可反射性地引起三叉神经分布区的疼痛。

②视力减退多因角膜内皮水肿、沉降物、房水浑浊或渗出物遮挡瞳孔，影响光线透入。

（2）体征

①睫状充血：在角膜缘周围呈现一黑紫色充血区，系虹膜、睫状体血管组织受炎性刺激反应的结果。

②房水混浊：炎症使局部血管扩张，通透性增加，血浆中蛋白、纤维蛋白和炎症细胞进入房水。使房水呈混悬液样混浊。在裂隙灯显微镜细光束带照射下，呈现乳白色光带，称 Tyndall 现象。房水中有细胞及色素颗粒。如果纤维蛋白成分大量增加，可凝成团块状和絮状，浸在虹膜

与晶状体之间。房水中的白细胞等有形成分因重量的关系沉积在前房底部，呈黄白色液面，称前房积脓；若有大量红细胞则可形成前房积血。

③角膜后沉降物：简称 KP，房水中的细胞和色素，受温差的影响沉淀于角膜内皮后表面，在下半部构成三角形排列，即 KP。由于炎症的性质不同，KP 的形态各异，由中性粒细胞形成时呈白色尘埃状；由淋巴和浆细胞组成时呈白色小点状；由上皮样细胞构成时，呈灰白色油腻状，称为羊脂状 KP。前两种多见于急性虹膜睫状体炎，后者多见于晶体皮质过敏性葡萄膜炎或交感性眼炎。新鲜时常为灰白色，陈旧时因附有色素呈棕色。

④虹膜纹理不清：炎症时虹膜组织充血、水肿和细胞浸润，正常虹膜纹理变得模糊，色亦灰暗。

⑤瞳孔缩小：虹膜水肿及毒素刺激造成瞳孔括约肌痉挛，使瞳孔缩小，由于渗出物的黏着，使瞳孔的对光反应更显迟钝。这是急性虹膜睫状体炎的主要特征之一。

⑥虹膜后粘连：渗出物聚积于虹膜与晶状体间的缝隙中，极易形成粘连。急性期粘连范围小，程度轻，经用强力散瞳剂可以拉开，渗出物吸收后，瞳孔可复原，但在晶体表面常遗留环形色素斑。如渗出物机化，仅部分被拉开，则瞳孔参差不齐呈花瓣状。

⑦眼压：病程早期炎症影响睫状突的分泌可有短暂低眼压。有时因房水黏稠，排出速率下降，眼压可呈短期增高。一旦房水排出完全受阻则表现继发性青光眼。此期鉴别诊断尤为重要。

【辅助检查】

虹膜睫状体炎的常见实验室检查有血常规、血沉、HLA-B27 抗原分型、抗核抗体测定等。对怀疑病原体感染所致者，应进行相应的病原学检查。血清学检查、眼内液病原体直接涂片检查、聚合酶链反应（PCR）测定感染因素的 DNA、病原体培养、抗体测定等，有助于病因学诊断。

【治疗原则】

立即扩瞳以防止虹膜后粘连，迅速抗感染以防止眼组织破坏和并发症的发生。通常应用散瞳剂、糖皮质激素、非甾体抗炎药和抗感染药。

（1）散瞳

散瞳是首要的治疗措施。可局部用复方托品吡胺、阿托品膏，效果不理想者可结膜下注射强力散瞳合剂（0.1%阿托品、0.1%肾上腺素和1%利多卡因）0.3～0.5ml，注射于角巩膜缘旁的结膜下。

（2）糖皮质激素

糖皮质激素除具有抗感染、抗过敏的作用外，还能抑制炎性介质的释放。常用地塞米松滴眼液（0.1%）、醋酸泼尼松龙（0.12%、0.125%、0.5%、1%）混悬液滴眼，其他的给药途径还有眼膏涂眼及结膜下注射，病情严重者可口服或静脉应用糖皮质激素。

（3）非甾体抗炎药和抗感染药

非甾体抗炎药（吲哚美辛和双氯芬酸钠）能抑制前列腺素的产生；同时根据感染的病原体，选择抗感染药物可增加抗感染效果，还可预防长期应用糖皮质激素而并发的真菌感染。

（4）免疫抑制剂

由免疫因素引起的炎症主要使用免疫抑制剂治疗，常用的药物有苯丁酸氮芥、环孢素、环磷酰胺等，应注意药品的毒副反应。

（5）热敷

局部热敷能扩张血管促进血液循环，促进毒素和炎症产物吸收，从而减轻炎症反应，并有镇痛作用。

（6）积极治疗并发症

并发性白内障待炎症控制后可行白内障手术治疗；继发性青光眼参照青光眼处理。

【护理评估】

（1）健康史

询问患者的发病时间，有无反复发作史，有无全身相关性疾病，如强直性脊柱炎、Reiter综合征、炎症性肠道疾病、银屑病（牛皮癣）性关节炎、结核、梅毒等，有无眼外伤史或眼部感染病史。

（2）身体状况

检查眼部情况，了解是否为强直性脊柱炎、关节炎、系统性红斑狼疮等全身免疫性疾病的发作期，注意心肾功能。

（3）心理-社会状况

了解急性虹膜睫状体炎对患者生活、学习、工作的影响，评估心理状态，因脉络膜炎反复发作而治疗进展缓慢患者常常焦虑不安。

【护理诊断】

(1) 急性疼痛
与睫状肌收缩、组织肿胀、毒性物质刺激睫状神经末梢有关。

(2) 感知紊乱:视力下降
与房水混浊、角膜后沉着物、晶状体色素沉着、继发性青光眼,并发白内障及黄斑水肿等有关。

(3) 焦虑
与视功能障碍、病程长、易反复发作有关。

(4) 潜在并发症
继发性青光眼,并发性白内障、低眼压及眼球萎缩等。

(5) 知识缺乏
缺乏葡萄膜炎的防治知识。

【护理措施】

(1) 药物护理

①睫状肌麻痹和散瞳剂:作用原理是预防虹膜后粘连和解除睫状肌痉挛,减轻疼痛。根据医嘱选用阿托品、去氧肾上腺素(新福林)、后马托品、氢溴酸东莨菪碱滴眼液,或混合散瞳剂(阿托品+肾上腺素+可卡因)等。使用时要注意药物浓度,滴用后按压泪囊区3~5分钟,观察药物副作用。如出现口干、心跳加快、面色潮红、烦躁不安、胡言乱语等症状要立即停药,同时通知医师,让患者卧床,多饮水,静脉补液。心脏病患者要特别观察病情变化。

②糖皮质激素滴眼液:常用有1%、0.5%、0.25%的醋酸泼尼松龙,0.1%氟米龙或氟美瞳。注意观察角膜上皮情况,如出现上皮损伤,容易引发感染。根据炎症严重程度选择眼药浓度及频率,严重者15分钟一次,以后改为1小时、2小时一次,炎症控制后逐渐减量和减频率。

③糖皮质激素结膜下注射或全身给药:对于很严重的患者,为了使房水中药物达到一定浓度,进行糖皮质激素结膜下注射,但一般不要重复注射。特殊情况根据医嘱短时间给予泼尼松口服。

④非甾体类抗炎药:因阻断前列腺素、白三烯等代谢产物而发挥抗炎作用。常用吲哚美辛、双氯芬酸钠滴眼液,注意药物反应。

(2) 热敷指导

局部热敷能扩张血管促进血液循环,消除毒素和炎症产物,从而减轻炎症反应，并有镇痛作用。

（3）心理护理

虹膜睫状体炎易合并全身免疫性疾病，病程长，病情易反复，患者常情绪低落，甚至烦躁；应向患者介绍本病特点及坚持用药的重要性，多关心患者，提供心理支持，帮助患者掌握疾病的保健知识，树立战胜疾病的信心。

【健康教育】

（1）指导患者正确的眼部护理方法，如热敷、点眼药水等。

（2）本病易反复发作，应告知患者戒烟酒，锻炼身体，提高机体的抵抗力。

（3）散瞳期间外出可佩戴有色眼镜，避免强光刺激。

（4）出院后按医嘱用药，切忌自行停药。应用激素者注意监测不良反应，如有不适及时就诊。

第二节 脉络膜新生血管性疾病患者的护理

脉络膜新生血管（CNV）是来自脉络膜血管的增生性改变，常发生于黄斑区及其周围。许多疾病可以产生脉络膜新生血管，如年龄相关性黄斑变性（AMD）、中心性渗出性脉络膜视网膜炎、眼底血管样条纹、高度近视眼等，局部组织缺氧和炎症被认为是 CNV 的主要原因。

【临床表现】

视网膜新生血管的早期无自觉症状。随着新生的血管逐渐扩大、渗漏和破裂出血，可致视力减退，视物变形，出现中心或旁中心暗点。症状反复发作者黄斑部受到严重破坏，造成永久性视力障碍。

【辅助检查】

（1）眼底荧光血管造影术。

（2）吲哚青绿血管造影（ICGA）。

（3）光学相干断层成像术（OCT）。

【治疗原则】

目前临床上还没有特效药，常用的治疗方法有激光光动力治疗（PDT）、吲哚青绿辅助光凝治疗及玻璃体腔注射曲安奈德。

【护理评估】

（1）健康史

了解眼部疾病病史。一旦出现脉络膜新生血管，可引起视网膜的反复出血和渗出，继而机化瘢痕形成，视力下降，严重者导致失明。

（2）身体状况

询问患者有无黄斑变性史、高度近视眼、中心性渗出性脉络膜视网膜炎、眼底检查有血管样条纹，局部组织缺氧和炎性反应。

（3）心理-社会状况

评估患者对疾病的认知程度，了解视力下降对患者工作、生活、学习的影响。

【护理诊断】

（1）感知改变：视力下降

与病变累及黄斑区有关。

（2）焦虑

与担心疾病预后不良有关。

【护理措施】

1. 心理护理

鼓励患者表达自己的感受，并给予安慰与理解，介绍成功病例，以增强患者战胜疾病的信心。

2. 生活护理

评估患者身体和视力情况，了解患者生活和活动情况，给予适当帮助。教会患者使用床旁传呼系统，并鼓励患者寻求帮助；厕所、浴池等必须安置方便的设施，如坐便器、扶手等，并教会患者使用方法；按照方便患者使用的原则，将常用的物品固定位置摆放，活动的空间不设置障碍物，避免患者绊倒；经常巡视患者，及时发现问题，及时解决问题。

3. 激光光动力疗法（PDT）护理

治疗前要与患者充分交流，注意布置暗室环境和准备避光物品，让患者主动配合治疗。

（1）心理护理

治疗前与患者进行良好的交流，告知光动力治疗是从静脉注射光敏感剂，当它在眼内累积达一定量时用一种特定激光把药活化，使眼底异常的新生血管栓塞、封闭的一种治疗方法。

（2）治疗前准备

①测视力、身高、体重、血压、脉搏并记录；②布置暗室及准备避光物品，如宽檐帽、深色太阳镜、长袖衣裤、长袜、手套；③计算光敏感剂Visudyne剂量：首先计算患者体表面积（BSA）（$BSA = \sqrt{体重（kg）\times 身高（m）/6}$），再计算患者所需之 Visudyne 的总量（D），[D（mg）= BSA $\times 6mg/m^2$] 和应取的被溶解的 Visudyne 的剂量（Vr），[Vr（ml）= D/2] 还要计算所需之 5% 葡萄糖溶液（或 5% 右旋糖酐）的剂量 [（30-Vr）ml] ④在治疗开始前 2 小时滴入美多丽散瞳剂；⑤治疗前眼部滴表麻药。

（3）治疗中配合

护士根据医嘱配制药液，最好现配现用，注意配制药液的溶剂不要使用含盐溶液，以免发生沉淀。配制好的药液如果没有马上使用，要放回原包装袋中避光保存，并置于 2~8℃ 冰箱内。平时 Visudyne 要冷藏保存，配制前 10 分钟取出放置在 <25℃ 的室温中。配制过程要避免强光直射，并确保 Visudyne 完全溶解，保证剂量准确。

激光光动力疗法配合程序：①开放静脉，备静脉留置针，选择头静脉或正中静脉较粗直静脉进行穿刺，将 5% 葡萄糖溶液缓慢推入静脉内，以确认留置针在静脉内；②输注药液时设置注射泵的速度为 3ml/min，全部药液在 10 分钟输注完毕，再用 10ml 灭菌注射用水冲洗管道中的残余药液；③遵医嘱按输液泵"开始"键推注 Visudyne 输注液，并与医师同时开始 15 分钟倒计时。于开始静脉注射药液后的第 15 分钟进行激光治疗。此时需要患者配合医师定好头部位置，以保证激光照射部位的准确。

治疗过程中护士要密切注意病情变化，如果注射部位出现药物渗漏时，会引起患者局部皮肤严重疼痛、肿胀、变色，应立即停止静脉注射。药物渗漏的局部外涂消炎镇痛药、局部冷敷，让患者避开强光，直待患者局部肿胀、变色消失。如果仅注射了一半药物时发生渗漏，则尽快另选静脉，并于第二次注射后的第 15 分钟进行激光治疗。如果已注射一半以上剂量药物时发生渗漏，则继续进行激光治疗。

（4）治疗后护理

①护士示范拔针后正确的按压手法、按压时间。药物一旦渗漏出血管外将造成患者局部严重疼痛、肿胀和皮肤变色，还会因眼部的治疗剂量不足而影响疗效。

②治疗后嘱患者立即穿上长袖衣裤、戴深色太阳镜。特别要强调避光的重要性，若患者在治疗时暴露于强烈的阳光下，几分钟内就会引起灼伤，且涂防晒用品无效。故要求患者在治疗后 48 小时内要严格避光，除一般的室内白光外，应避免阳光、手术用光、卤素光的直射。患者如果有肝、肾疾病或正在服用影响肝功能的药物时应延长眼及皮肤的避光时间。5 天后可恢复正常的户外活动。

【健康教育】

告知患者激光光动力疗法治疗后，5 天后可恢复正常的户外活动，如果有肝、肾疾病或正在服用影响肝功能的药物时应延长眼及皮肤避光的时间，需定期门诊随诊。

第三节　Vogt-小柳原田综合征患者的护理

Vogt-小柳原田综合征（VKH syndrome）是常见的葡萄膜炎类型之一，

它以双侧肉芽肿性全葡萄膜炎为特征，常伴有脑膜刺激征、听力障碍、白癜风、毛发变白或脱落，因此又称为"特发性葡萄膜大脑炎"。目前病因还未明确，可能与病毒感染或自身免疫反应有关。

【临床表现】

本病有典型的临床进展过程。

（1）发病前约1周内：患者有颈项强直、头痛、耳鸣、听力下降和头皮过敏等现象。

（2）发病后2周内：双侧有弥漫性脉络膜炎、脉络膜视网膜炎、视盘炎、神经上皮浅脱离等现象。

（3）发病后2周至2个月：除后葡萄膜炎期的表现外，往往伴有渗出性视网膜脱离，并出现非肉芽肿性前葡萄膜炎的改变。

（4）发病后约2个月以后：复发性肉芽肿性前葡萄膜炎，常有晚霞状眼底改变、Dalen-Fuchs结节和眼部并发症。

上述四期并非在所有患者均出现，及时治疗可使疾病中止于一期，并可能获得治愈。除上述表现外，在疾病的不同时期还可出现脱发、毛发变白、白癜风等眼外改变。常见的并发症有并发性白内障、激发性青光眼等。

【辅助检查】

眼底荧光素血管造影检查，早期出现多发性细小的荧光素渗漏点，以后扩大融合，对诊断有很大帮助。

【治疗原则】

（1）初发者早期应用大剂量糖皮质激素，口服泼尼松，连续治疗8个月以上，同时眼部滴用糖皮质激素滴眼液。

（2）复发者常用免疫抑制剂，有环磷酰胺、苯丁酸氮芥、硫唑嘌呤、环孢霉素A等；也可与糖皮质激素联合应用。

（3）积极治疗并发症，如继发性青光眼和白内障等。

【护理评估】

（1）健康史

询问患者的发病时间，有无全身性的相关疾病，如脱发、毛发变白、白癜风等眼外改变。

（2）身体状况

双侧肉芽肿性金葡萄膜炎为特征的疾病，常伴有脑膜刺激征、听力障碍、白癜风、毛发变细或脱落。

（3）心理-社会状况

了解 Vogt-小柳原田综合征对患者生活、学习、工作的影响，评估患者有无焦虑心理。

【护理诊断】

（1）感知改变：视力下降或眼前黑影飘动

与葡萄膜炎玻璃体混浊有关。

（2）潜在并发症

并发性白内障、继发性青光眼或渗出性视网膜脱离。

【护理措施】

（1）心理护理

鼓励患者表达自己的感受，并给予安慰与理解，帮助患者结识其他病友，与性格开朗的病友交流感受，获得支持与鼓励。

（2）病情观察

评估患者身体情况，注意视力变化，监测眼压，及时发现并发症，如继发性青光眼和并发性白内障。

（3）用药护理

1）使用糖皮质激素者，护士要告诉患者规律用药、逐渐停药的重要性，并严密观察药物不良反应：①物质代谢和水盐代谢紊乱，出现类肾上腺皮质功能亢进综合征，如水肿、低血钾、高血压、尿糖、皮肤变薄、满月脸、水牛背、向心性肥胖、多毛、痤疮、肌无力和肌萎缩等症状，一般不需特殊治疗，停药后可自行消退；轻度低血钾、高血压、尿糖，护理上注意低盐、低糖、高蛋白饮食及加用氯化钾等；②注意观察感染征象，糖皮质激素可诱发或加重感染；③消化系统并发症，糖皮质激素能刺激胃酸、胃蛋白酶的分泌并抑制胃黏液分泌，降低胃黏膜的抵抗力，故可诱发或加剧消化性溃疡，糖皮质激素也能掩盖溃疡的初期症状，以致出现突发出血和穿孔等严重并发症，应特别注意观察；④心血管系统并发症，糖皮质激素可导致钠、水潴留和血脂升高，进而诱发高血压和动脉粥样硬化；⑤其他反应：注意骨质疏松及椎骨压迫性骨折，神经精神异常和白内障、青光眼等，护理上注意预防跌倒，监测视力和眼压变化。

2）对于复发的患者，一般应给予其他免疫抑制剂，如苯丁酸氮芥、环磷酰胺、环孢霉素 A、硫唑嘌呤等，通常联合小剂量糖皮质激素治疗。使用免疫抑制剂者，要告诉患者应定期监测肝、肾功能，血、尿常规；注意观察消化道症状：恶心、呕吐、厌食等；骨髓抑制症状；还可能出现继发性感染、出血性膀胱炎、月经不调等情况。

【健康教育】

告知患者治疗一般需要持续 1 年以上，需定期门诊随访，按医嘱配合治疗，根据病情变化调整用药。

第八章　白内障患者的护理

白内障指晶状体透明度降低或者颜色改变导致的光学质量下降的退行性改变。其发病机制较为复杂，是机体内外各种因素对晶状体长期综合作用的结果。晶状体处于眼内液体环境中，任何影响眼内环境的因素，如老化、遗传、代谢异常、外伤、辐射、药物（包括中毒）、局部营养障碍以及某些全身代谢性或免疫性疾病，都可导致晶状体混浊。

流行病学研究表明，紫外线照射、糖尿病、高血压、心血管疾病、机体外伤、过量饮酒及吸烟等均与白内障的形成有关。

白内障可按不同方法进行分类：

（1）按病因分类：分为年龄相关性、外伤性、并发性、代谢性、中毒性、辐射性、发育性和后发性白内障等。

（2）按发病年龄分类：分为先天性和后天获得性白内障。

（3）按晶状体混浊形态分类：分为点状、冠状、绕核性白内障等。

（4）按晶状体混浊的部位分类：分为皮质性、核性和囊膜下性白内障等。

（5）按晶状体混浊的程度分类：分为初发期、未成熟期、成熟期和过熟期。

第一节　年龄相关性白内障患者的护理

年龄相关性白内障又称老年性白内障，是最常见的后天性原发性白内障，多发生在 50 岁以上的老年人，随着年龄增加患病率明显升高，多为双眼发病，但发病可有先后。主要表现为无痛性、进行性视力减退。皮质性白内障是最常见的一种类型。

【临床表现】

常见双侧性，但两眼发病可有先后，严重程度也不一致。无痛性视力进行性减退，有时在光亮的背景下可以看到固定的黑点。由于晶状体不同部位屈光力变化，可有多视、单眼复视、近视度增加。临床上将老年性白内障分为皮质性、核性和囊下三种类型。

（1）皮质性白内障

以晶状体皮质灰白色混浊为主要特征，其发展过程可分为四期。

①初发期：混浊首先出现在晶状体周边部皮质，呈楔形，其尖端指向中心，散瞳后可见到眼底红反光中有黑色楔形暗影，瞳孔区仍透明，视力无影响。

②未成熟期或称膨胀期：混浊的皮质吸收水分肿胀，混浊加重并向周围扩展，体积渐增大，虹膜被推向前方，前房变浅，有发生青光眼的可能。在未成熟期晶状体前囊下皮质尚未完全混浊，用斜照法检查时可在光源同侧瞳孔区看到新月形投影，这是此期的特征。

③成熟期：混浊扩展到整个晶状体，皮质水肿减退，晶状体呈灰白色或乳白色。视力降至眼前指数或手动以下，此时晶状体囊腔内的张力降低，晶状体囊与皮质易分离，晶状体混浊逐渐加重，直至全部浑浊，虹膜投影消失。患眼视力明显减退，至眼前手动或光感，眼底不能窥入。从初发期至成熟期可经10多个月至数十年不等。

④过熟期：成熟期白内障经过数年后，皮质纤维分解变成乳汁状，晶状体核下沉，可随体位变化而移动，上方前房进一步加深，称为Morgagnian白内障。当晶状体核下沉后视力可突然提高。晶状体体积缩小，对虹膜的支持力减弱，可见虹膜震颤现象，乳化状的晶状体皮质进入前房，可刺激产生晶状体源性葡萄膜炎；若皮质被巨噬细胞吞噬，堵塞房角可产生晶状体溶解性青光眼。过熟期白内障的晶状体悬韧带发生退行性改变，容易引起晶状体脱位。

（2）核性白内障

较皮质性白内障少见，发病年龄较早，进展缓慢。混浊开始于胎儿核或成人核，前者较多见。晶状体混浊多从胚胎核开始逐渐扩展至成人核，早期呈黄色，很难与核硬化相鉴别。随着混浊加重，色泽渐加深如深黄色、深棕黄色。核的密度增大，屈光指数增加，患者常诉说老视减轻或近视增加。早期周边部皮质仍为透明，因此，在黑暗处瞳孔散大视力增进，而在强光下瞳孔缩小视力反而减退。故一般不等待皮质完全混浊即行手术。

（3）后囊下白内障

在晶状体后极部囊下的皮质浅层出现金黄色或白色颗粒，其中夹杂着小空泡，整个晶状体混浊区呈盘状，常与皮质及核混浊同时存在，因混浊位于视轴区，早期即影响视力。

【辅助检查】

（1）角膜曲率及眼轴长度检查：可计算手术植入的人工晶状体的度数。

（2）角膜内皮细胞数和眼内压测定。

（3）眼电生理检查：了解视网膜、视神经的功能。

（4）相关全身术前检查及检验。

【治疗原则】

目前尚无疗效肯定的药物，主要以手术治疗为主，常选用的手术方法有白内障囊外摘除联合人工晶体植入术、白内障超声乳化吸除联合人工晶体植入术、激光乳化白内障吸除联合人工晶体植入术。白内障早期可试用谷胱甘肽滴眼液、口服维生素 C 等药物，以延缓白内障进展。

（1）白内障囊外摘除术（ECCE）

手术中将晶状体摘除，保留完整的后囊膜，可减少眼内结构的颤动，并为后房型人工晶体的植入做好准备。目前成为最广泛使用的方法之一。

（2）白内障超声乳化吸除术

用超声乳化仪将硬的晶状体核粉碎，使其呈乳糜状，通过小切口将之吸出，保留后囊膜。优点是手术时间短、切口小、不需要缝合、炎症反应轻、术后散光小、视力恢复快，可同时进行人工晶体植入。它是目前被公认的最安全有效的白内障手术方法之一。

（3）激光乳化白内障吸除术

应用激光对混浊晶状体进行切割，然后切除，是继超声乳化术后切口更小、对组织损伤更小的手术方法。但目前该技术尚未完全成熟。

【护理评估】

(1) 健康史

询问患者视力下降的时间、程度、发展的速度和治疗经过等；了解患者有无糖尿病、高血压、心血管疾病和家族史等。

(2) 身体状况

血压、血糖、心及肾的情况是否正常稳定，与白内障是否相关，是否影响白内障手术。

(3) 心理-社会状况

评估患者年龄、性别、生活环境等，因年龄相关性白内障患者大多为老人，又有视力障碍，患者生活大多需要协助。护士应多与患者沟通交流，及时帮助他们完成日常生活，并缓解患者对手术的恐惧感。

【护理诊断】

(1) 感知紊乱

视力下降与晶状体混浊有关。

(2) 有受伤的危险

受伤与视力障碍有关。

(3) 潜在并发症

包括急性闭角型青光眼、晶状体溶解性青光眼和葡萄膜炎、术中并发视网膜脱离、脉络膜脱离及术后眼内炎等。

(4) 知识缺乏

缺乏有关白内障防治和自我保健的相关知识。

【护理措施】

1. 早期非手术护理

(1) 白内障早期，根据医嘱指导用药

谷胱甘肽滴眼液、法可林眼液、吡诺克辛钠滴眼液（白内停）、口服维生素 C、维生素 E 等药物，以延缓白内障进展。

(2) 白内障早期非手术患者，要告诉患者定期门诊随访

如果自觉头痛、眼痛、视力下降等，应立即到医院诊治，警惕急性青光眼先兆。

2. 手术前护理

（1）介绍手术时机和手术方法

1）手术时机：既往认为白内障成熟期为最佳手术时机。而现在由于显微手术技术的快速发展，如果视力下降影响工作和生活质量，即主张手术。

2）手术方式：①白内障囊外摘除术；②白内障超声乳化吸除术；③激光乳化白内障吸除术。

（2）心理护理

了解患者对手术的心理接受程度，耐心解答患者的疑问，安慰患者，给予心理疏导，减轻对手术的恐惧心理。对于老年患者，因感觉器官和神经功能的衰退，不能迅速正确地接受和理解语言信息，护理人员要注意沟通技巧，交流时放慢语速，耐心细致。

（3）生活护理

①主动巡视病房，为患者提供不能自理部分的帮助。

②将常用物品放在患者易于取放的位置，尽量定位放置。

（4）安全管理

①结合患者的年龄、视力、肢体活动度、有无全身病等因素，评估患者的自理能力和安全状况。

②行安全指导，防跌倒和坠床。

③告知患者床旁传呼系统的使用方法，有困难寻求帮助。

④睡觉时床挡保护，夜间休息时打开夜灯。

⑤下床前先坐床上休息 5～10 分钟再下床，如厕久蹲后拉好扶手。

⑥规范病室环境，活动空间不留障碍物。

（5）眼部准备

①术前滴用抗生素眼液，可用泰利必妥眼液、左氧氟沙星眼液、妥布霉素眼液滴眼，每天 4 次。

②协助患者完成眼部检查：包括视力、眼压、角膜内皮细胞计数等，排除眼部炎症。如患有结膜炎、慢性泪囊炎，必须在炎症彻底治愈后方能手术。

③术前半小时用美多丽眼液散瞳。

④按医嘱术前半小时静脉快速滴注 20%甘露醇注射液。

（6）术前常规准备

①训练患者固视，每天 1～2 次，每次 10～15 分钟。

②因术中无菌铺巾可导致部分患者出现憋气感，术前嘱咐患者用毛巾遮住口鼻提前感受手术过程，每次10～15 分钟。

③协助完善相关术前检查：心电图、出凝血试验、生化、血常规等。

④术晨更换清洁患者服，排空大、小便。

⑤嘱咐患者取下眼镜、手表、活动性义齿、金属饰物等。

⑥术晨建立静脉通道。

⑦与手术室工作人员进行交接。

3. 手术后护理

（1）按眼科手术后护理常规，换药、点滴眼药时要严格执行无菌操作，保持创口干燥。

（2）病情观察	（3）安全护理
注意视力、眼压、血糖、血压等变化，观察术后并发症：①出血：多见于切口或虹膜血管出血；糖尿病、视网膜裂孔或低眼压等可引起玻璃体积血。前房积血多见于1周内；②眼压升高：一般术后可有短暂升高，24小时可恢复。患者自觉头痛、眼部胀痛，测量时发现眼压值升高等，根据医嘱给予降低眼压药；③眼内炎：表现为眼痛、视力下降、球结膜水肿、睫状充血、局部创口分泌物增加、前房积脓、玻璃体混浊，是白内障术后最严重并发症，应立即报告医师处理；④出院后继续观察：后发性白内障、角膜散光、慢性葡萄膜炎等。	①向患者介绍医院环境；②浴池、厕所等安置方便设施，如扶手、坐便器等，并教会患者使用；③医院常用物品固定摆放，活动空间不设障碍物，以免患者跌倒；④教会患者使用床旁传呼系统，鼓励其寻求帮助。

【健康教育】

（1）手术后注意休息，适当活动，避免低头弯腰，避免提重物。	（2）注意保暖，预防感冒，避免咳嗽、打喷嚏、擤鼻涕。
（3）饮食清淡，易消化，多进食富含蛋白质、维生素、纤维素的食物，保持大便通畅，不要屏气。	（4）不要穿领口过紧的衣服。
（5）按时用药，定期门诊随访。	

（6）向患者及家属讲解有关的护理常识，要保持个人卫生，洗手，禁止用手揉眼；避免负重与剧烈运动；保持大便通畅；洗头洗澡时，不要让脏水流入眼内，避免引发感染。

（7）术后配镜指导。白内障摘除术后，无晶状体眼呈高度远视状态。未植入人工晶状体者，可指导其矫正方法：框架眼镜、角膜接触镜。植入人工晶状体者，若为单焦人工晶状体，3个月后屈光状态稳定时，可予以验光配戴近用或远用镜。

第二节　先天性白内障患者的护理

先天性白内障是胎儿发育过程中晶状体发育生长障碍的结果，表现为各种形态与部位的晶状体混浊。按晶状体混浊的形态、部位不同，分为前极、后极、冠状、点状、绕核性、核性、膜性和全白内障，其中绕核性白内障为最常见的类型。先天性白内障是一种常见的儿童眼病，是造成儿童失明和弱视的重要原因，可为家族性的或散发的，可伴有或不伴发其他眼部异常或遗传性和系统性疾病。其病因有两类：一类是由遗传因素决定的，多属常染色体显性遗传；二是孕期母体或胚胎的病变对胚胎晶状体的损害，常合并有眼及全身其他先天畸形。

【临床表现】

（1）全白内障

晶状体完全混浊。

（2）极性白内障

分前极和后极两种。分别位于视轴区前后囊，为局限性混浊，静止性、后极性混浊对视力影响较大。

（3）绕核白内障

围绕晶状体胎儿核的板层或带状混浊，对视力的影响取决于混浊区的大小及密度。

（4）花冠状白内障

为双侧、对称性的周边皮质混浊。散瞳后可见晶状体周边部皮质层内有许多大小不一、短棒状混浊，呈放射状排列形如花冠，静止性多不影响视力。

【辅助检查】

（1）裂隙灯显微镜检查晶状体混浊，眼底窥不进。

（2）眼部 A/B 超、OCT 或视觉电生理检查排除其他眼部疾患。

（3）染色体、血糖等检查，便于了解病因。

【治疗原则】

治疗目标是恢复视力，减少弱视和盲的发生。

（1）对视力影响不大者一般不需治疗，定期随访。

（2）对明显影响视力者，应尽早选择晶状体切除、晶状体吸出、白内障囊外摘除等手术治疗。一般宜在 3~6 个月手术，最迟不超过 2 岁，以免发生形觉剥夺性弱视。

（3）感染风疹病毒者不宜过早手术，以免因手术使潜伏在晶状体内的病毒释放而引起虹膜睫状体炎、眼球萎缩。

（4）白内障摘除后无晶状体眼，需进行及时验光矫正和视力训练以防止弱视，促进融合功能的发育。屈光矫正包括框架眼镜、角膜接触镜、人工晶状体植入（考虑到婴幼儿眼球发育情况，一般认为在 2 岁左右施行人工晶状体植入术），并观察术后是否发生了后发性白内障，如有则择期行 YAG 激光治疗。

【护理评估】

（1）健康史

评估患儿母亲孕期有无病毒感染史、有无家族遗传史、青光眼家族史，同时评估患儿出现白内障的时间。

（2）身体状况

①先天性白内障患者多为婴幼儿，双侧、静止性，少数出生后继续发展。

②视力障碍程度可因晶状体混浊发生部位和形态不同而异，有的可不影响视力，有的视力下降明显，甚至只剩光感。因患儿年龄太小不能自诉，常依赖其父母观察才发现。

③先天性白内障可按晶状体混浊的形态、部位不同，分为前极、后极、冠状、点状、绕核性、核性、膜性和全白内障，其中绕核性白内障为最常见的类型。

④常合并其他眼病，如斜视、眼球震颤、先天性小眼球等。

（3）心理-社会状况

多数为儿童患者，护士应注意评估患儿父母的情绪、经济状况、文化背景、生活环境等，与家属多进行沟通、交流，缓解患儿父母的焦虑、紧张情绪。

【护理诊断】

（1）感知紊乱：视力下降
与晶状体混浊有关。

（2）潜在并发症
弱视、斜视。

（3）无能性家庭应对
家庭照顾者掌握照顾患儿的相关知识和技能不足。

（4）有外伤的危险
与年幼及视力下降有关。

【护理措施】

1. 术前护理

（1）心理护理
先天性白内障患儿的理想治疗时间是出生6个月以前，患儿家属对手术治疗的时间通常存有顾虑。采用通俗易懂的语言介绍先天性白内障的有关知识，讲解手术经过及预后，尤其是早期手术的重要性，消除或减轻患儿家属的忧虑。

（2）生活护理
①主动巡视病房，尽量满足患儿生活上的合理需求。
②协助患儿家长做好患儿的生活护理。

（3）安全管理
①结合患儿的年龄、肢体活动度、有无全身病等因素，评估患儿的安全状况。

②做好安全指导，防坠床和跌碰伤。

③保证患儿能触及的环境的安全，避免患儿接触锐器、腐蚀性物品等。

④告知患儿家长床旁传呼系统的使用方法，有困难要寻求帮助。

⑤睡觉时床挡保护，夜间休息时打开夜灯。

⑥加强巡视，防止意外情况的发生。

(4) 眼部准备	(5) 术前常规准备
①术前滴用抗生素眼液，每天4次。 ②协助患儿完成眼部的各项检查，排除眼部炎症。 ③术前半小时用美多丽眼液散瞳。	①协助完善相关术前检查：心电图、出凝血试验、生化、血常规、胸片检查等。 ②全麻术前禁饮、禁食6~8小时。 ③术晨建立静脉通道，并按医嘱予5%葡萄糖静脉补液。 ④取下患儿身上的金属饰物等。 ⑤与手术室工作人员进行交接。

2. 术后护理

(1) 麻醉期间护理	(2) 麻醉恢复期护理
密切观察患者的呼吸系统、循环系统和中枢神经系统的功能，判断麻醉深度；注意监测麻醉机的工作状况。	全身麻醉后药物对机体仍有一定的影响，在恢复过程中可能会出现呼吸、循环等方面的异常，需要定期监测患者的生命体征。评估患者麻醉苏醒情况，待患者神志清醒，呼吸、血压和脉搏平稳30分钟以上、心电图示无心律失常，可转回病房。

(3) 麻醉后护理

①一般护理：安置合理体位，全麻术后未清醒患者应去枕平卧，头偏向一侧，以保持呼吸道通畅，防止呕吐误吸引起窒息；安装好各种监测仪器；保持各种管道和引流物的通畅，观察及记录引流量。

②吸氧：全麻患者应吸氧至血氧饱和度在自主呼吸下达到正常为止。

③密切观察：全麻患者未清醒前，应密切观察血压、脉搏、呼吸直至稳定，同时观察意识、皮肤色泽、末梢循环等。

④维持重要器官功能：由于麻醉影响，患者重要组织器官常受到不同影响，护理中应注意维护重要器官功能，遵医嘱合理用药并注意观察疗效。

⑤保持正常体温：术中长时间的暴露和大量输液均可使体温过低，术后应注意保暖。

⑥防止意外损伤：麻醉恢复期的患者需有专人守护，防止因躁动而使各种导管脱落及坠床事故的发生。

【健康教育】

（1）注意术眼的保护，指导家长修剪好患儿指甲，防止抓伤眼睛；加强安全防护，避免碰伤等意外发生。

（2）指导家长带患儿定期随诊，及时进行屈光矫正和正确的弱视训练。

（3）未植入人工晶状体的患儿一般在2岁时可施行人工晶状体植入术；并发后发性白内障者，需择期行YAG激光治疗。

（4）内源性先天性白内障具有遗传性，注意优生优育。

（5）外源性先天性白内障应做好孕妇的早期保健，特别是孕期前3个月的保健护理。

第三节　糖尿病性白内障患者的护理

糖尿病性白内障是指白内障的发生与糖尿病有直接关系。临床上分为两大类，一类是真性糖尿病性白内障，另一类是糖尿病患者的年龄相关性白内障。

【临床表现】

非胰岛素依赖性糖尿病患者白内障发生时间较正常人早，但症状、体征与老年性白内障相似。胰岛素依赖性糖尿病患者若血糖控制不好，晶状体可在数周或数月内完全混浊，其特征是晶状体囊下皮质点状或雪片状混浊。

【辅助检查】

（1）裂隙灯显微镜检查晶状体混浊，眼底窥不进。

（2）眼部 A/B 超、OCT 或视觉电生理检查排除其他眼部疾患。

（3）角膜曲率及眼轴长度检查，计算植入的人工晶状体度数。

（4）检测血糖、尿糖、糖化血红蛋白，可了解患者血糖控制情况。

【治疗原则】

（1）手术治疗

在血糖稳定的情况下行手术治疗。

1）手术时机：空腹血糖在 8mmol/L 以下，餐后血糖在 16mmol/L 以下。

2）手术方式：①白内障超声乳化吸出及人工晶状体植入术。②白内障囊外摘除及人工晶状体植入术。

（2）控制血糖

积极治疗糖尿病。

【护理评估】

（1）健康史

了解患者糖尿病发病情况和治疗经过，目前血糖控制情况；了解患者目前视力情况及视力下降速度、生活环境、家庭应对情况；有无糖尿病家族史。

（2）身体状况

因晶状体混浊及视网膜病变的损害，可有不同程度视力下降。糖尿病患者的年龄相关性白内障发生率比非糖尿病患者高 4~6 倍，症状相似，但发生较早，进展较快，容易成熟。

真性糖尿病性白内障大多发生于严重的青少年糖尿病患者，多为双眼，前后囊下白点状或雪片状混浊，迅速扩展为全部晶状体混浊，可伴有屈光变化。当血糖升高时，房水进入晶状体内使之肿胀变凸，形成近视；血糖降低时，晶状体内水分渗出，晶状体变扁平，形成远视。

（3）心理-社会状况

糖尿病伴随患者终身，使得患者及家属对治疗和护理比较熟悉，往往会产生挑剔心理。漫长的病程和并发症的出现又会使患者产生焦虑不安或对疾病治疗失去信心。护士应评估患者心理状况，家庭朋友的支持情况等，多与患者沟通交流。

【护理诊断】

（1）视力下降

与晶状体混浊有关。

（2）潜在并发症

术后感染、出血、人工晶状体移位、伤口裂开等。

（3）有外伤的危险

与视力下降有关。

（4）焦虑

与糖尿病病程漫长、担心各种并发症有关。

（5）知识缺乏

缺乏糖尿病和糖尿病性白内障的治疗、护理等相关知识。

【护理措施】

1. 术前护理

（1）心理护理

①解释白内障手术的必要性、手术方式、注意事项。

②鼓励患者表达自身感受和想法，采取针对性的心理干预措施。

③消除患者的紧张情绪，术前一天可按医嘱给予地西泮（安定）帮助睡眠，避免睡眠不好引起血糖波动。

（2）生活护理

①主动巡视病房，为患者提供不能自理部分的帮助。

②将常用物品放在患者易于取放的位置，尽量定位放置。

③嘱患者进糖尿病饮食，并按医嘱予降糖药或注射胰岛素，控制血糖。

（3）安全管理

①结合患者的实际情况，评估患者的自理能力和安全状况。

②行安全指导，防跌倒和坠床。

③做好环境介绍，使患者熟悉病房的各项设置。

④睡觉时床挡保护，夜间休息时打开地灯。

⑤下床前先坐床上休息 5～10 分钟再下床，如厕久蹲后拉好扶手。

⑥规范病室环境，活动空间不留障碍物。

（4）眼部准备

①术前滴用抗生素眼液，可用泰利必妥眼液、左氧氟沙星眼液、妥布霉素眼液滴眼，每天 4 次。

②协助患者完成眼部检查：包括视力、眼压、角膜内皮细胞计数等，排除眼部炎症。如患有结膜炎、慢性泪囊炎，必须在炎症彻底治愈后方能手术。

③术前半小时用托品卡胺眼液散瞳。

④必要时按医嘱术前半小时静脉快速输注 20% 甘露醇注射液。

（5）术前常规准备

①训练患者固视，每天 1～2 次，每次 10～15 分钟。

②因术中无菌铺巾可导致部分患者出现憋气感，术前嘱咐患者用毛巾遮住口鼻提前感受手术过程，每次 10～15 分钟。

③协助完善相关术前检查：心电图、出凝血试验、生化、血常规等。

④每天监测晨空腹及三餐后两小时血糖。

⑤术晨更换清洁患者服，排空大、小便。

⑥嘱咐患者取下眼镜、手表、活动性义齿、金属饰物等。

⑦术晨建立静脉通道。

⑧与手术室工作人员进行交接。

2. 术后护理

（1）伤口观察

①观察伤口有无渗血、渗液，若有及时通知医生并更换敷料。

②保持敷料的清洁与干燥，如有污染及时更换。

（2）眼痛护理

①评估患者疼痛情况，了解疼痛的性质及程度，及时告知医生给予正确的处置。

②疼痛较轻，随时间的延长而消失或缓解，多为手术刺激引起的眼痛，可安慰患者、给予解释，多加强观察。

③眼痛伴同侧头痛，患者感恶心、呕吐，要考虑眼压升高，及时给予降眼压处理。

④眼痛如针扎样伴异物感、流泪，应检查角膜上皮有无损伤，可给予抗生素眼膏涂抹后包扎，24小时角膜上皮即可修复。

⑤眼痛剧烈伴分泌物、眼睑肿胀、结膜充血明显、前房 KP、AR，应高度考虑眼部感染，按医嘱积极予以抗感染治疗。

（3）基础护理

①提供安静舒适的休息环境。

②加强巡视，保持床单元卫生及患者的个人卫生。

（4）饮食护理

嘱患者进糖尿病饮食，并多食富含粗纤维的低糖食品，保持排便通畅。

【健康教育】

（1）用药指导

遵医嘱应用降血糖药物。密切观察血糖变化。严密观察药物的副作用，如低血糖反应。

（2）饮食指导

应以控制总热量为原则，实行低糖、低脂（以不饱和脂肪酸为主）、适当蛋白质、高纤维素（可延缓血糖吸收）、高维生素饮食。饮食治疗应特别强调定时定量。

（3）运动指导

强调因人而异、循序渐进、相对定时定量、适可而止。一般每天坚持半小时左右运动。运动量简易计算方法：运动中脉率达到（170−年龄）。运动时间：餐后1小时运动可达到较好降糖效果，最好不要空腹运动，以免发生低血糖。

第九章　青光眼患者的护理

第一节　原发性急性闭角型青光眼患者的护理

原发性闭角型青光眼（PACG）是由于周边虹膜堵塞了前房角或与小梁网发生了永久性粘连，房水流出受阻，导致眼压升高的一类青光眼。本病与遗传有关，可双眼同时或先后发病。多见于女性，发病率为男性的 2~4 倍，40 岁以上的发病率为 1%~2%。原发性闭角型青光眼根据眼压是骤然发生或是逐渐发展，可分为急性闭角型青光眼和慢性闭角型青光眼。急性闭角型青光眼起病急、症状明显、对视功能影响大。本节主要介绍原发性急性闭角型青光眼及其护理。

【临床表现】

典型的原发性急性闭角型青光眼有以下几个不同的临床阶段（分期）：

（1）临床前期

急性闭角型青光眼为双侧性眼病，当一眼急性发作被确诊后，另一眼即使没有任何临床症状也可以诊断为急性闭角型青光眼临床前期。另外部分闭角型青光眼在急性发作以前可以没有自觉症状，但具有前房浅、虹膜膨隆、房角狭窄等解剖特征，在一定的诱因条件下，如暗室激发试验后眼压明显升高者，也可以诊断为本病的临床前期。

（2）先兆期

患者有轻度眼痛，视力减退，虹视并伴有轻度同侧偏头痛，鼻根和眼眶部酸痛和恶心。眼部检查可有轻度睫状充血、角膜透明度稍减退、前房稍变浅、瞳孔略开大和眼压轻度增高。上述症状多发生于疲劳或情绪波动后，常于傍晚或夜间瞳孔散大的情况下发作，经睡眠或到光亮处瞳孔缩小，症状常可自行缓解。发作持续时间一般短暂而间隔时间较长，通常在 1~2 小时或数小时后，症状可完全消退。

（3）急性发作期

患者表现为剧烈头痛、眼痛、畏光、流泪，视力急剧下降，可伴有恶心、呕吐等全身症状。多为单侧，也可双眼同时发作。由于房角突然大部分或全部关闭，眼压急剧升高，多在 50mmHg 以上，也可超过 80mmHg；症状剧烈，视力严重减退，或仅存光感。眼部检查可见球结膜水肿、睫状充血或混合充血，角膜水肿，呈雾状混浊、角膜后色素性颗粒沉着（KP）、前房浅、房水闪辉阳性、虹膜水肿、隐窝消失、瞳孔散大或偏向一侧、对光反射消失，眼部刺激症等。眼底常看不清，如能看到可见视网膜动脉搏动。发病过后，尚可见虹膜脱色素或节段萎缩，呈白色斑点状、粥斑样混浊，称为青光眼斑。临床上凡见到上述改变者，即可证明曾有过急性闭角型青光眼大发作。

（4）间歇期

青光眼急性发作后，经药物治疗或自然缓解，房角重新开放，眼压和房水流畅系数恢复正常，使病情得到暂时的缓解，称为间歇期。在间歇期检查，除前房浅、房角窄以外，无任何其他阳性所见。只能根据病史及激发试验来确定诊断。

（5）慢性期

是急性发作期症状没有全部缓解迁延而来，常因房角关闭过久，周边部虹膜与小梁发生了永久性粘连。当房角圆周 1/2 以上发生粘连时，房水排出仍然受阻，眼压则继续升高。慢性期的早期视盘尚正常，当病情发展到一定阶段时，视盘逐渐出现病理性陷凹和萎缩，视野可出现类似单纯性青光眼的改变，最后完全失明而进入绝对期。

（6）绝对期

指高眼压持续过久，眼组织特别是视神经遭到严重破坏，视力已降至无光感且无法挽救的晚期病例，偶尔可因眼压过高或角膜变性而出现剧烈疼痛。

【辅助检查】

（1）房角镜、眼前段超声生物显微镜（UBM）检查

可观察和评价前房角的结构，对明确诊断、用药以及手术方式的选择有重要意义。

（2）暗室试验

可疑患者可进行暗室试验，即在暗室内，患者清醒状态下，静坐60~120分钟，然后在暗光下测眼压，如测得的眼压比试验前升高 > 8mmHg，则为阳性。

（3）暗室俯卧试验

在暗室内，测量双眼眼压后给患者戴上眼罩俯卧于诊查床上，俯卧时要求背部平衡，眼球不能受压，1.5小时后尽快测量眼压，如果眼压较俯卧前增高≥8mmHg为阳性。

（4）视野检查

视野缺损情况反映病变的严重程度。

（5）眼底彩超

可观察眼底视神经盘凹陷、出血等情况。

【治疗原则】

（1）缩瞳剂

通过兴奋瞳孔括约肌使瞳孔缩小，虹膜张力增加，解除虹膜对周边房角的堵塞，开放房角，从而降低眼压。常用1%醋酸毛果芸香碱滴眼液，每5~10分钟一次，根据病情决定持续用药时间，加用倍他根等。

（2）β受体拮抗剂

常用0.25%~0.5%的噻吗洛尔、盐酸左旋布诺洛尔和倍他洛尔等滴眼液，通过抑制房水生成降低眼压，对有房室传导阻滞、窦房结病变、支气管哮喘者忌用。

（3）碳酸酐酶抑制剂

通过减少房水生成来降低眼压。常用醋甲唑胺（尼目克司）每次25~50mg（首次加倍），每天2次口服；局部用药有1%布林佐胺滴眼液，其降眼压效果略小于全身用药，但全身不良反应也较少。

（4）高渗剂

常用50%甘油、20%甘露醇和异山梨醇：这类药物可在短期内提高血浆渗透压，使眼组织特别是玻璃体中水分进入血液，从而减少眼内容量，迅速降低眼压，但降压作用在2~3小时后消失。主要用于治疗闭角型青光眼急性发作和某些有急性眼压增高的继发性青光眼。高渗剂不宜长期应用，用药期间应注意电解质情况。

【护理评估】

（1）健康史

询问患者发病时间、起病的缓急；有无诱发因素；疾病发作次数，有无规律性等；发病时的伴随症状；了解患者有无青光眼家族史。

（2）身体状况

检查患者的眼部结构，了解是否是小眼球、远视眼；血压、血糖及心脑胃肠等情况。应与急性前葡萄膜炎、急性胃肠炎、偏头痛等疾病相鉴别，以免误诊。

（3）心理-社会状况

急性闭角型青光眼发病急，视力下降明显且反复发作后视力很难恢复，对患者的学习、工作、生活造成很大影响；而且过重的心理负担容易产生紧张、焦虑心理。护士通过与患者交流，了解其性格特征、家属朋友的支持和对急性闭角型青光眼的认识情况。

【护理诊断】

（1）疼痛：眼痛伴偏头痛

与眼压升高有关。

（2）感知紊乱：视力障碍

与眼压升高致角膜水肿、视网膜及视神经损害有关。

（3）焦虑

与视力下降和担心疾病的预后有关。

（4）有外伤的危险

与视野缺损、视力下降或绝对期青光眼视力完全丧失有关。

（5）知识缺乏

缺乏原发性急性闭角型青光眼的防治及护理知识。

（6）睡眠型态改变

与舒适的改变有关。

【护理措施】

1. 疼痛护理

（1）药物护理

遵医嘱应用降眼压药物和缩瞳剂，密切观察药物副作用。常用降眼压药有以下四种。

1）拟副交感神经药（缩瞳剂）：①作用机制：通过兴奋虹膜括约肌，缩小瞳孔来解除周边虹膜对小梁网的堵塞，使房角重新开放，从而降低眼压；②常用方法：1%～4%的毛果芸香碱滴眼液，每天3～4次；③观察副作用：用药后可引起眉弓疼痛、视物发暗；若用高浓度制剂频繁点眼，还可能产生胃肠道反应、头痛、出汗等全身中毒症状；④用药护理：每次点药后应压迫泪囊区数分钟，如出现上述症状应及时停药。

2）碳酸酐酶抑制剂：①作用机制：通过减少房水生成降低眼压；②常用方法：乙酰唑胺口服或2%布林佐胺滴眼液滴眼；③观察副作用：乙酰唑胺长期口服可引起口周及指趾麻木、尿路结石、肾绞痛、血尿及小便困难等，布林佐胺滴眼液全身副作用很少；④用药护理：用药期间嘱患者多次少量饮水。若发生上述症状应立即停药。

3）β肾上腺素受体阻断药：①作用机制：通过抑制房水生成而降低眼压；②常用方法：0.25%～0.5%噻吗洛尔滴眼液，每天1～2次；③观察副作用：对心脏房室传导阻滞、窦性心动过缓和支气管哮喘者禁用；④用药护理：注意询问病史、观察心率变化，心率小于55次/分者要报告医师停药。

4）高渗剂：①作用机制：短期内提高血浆渗透压，使眼组织特别是玻璃体中水分进入血液，从而减少眼内容积，迅速降低眼压，但降压作用在2～3小时后即消失；②常用方法：20%甘露醇快速静脉滴入，1～2g/kg；③观察副作用：高渗剂可同时降低颅压，部分患者可出现头痛、恶心等症状；④用药护理：注意保持快速滴入，用药后宜平卧休息，特别是年老体弱或有心血管疾病者，应注意呼吸、脉搏变化，以防发生意外。

（2）布置舒适的环境

提供安静、整洁、舒适、安全的休息环境，并帮助患者学习放松疗法，分散病痛的注意力。

2. 视力障碍患者的护理

（1）教会患者使用床旁传呼系统，并鼓励患者寻求帮助。

（2）卫生间、浴池等必须安置方便的设施，如坐便器、扶手等，并教会患者使用方法。

（3）按照方便患者使用的原则，将常用的物品固定位置摆放，活动的空间不设置障碍物，避免患者绊倒。

3. 心理护理

根据青光眼患者性情急躁、易激动的特点，做好耐心细致的心理疏导工作。鼓励患者表达自己的感受，教会患者控制情绪和自我放松的方法，保持良好的心态；帮助患者结识其他病友，与性格开朗的病友交流感受，获得支持与鼓励。

4. 手术护理

（1）术前护理

①按内眼手术护理常规做好术前准备。

②眼压高者使用降眼压药物（缩瞳剂），严禁使用散瞳剂。

③保证充足睡眠，保持心情愉快。

（2）术后护理

①保证患者休息：术后提供安静舒适的休息环境有利于患者康复，对于前房积血的患者给予半坐卧位。

②术后第1天开始换药，观察术眼切口情况。

③术眼观察：定时监测眼压，观察滤过泡的形成情况，注意患者视力变化、眼痛等情况。避免眼压过低，以免增加前房积血的机会。

④非手术眼的观察：注意视力、眼压、前房变化，了解眼痛等情况，遵医嘱继续用药。

⑤遵医嘱进行眼球按摩，并指导患者眼球按摩方法。如患者感觉眼胀、眼痛，可按摩眼部以降低眼压。

【健康教育】

（1）自我护理指导

①向患者及家属讲解青光眼是一种不能完全根治的疾病，一旦确诊需长期用药、定期复查，手术后也是一样；②指导患者遵医嘱按时用药，不得随意自行停药、换药，教会患者正确滴眼药水、涂眼药膏，注意观察药物不良反应；③指导患者及家属识别急性闭角型青光眼发作的征象，如头痛、眼痛、恶心、呕吐等，并应及时就诊；④指导滤过手术

后患者注意保护滤过泡，避免用力揉捏或碰撞术眼，如有眼部胀痛感可行眼部按摩（在医务人员教会的情况下）。

（2）避免促发因素

根据患者及家属提出的问题，讲解本病的相关知识，尤其是发病诱因：①作息有规律，保证充足的睡眠，避免情绪激动（如过度兴奋、忧郁等）；②避免黑暗环境中停留时间太久（不宜看电影，晚上看电视要开灯）；③避免短时间内饮水过多（一次饮水量<300ml 为宜），以少量多次饮水为宜；④选择清淡易消化的饮食，不宜暴饮暴食，保持大便通畅；⑤不宜烟酒、浓茶、咖啡和辛辣等刺激性食物；⑥不宜长时间阅读。

第二节　原发性开角型青光眼患者的护理

原发性开角型青光眼（POAG）又称慢性开角型青光眼、慢性单纯性青光眼等。这一类青光眼有以下特征：①两眼中至少一只眼的眼压持续≥21mmHg。②房角是开放的，具有正常外观。③眼底存在青光眼特征性视神经损害和（或）视野缺损。这类青光眼的病程进展较为缓慢，多数没有明显症状，因此不易被早期发现。在我国的原发性青光眼中开角型发病率低于闭角型，但近年有上升趋势。年龄多分布在 20～60 岁，随着年龄增高，发病率增高。具有种族（白种人较多）和家族倾向性。糖尿病、甲状腺功能低下、心血管疾病和血液流变学异常、近视眼以及视网膜静脉阻塞等患者是原发性开角型青光眼的高危人群。

【临床表现】

（1）症状

单纯性青光眼为双眼疾病，发病隐蔽、进展缓慢。早期一般没有任何症状。当病变进展到一定程度时，可有轻度眼胀、视力疲劳和头痛。中心视力一般不受影响，而视野逐渐缩小。

（2）眼部体征

在发病早期眼前部可无任何改变，球结膜不充血，前房深度正常。晚期眼压升高时可有角膜水肿，瞳孔稍开大，对光反应迟缓。

（3）眼压

主要表现为眼压不稳定，眼压波动幅度大，眼压可有昼夜波动和季节波动。随着病情发展，眼压水平逐步升高，一般在 60mmHg 以下。

（4）视功能

视功能的改变是青光眼诊断和病情评估的重要指标之一。青光眼的视功能改变主要为视野缺损。中心视野的损害是早期出现旁中心暗点和鼻侧阶梯，随着病情进展，旁中心暗点扩大，多个暗点融合形成弓形暗点。在中心视野损害的同时，周边视野也出现变化。通常是鼻侧周边缩小，从鼻上方开始，然后是鼻下方，最后是颞侧，与鼻侧缺损共同形成向心性缩小，最后可仅剩 $5°\sim1°$ 的一小块视野，称管状视野。

【辅助检查】

（1）24 小时眼压测定

在 24 小时内，每隔 $2\sim4$ 小时测眼压 1 次，并记录。正常眼压<21mmHg，>21mmHg 为异常；眼压波动应<5mmHg；若 ≥8mmHg 者为病理状态；双眼眼压相差≥5mmHg 为异常。

（2）饮水试验

早晨空腹或禁饮食 4 小时以上测眼压，再在 5 分钟内喝完 1000ml 温开水，然后每隔 15 分钟测一次眼压，共测 4 次。如果眼压升高≥8mmHg 或顶压达 30mmHg，即为阳性。高血压、心脏病、肝肾功能不良、消化道溃疡出血及穿孔史者禁忌做此试验。

（3）前房角、眼前段超声生物显微镜检查

观察和评价前房角的结构，对明确诊断、用药以及手术方式的选择有重要意义。

（4）视野、光学相干断层成像（OCT）检查

了解视神经的损害情况，反映病变的损害程度。

【治疗原则】

治疗的目的是尽可能阻止青光眼的病情进展，减少视网膜神经节细胞的丧失，保持视功能。单纯性青光眼原则上以药物治疗为主，药物不能控制眼压或视盘和视野损害继续进展时，则应考虑手术。

（1）药物治疗

若局部用 1~2 种药物即可使眼压控制在安全水平，视野和眼底不再损害，患者能耐受并配合定期复查，则可选用药物治疗。

①拟胆碱作用药物：常用 1% 毛果芸香碱滴眼液或眼膏。

②α 受体激动剂：常用酒石酸溴莫尼定滴眼液。

③β 受体拮抗剂：常用 0.5% 噻吗洛尔、0.25% 倍他洛尔滴眼液等。

④碳酸酐酶抑制剂：常用 1% 布林佐胺滴眼液、2% 多佐胺滴眼液，口服醋甲唑胺。

⑤高渗剂：常用 20% 甘露醇快速静脉滴注，异山梨醇溶液口服。

⑥前列腺素衍生物：常用 0.005% 拉坦前列素、0.004% 曲伏前列素滴眼液。

（2）激光治疗

氩激光小梁成形术（ALT）和选择性激光小梁成形术（SLT），利用激光在房角小梁网上产生生物效应改善房水流出易度，降低眼压。

（3）手术降眼压治疗

最常用的是滤过性手术，包括小梁切除术、非穿透性小梁手术等。

（4）视神经保护性治疗

目前临床应用的有钙通道阻滞剂如倍他洛尔、尼莫地平、硝苯地平和抗氧化剂如维生素 C、维生素 E，α_2 肾上腺素能受体激动剂如溴莫尼定滴眼液（阿法根、沐欣），植物类药如葛根素、当归素等。

【护理评估】

（1）健康史

询问患者起病时间、起病的缓急；疾病发作次数、有无规律性；发病时有无伴随症状；有无上述促发因素存在；有无青光眼家族史。

（2）身体状况

早期眼压不稳定，波动大，多数患者无任何自觉症状。少数患者眼压升高时，出现眼胀、雾视等症状。房角宽而开放，房水流畅系数降低。

典型的眼底表现是：①视盘凹陷进行性扩大和加深；②视盘上、下方局限性盘沿变窄，C/D 值增大，形成切迹；③双眼视神经盘凹陷不对称，C/D 差值>0.2；④视盘上或其周围浅表线状出血；⑤视网膜神经纤维层缺损。

正常人 C/D（杯盘比，即视盘凹陷与视盘直径的比值）多在 0.3 以下，双侧对称。若 C/D>0.6 或两眼 C/D 差值>0.2，多视为异常，应做进一步检查。

视功能改变特别是视野缺损，是开角型青光眼诊断和病情评估的重要指标。典型的早期视野改变为旁中心暗点、弓形暗点。随着病情发展，可出现鼻侧阶梯、环形暗点、向心性缩小，晚期仅存颞侧视岛和管状视野。过去认为开角型青光眼对中心视力影响不大，近年发现，开角型青光眼除视野改变外也损害黄斑功能，出现获得性色觉障碍、视觉对比敏感度下降及某些视觉电生理异常等。

（3）心理-社会状况

原发性开角型青光眼同时出现视野改变和黄斑功能，严重影响患者的工作和生活，患者易产生焦虑、悲伤心理。护士应注意评估患者的自理能力、情绪、教育程度和对疾病的认知程度。

【护理诊断】

（1）感知紊乱：视力下降

与眼压升高、视神经纤维受损有关。

（2）自理能力缺陷

与视神经损害导致视力和视野改变有关。

（3）知识缺乏

缺乏原发性开角型青光眼的防治及护理知识。

（4）焦虑

与担心本病预后不良有关。

（5）有受伤的危险

与原发性开角型青光眼晚期视野缺损、视物模糊有关。

【护理措施】

（1）对于视野缺损明显的患者给予生活上的帮助，注意房内的物品固定放置；活动的空间尽量宽敞，不设置障碍物，以免绊倒。

（2）密切观察眼压、视功能变化及青光眼症状。

（3）评估患者对疾病知识的了解程度，有针对性地进行讲解和心理疏导，增强治疗信心。强调遵医嘱坚持用药和按时复诊的重要性。其他护理措施参考急性闭角型青光眼。

【健康教育】

（1）有支气管哮喘或心动过缓的患者禁用噻吗洛尔眼液。

（2）饮食宜清淡、易消化，多食蔬菜及水果，不宜烟酒和辛辣刺激性食物。

第三节　继发性青光眼患者的护理

继发性青光眼是由于眼部或全身性疾病的影响，干扰或破坏了正常的房水循环，使房水排出通道受阻而引起眼压增高的一组青光眼。多见于单眼发病。根据在高眼压状态下房角开放或关闭状态，继发性青光眼也可分为开角型和闭角型两大类。继发性青光眼除了眼压增高带来的危害外，还存在较为严重的原发病变，后者常已使眼组织遭受一定程度的破坏，在诊断和治疗上往往比原发性青光眼更为复杂，预后也较差。继发性青光眼往往病因比较明确，一般无家族性。

【临床表现】

（1）角膜病、巩膜病所致的继发性青光眼

常见的继发青光眼最多见于角膜溃疡穿孔后的粘连性白斑，范围较大时可使前房变浅、房角变窄、引起眼压升高。严重的巩膜炎，因巩膜水肿影响房水排出管道功能或并发色素膜炎，继发眼压升高。

（2）虹膜睫状体炎所引起的继发青光眼

1）由慢性虹膜睫状体炎引起
①虹膜后粘连导致瞳孔膜闭、瞳孔闭锁、虹膜膨隆、前房角关闭。

②各种炎症细胞、渗出物、色素颗粒等潴留在前房角时，可以产生房角周边前粘连，阻碍房水外流。

③炎症可以导致虹膜红变，周边全粘连及新生血管性青光眼。

2）由急性虹膜睫状体炎引起的继发性开角型青光眼，通常情况下，有急性虹膜炎时房水形成减少，但流出量未变，因而眼内压下降，但有时则出现相反的情况，由于炎症产物阻塞小梁网，或者房水黏度增加，导致房水外流减少，眼压增高，带状疱疹及单纯疱疹性虹膜睫状体炎均可产生高眼压，就是这个缘故。

3）青光眼睫状体炎综合征：起病甚急，有典型的雾视、虹视、头痛，甚至恶心、呕吐等青光眼症状，症状消失后，视力、视野大多无损害。检查时，可见轻度混合充血，角膜水肿，有少许较粗大的灰白色角膜后沉降物，前房不浅，房角开放，房水有轻度混浊，瞳孔稍大，对光反应存在，眼压可高达 40~60mmHg，眼底无明显改变，视盘正常，在眼压高时可见有动脉搏动。

（3）晶体病所致的继发青光眼

①白内障膨胀期：由于老年性白内障膨胀期或伴有囊破裂的晶体损伤引起或加重瞳孔阻滞，导致眼压升高。

②晶体溶解性青光眼白内障过熟期：液化的晶体皮质溢于房水中，被巨噬细胞吞噬，吞噬了晶体皮质的吞噬细胞和高分子量可溶性晶体蛋白均可阻塞房水排出管道而发病。

（4）外伤性青光眼

多因红细胞阻塞小梁间隙或小梁间隙水肿以及由于房角挫伤引起房角后退、小梁破裂、小梁退变、小梁间隙和Schlemm 管闭合。

（5）新生血管性青光眼

是一种继发于广泛性视网膜缺血，如视网膜静脉阻塞、糖尿病性视网膜病变等之后的难治性青光眼，其特点是在原发性眼病基础上虹膜出现新生血管。疾病前期由于纤维血管膜封闭了房水外流通道，后期纤维血管膜收缩牵拉，使房角关闭，引起眼压升高和剧烈疼痛。

【辅助检查】

（1）眼压。

（2）眼底。

（3）视野：光学相干断层成像（OCT）检查。

（4）前房角：眼前段超声生物显微镜（UBM 检查）。

【治疗原则】

（1）角膜病、巩膜病所致的继发性青光眼

积极控制眼压，当药物治疗不能控制眼压者可施行滤过性手术治疗。

（2）虹膜睫状体炎所引起的继发青光眼

急性虹膜睫状体炎引起者以控制炎症和充分散瞳治疗为主，慢性虹膜睫状体炎引起者以手术治疗为主。

（3）晶体病所致的继发青光眼

摘除晶体，如已发生房角粘连，可做白内障摘除和抗青光眼联合手术。

（4）外伤性青光眼

首先试用抑制房水生成药物，疗效不佳时可手术治疗。

（5）新生血管性青光眼

治疗用抑制房水生成药物，必要时加视网膜光凝术或房角新生血管直接光凝术。

【护理评估】

（1）健康史

询问患者有无角膜病、巩膜病、虹膜睫状体炎、白内障等病以及有无外伤史。了解发病的时间、急缓、发病时的症状以及用药情况。

（2）身体状况

继发性青光眼多累及单眼，一般无家族史。它除了高眼压外，还有较为严重的原发病存在。

（3）心理-社会状况

由于继发性青光眼多有较严重的原发病，而且预后差，患者多易产生恐惧、焦虑的心理，应注意评估患者的心理，多安慰体贴，评估患者及家属对疾病的认知程度。

【护理诊断】

（1）眼痛伴头痛	**（2）焦虑**
与眼压升高有关。	担心疾病的预后以及机体不适有关。
（3）感知改变	**（4）知识缺乏**
与眼压升高、视力下降有关。	缺乏青光眼的用药与护理知识。

【护理措施】

（1）患者多有悲观、焦虑情绪，护士要进行心理疏导和鼓励，耐心倾听患者主诉，讲解疾病相关知识及介绍治疗方案。	（2）评估患者的疼痛情况，遵医嘱给予降眼压药物，严密观察药物作用。
（3）患者在积极治疗原发病的同时，应严密观察眼压、视力等青光眼症状。	（4）其余护理措施参考急性闭角型青光眼的护理。

【健康教育】

（1）积极治疗原发病。
（2）饮食宜清淡、易消化，多食蔬菜、水果，禁食辛辣刺激性食物，忌烟、酒。
（3）定期门诊随诊。

第四节　先天性青光眼患者的护理

先天性青光眼是由于胚胎发育时期前房角发育异常，影响了小梁网及 Schlemm 管系统的房水引流功能，导致眼压升高。根据发病年龄的早晚分为婴幼儿型青光眼和青少年型青光眼。

【临床表现】

（1）婴幼儿型青光眼

畏光、流泪和眼睑痉挛是最主要的症状。这些症状在角膜发雾、眼球变大前数周即出现，是由于角膜水肿，感觉神经末梢受刺激所致。随着病情发展，会逐渐出现角膜水肿、角膜扩大、前房变深、眼压升高、视盘凹陷及萎缩等。晚期角膜浑浊，虹膜震颤，眼球受压力的作用而扩张，致使眼球不断增大，这种大眼球易受外伤，可发生前房积血甚至眼球破裂。

（2）青少年型青光眼

一般在 3 岁后高眼压不使眼球再扩大。目前国内暂时将 30 岁以下发病而不引起眼球扩大的青光眼定为青少年型。临床过程与慢性单纯性青光眼相似，但眼压变化较大，有时可迅速升高，合并虹视。因高眼压使眼轴加长，故高眼压可加重近视。

【辅助检查】

（1）眼压测量、前房角检查和眼内情况。

（2）超声检查和随访眼轴长度对判断青光眼有无发展有一定帮助。

【治疗原则】

由于药物的毒副反应，长期药物治疗的价值有限，手术是治疗婴幼儿型青光眼的主要措施。一旦确诊，应及早手术。常用的术式有小梁切开术或房角切开术。抗青光眼药物仅用作短期的过渡治疗，或用于不能手术的患儿。

【护理评估】

（1）健康史

询问患者发病时间、有无伴随症状、治疗经过，母亲妊娠情况，有无青光眼家族史。

（2）身体状况

1）婴幼儿型：指 3 岁以内，约 50% 病例出生时就有临床表现，80% 在 1 岁内出现症状。常见畏光、流泪、眼睑痉挛，尤其在强光下。检查发现：①眼球扩大，前房加深，呈轴性近视；②角膜直径增大，横径常 >12mm。角膜上皮水肿，外观呈雾状混浊；③眼压升高，常在全麻下测量；④眼底可见青光眼性视盘凹陷，且出现早、进展快。

2）青少年型：6～30 岁发病，早期一般无自觉症状，发展到一定程度可出现虹视、眼胀、头痛等症状。其房角多数是开放的，视野、眼底表现与开角型青光眼相似；有轴性近视；眼压升高，但波动较大。

（3）心理-社会状况

年龄较大的患儿会出现恐惧、孤单的心理；患儿家长对本病的相关知识缺乏了解，担忧疾病预后、对患儿今后生活的影响。护士应对患儿及家长进行不同的知识宣教和沟通。

【护理诊断】

（1）感知受损：视力障碍
与视神经受损有关。

（2）无能性家庭应对
与家庭主要成员缺乏该病的防治知识有关。

（3）潜在并发症
视神经萎缩、前房积血、眼球破裂、失明等。

（4）自理能力缺陷
与视力障碍有关。

【护理措施】

（1）心理护理

小儿患病对患儿家属来说是一种负性生活事件，有较强的心理应激。孩子一旦患病，对家庭、工作、生活造成极大的影响，甚至有些家属失去对生活的信心。特别是先天性青光眼疾病，如果不及时治疗会导致患儿失明，这对家属来说是更大的精神负担。科学地测定患儿家属的心理状况，给予针对性的心理护理，营造温馨良好的住院环境，与患者家属进行交流，了解家属的困难和需要，给予精神上、生活上支持帮助，减轻患儿家属的负性情绪。

（2）取得患儿的信任与合作，减轻患儿的不良心理刺激

从患儿入院开始对他们主动亲近、关心和体贴，在进行各项护理技术操作时，动作要轻柔准确，使患儿家属心灵与精神得到安慰，从而减轻由于患儿不合作给家属带来的不良心理刺激。

（3）耐心细致的健康教育

患儿多数是独生子女，先天性青光眼又是一种终身性疾病，患儿家属会产生一种紧张、焦虑、恐惧心理。信心的满足可减轻患儿家属的紧张、焦虑心理。护士一定要耐心做好解释工作，根据患儿家属的心理特征、文化程度、家庭成员的态度以及家庭经济状况等因人施护。

（4）争取社会支持

由于患儿所患的是一种先天性疾病，患儿家属总感到自责与愧疚。护士向他们讲述发病的原因，使他们能正确认识先天性青光眼这种疾病。家属是最好的社会支持系统之一。护理人员要多与患儿家属沟通，站在亲人的角度给予他们更多的理解、同情与帮助。已有研究表明，社会支持越多，心理障碍的症状就越少。

（5）围术期护理指导

参照内眼手术护理和全麻护理常规进行。注意保护患眼，防止意外伤。术后为防止碰撞，术眼加盖保护眼罩，防止患眼抓伤和碰伤。

【健康教育】

（1）教会家长正确为患儿滴眼液、涂眼膏的方法，定期门诊随访。

（2）帮助患儿家长了解相关知识，必要时进行遗传基因的相关检查。

（3）婴幼儿出现畏光、流泪和不愿睁眼时，应尽早到医院检查。如果遇到眼球和角膜明显增大的患儿，应特别注意是先天性青光眼的可能，并注意保护眼，避免受到意外的伤害而出现眼球破裂。对于年龄较大的患儿要正确引导，做好心理护理，消除自卑情绪，保持天真乐观的心态。

第十章　玻璃体病患者的护理

第一节　玻璃体液化与玻璃体后脱离患者的护理

玻璃体液化是由于玻璃体内的代谢变化，或因光线与玻璃体内的维生素 C、氧和铁离子发生氧化反应，使透明质酸大分子降解，胶原纤维支架塌陷浓缩、水分析出，凝胶变性而成为液体。在裂隙灯下观察，玻璃体腔内有光学空隙，附近有点状白色混浊或膜状物漂浮。玻璃体液化的发生率随年龄和眼轴长度增加而增长，通常发生在 40 岁以后。

玻璃体后脱离（PVD）是指玻璃体后皮质从视网膜内表面分离。通常在玻璃体液化的基础上发生。随着玻璃体中央部的液化腔扩大，玻璃体后皮质层变薄并出现裂口，液化的玻璃体通过裂口进入玻璃体后间隙，使后皮质与视网膜迅速分离。

【临床表现】

（1）玻璃体液化	（2）玻璃体后脱离
玻璃体液化患者可无感觉，或主诉眼前黑点状物飘动。裂隙灯下可见膜样纤维光带浮动，在其上有时还可见许多细小的白色颗粒。液化的进展很慢，患者一般并无感觉，对视力也无影响；个别敏感患者会有飞蚊症或眼前偶有闪光感觉。	在裂隙灯下，玻璃体后部有一大的透明"空腔"，前方为脱离并塌陷的玻璃体网状结构，随眼球运动而漂动。患者可有飞蚊症、眼前闪光感或视力减退。

【辅助检查】

眼部 B 超检查，可了解玻璃体液化、后脱离及混浊的程度。

【治疗原则】

对于玻璃体液化、后脱离主要是观察病情进展；一旦发生视网膜脱离时，可考虑玻璃体切割术。

【护理评估】

(1) 健康史

45~50 岁时，玻璃体内水的成分明显增多，同时胶状成分减少。80~90 岁时，50%以上的玻璃体液化，或高度近视患者易产生玻璃体液化。

(2) 身体状况

自觉眼前有大小不等、形状不一的黑影飘动。根据原发病的不同，可有程度不等的视力障碍或无视力障碍。如果脱离的玻璃体对视网膜构成牵引，患者会有"闪电"感视觉。牵引导致血管的破裂，产生玻璃体积血，患者会感觉出现"红色的烟雾"。过强的牵引导致视网膜裂孔形成和视网膜脱离时，则视物有遮挡。

(3) 心理-社会状况

轻度的玻璃体液化或后脱离患者，由于对视力影响不大，心理问题不突出。如果病情较重或出现视网膜脱离者，会产生紧张或焦虑的心理。

【护理诊断】

(1) 感知紊乱：眼前黑影飘动

与玻璃体混浊有关。

(2) 潜在并发症

视网膜裂孔、视网膜脱离。

(3) 知识缺乏

缺乏玻璃体液化和后脱离相关知识。

(4) 焦虑

与担心治疗预后有关。

【护理措施】

1. 心理护理

(1) 患者出现眼部情况时，需要认真查找原因，积极治疗原发眼病，积极做好解释工作。

(2) 鼓励患者表达自己的感受，并给予安慰与理解。

2. 药物治疗及物理治疗，药物主要有碘剂治疗。

3. 玻璃体切割术的护理

玻璃体切割手术是精细而复杂的高水准眼显微外科手术，具有手术难度大、眼内操作时间长、组织损伤重、术后并发症多且病情严重等特点，手术的关键除了术者熟练高超的技术外，术前、术中、术后的精心护理也很重要。

（1）术前护理

1）按内眼手术前护理常规。

2）心理护理：许多玻璃体切割术的患者病情严重，部分患者预后差，易产生焦虑、恐惧心理，故做好患者的心理护理是保证手术顺利进行的一个重要环节。了解患者、家属的心理状态，根据患者的个体特征及心理变化，给予不同程度的安慰、鼓励及开导，利用各种机会向患者讲解手术方法、手术特点、麻醉方式、术中配合及手术后注意事项，使其有充分的思想准备，积极地配合治疗，同时向患者说明手术的重要性，耐心解答患者的疑问，消除患者不良心理，增强对手术的信心。

3）术前准备：患者术前应卧床休息，除必要的检查外，应避免活动。术前 3 天常规使用抗生素眼液，按医嘱点散瞳剂，便于检查眼底。术前 1 小时必须充分散大瞳孔，瞳孔的大小直接影响术中的操作。由于玻璃体视网膜手术术中操作牵拉眼肌过多，反射性兴奋迷走神经常引起患者术后恶心、呕吐。所以术前不宜饱食，以免加重术后恶心、呕吐。

4）术前检查：包括眼前节检查、眼后节检查、全身检查、辅助检查。

5）体位训练：术前 1 天应解释术后体位的重要性，指导患者进行术后体位练习。训练正确的卧位姿势，如俯卧位者可用软绵枕垫于胸部，头降低 20°~30°，将口、鼻、术眼露出，使呼吸道通畅，术眼不受压。在保证俯卧位的时间前提下训练患者有效的变换体位，如头低坐位、头低站位、双膝跪式头低位、行走时低头位，每天 2~4 次。

（2）术后护理

1）加强生活护理：玻璃体切割手术时间长，术后返回病房后，应加强生活护理和巡视，避免患者离床时碰撞术眼。术后取坐位的患者应注意保暖，同时调节室内光线强度，避免噪音，为患者创造一个良好、舒适、安静的环境。

2）饮食与卧位：术后应进清淡易消化的半流食或普食，少食奶制品，防止腹胀，最重要的是保持大便通畅。术后体位对预后非常重要，可根据病情及术式决定体位，根据气体吸收情况更换体位。对于俯卧位的患者，每天强迫体位8~16小时，睡觉时可侧卧位，避免平卧，术后当天需静卧，第二天后可逐渐增加活动，但须保持脸面和地面平行，持续7~21天，如此体位注气者直至只剩下小气泡为止。对于持久取俯卧位的患者，长久俯卧位压迫眼眶影响局部血液循环加重眼部疼痛，可采用热毛巾轻敷面部，促进血液循环，减轻肿胀。还可以根据情况调节体位，主要的姿势有卧姿和坐姿，姿势要始终保持头低位的原则。玻切注硅油术因硅油不具有长效气体的膨胀性，而且相对可靠长久，只需严格保持俯卧3周左右。

3）术眼并发症的观察与护理

①高眼压：玻切注气术使用氟环丁烷气体注入眼内后，72小时体积膨胀最大，眼压升高通常发生在注气后12~96小时，通常7天内恢复正常水平。硅油对睫状体的机械刺激可使房水生成增多，硅油注入过量或硅油泡引起瞳孔阻滞可使眼压升高。也可有一过性眼压增高，如出现头痛、眼痛、恶心、呕吐、角膜水肿等眼压增高症状，应及时给予20%甘露醇快速静滴，也可遵医嘱给予其他降眼压处置。对年老、体弱患者要严密观察生命体征变化，以防发生意外。术后包扎双眼3天，每天换药，减少眼部伤口震动，防止球内出血。如出现疼痛，应根据疼痛特点区分是创口疼痛还是眼压增高引起的疼痛，找出原因，给予相应处置。一旦发生眼压高，及时按医嘱使用降眼压药物或协助医师做好前房穿刺。

②感染：多发生在术后1~3天内。表现为房水闪辉或前房积脓，玻璃体黄白色反光，结膜明显充血、水肿，眼睑水肿加重，患者自觉眼痛、头痛、视力锐减等，一旦发生眼内感染要及时处理，立即局部及全身联合注射抗生素。

③反应性葡萄膜炎：大多数视网膜脱离术后有不同的葡萄膜炎，这是由于手术创伤或刺激所致。表现为眼痛或头痛加重，眼球压痛明显，视力未恢复或下降，结膜混合性充血。处理方法是包眼、散瞳，让其安静休息。局部或全身应用糖皮质激素。

④角膜上皮缺损：糖尿病患者由于角膜上皮细胞基底层与Bowinan膜黏着较疏松，术中角膜上皮有损害，而致角膜上皮缺损，做双眼加压绷带包扎可促进角膜上皮的愈合。角膜上皮愈合的时间通常是3天左右，

在上皮未愈合之前不宜过多局部用药。

⑤晶体完整的注油后可散瞳；植入人工晶体的，术后可根据表膜及悬韧带情况进行散瞳；无晶体的，术后不可以散瞳，主要是防止散瞳后硅油进入前房。

（3）出院指导

要注意休息，避免重体力劳动及剧烈活动，保护患眼防止眼部感染及并发症的发生，指导患者及家属正确滴眼药水的方法及注意事项。另外要定期复查。气体填充术出院后 1 周内复查，待气体完全吸收后逐渐延长时间；硅油填充术后 1~2 个月内复查，出现异常及时就诊。总之，玻璃体切割术患者术前及术后的周密护理，对保证手术成功和提高治愈率是十分重要的。术后加强患者的生活护理，使患者采取正确的体位，密切观察病情变化，及时发现并处理并发症，做好健康教育和出院指导，是玻璃切割术的重点。因此，应根据患者具体情况制定切实可行的护理计划，多方面、全方位兼顾到患者的身心等方面的护理。

【健康教育】

（1）告知患者不要进行剧烈运动，不做重体力劳动，减少活动，特别是减少头部大幅度、快速的运动，以免过度牵拉视网膜导致视网膜裂孔及脱离。

（2）嘱患者观察视力情况，定期门诊随访。	（3）避免日光照射，晴天外出时应戴遮阳帽或打伞，并戴太阳镜保护眼睛。
（4）告知患者眼前黑影飘动的原因，缓解患者紧张心理。	（5）向患者讲述玻璃体病的相关知识和预后，使患者树立战胜疾病的自信心。

第二节　玻璃体积血患者的护理

正常玻璃体无血管，本身不发生出血。玻璃体积血多因眼内疾病引起，也可由眼外伤、手术引起。少量出血一般对视力无影响，在裂隙灯下可见玻璃体内有黄褐色点状浮游物。大量出血时视力突然减退，检查见瞳孔区呈暗黑色，眼底不能窥见。

少量出血可很快吸收，中等量以上的出血吸收较慢，红细胞破裂释放出来的血红蛋白分解产物对晶体和视网膜可能产生有害影响。若出血长期不被吸收，可引起眼内细胞增殖，产生牵拉性视网膜脱离。

【临床表现】

（1）症状	（2）体征
①发病突然，眼前有大片黑影飘动，有时可看到黑影自上而下移动。②视力突然或逐渐减退，重者视力丧失。③出血较多引起眼压升高者可有眼痛症状。	①新鲜出血可见红色反光，陈旧性出血呈暗红色或泥沙样，有的呈灰白色棉絮状浑浊。②出血较多时瞳孔区呈黑色反光，不能窥见眼底。

【辅助检查】

（1）常规检查	（2）专科检查
血、尿、粪便常规均正常（WBC 9.5×10^9/L），肝、肾功能检查正常，乙肝表面抗原（-），艾滋病抗原（-），凝血四项检查正常，X线胸片及心电图检查未见异常。	①间接检眼镜下眼底。②散瞳裂隙灯显微镜检查。③测量眼压。

【治疗原则】

主要治疗方法有药物治疗和手术治疗，并积极治疗原发病。

（1）药物治疗

适用于非外伤性玻璃体积血患者，给予止血药、透明质酸酶、尿激酶等药物。

（2）手术治疗

如积血在3~6个月不能吸收或合并视网膜脱离，应及早行玻璃体摘除术。

（3）原发病治疗

如果合并视网膜裂孔，可待积血下沉后进行激光治疗。

【护理评估】

（1）健康史

患者可能有视网膜静脉周围炎、高血压、血液病、糖尿病等病史。

（2）身体状况

自觉眼前有大小不等、形状不一的黑影飘动。根据原发病的不同，可有程度不等的视力障碍或无视力障碍。

（3）心理-社会状况

由于玻璃体积血常常影响视力，必要时手术，因此，患者表现焦虑，担心疾病预后不好。

【护理诊断】

（1）感知改变：视力下降

与玻璃体腔积血有关。

（2）潜在并发症

视网膜脱离、继发性青光眼等。

（3）焦虑/恐惧

与对手术的恐惧，对预后的担忧有关。

（4）知识缺乏

缺乏对玻璃体积血的了解。

【护理措施】

（1）评估玻璃体积血进展，了解患者视力、眼压等情况。

（2）休息与卧位：指导患者绝对安静卧床休息，安置半卧位，给予双眼包扎以限制眼球运动，减少继续出血。

（3）遵医嘱给药，如患者有新鲜出血可给予云南白药、蝮蛇血凝酶（立止血、巴曲酶）、安洛血等；如为陈旧出血给予碘剂如碘化钾、普罗碘铵注射液（安妥碘）、纤溶酶（纤维蛋白溶解酶）和透明质酸酶等，同时指导患者眼部热敷方法，促进积血吸收。

（4）需要手术治疗患者，按玻璃体切割术护理。

（5）饮食护理：给予易消化、富含纤维素的食物，保持大便通畅，以免腹压增加，加重出血。

（6）保护眼部免受外伤，室内常用的物品固定位置摆放，鼓励患者使用床旁传呼系统寻求帮助。

（7）心理护理：讲解玻璃体积血的相关知识，消除因对疾病的无知导致的心理压力。与患者积极沟通，鼓励患者表达自身感受和想法，采取针对性的心理干预措施。

（8）出血期可使用止血药，积极治疗原发疾病。

【健康教育】

（1）根据病情要求患者卧床或适当下床活动，少头部活动，避免损害眼球组织影响手术后视力恢复。

（2）按时点抗生素眼药水，以免感染。避免碰撞术眼，以免伤口愈合不良而裂开。不可过度用眼，注意用眼卫生，勿用力揉擦双眼，不在暗处逗留过久。

（3）少吃辛辣食物，忌酒，饮食要清淡，常吃新鲜的蔬菜，多吃含粗纤维素的食物，保持大便通畅，预防便秘。

（4）眼内注入硅油的患者，在硅油未取出前保持俯卧位（脸朝下即可），也可根据医生要求改变卧位。眼内注入气体或硅油的患者尽量避免坐飞机。

（5）糖尿病患者应注意监测血糖的变化。

（6）告知患者复诊时间，利于了解病情，便于随访。出院后如发现眼睛剧烈的胀痛，请立即到就近的医院测眼压。

（7）在公共场合时注意保护术眼。洗澡及洗漱时应遮挡术眼。

第十一章　视网膜病患者的护理

第一节　视网膜静脉阻塞患者的护理

视网膜静脉阻塞（RVO）是比较常见的眼底血管病，临床上根据阻塞部位的不同分为视网膜中央静脉阻塞（CRVO）和视网膜分支静脉阻塞（BRVO）两种类型。本病的特点是静脉扩张迂曲，沿静脉分布区域的视网膜有出血、水肿和渗出。大部分病例发生在中年以上，常为单眼发病，双眼发病者少，且常先后发病，较少同时受累。

【临床表现】

（1）视网膜中央静脉阻塞

①轻型：又称非缺血型、高渗透型或部分性阻塞。早期视盘正常或边界轻度模糊、水肿；黄斑区正常或有轻度水肿、出血；晚期出血逐渐吸收，黄斑区恢复正常或留有轻度色素紊乱。

②重型：又称缺血型、出血型或完全型阻塞。早期视盘明显水肿、出血，边界模糊或被出血掩盖；黄斑区明显水肿、出血，可呈弥漫水肿或囊样水肿；动脉管径正常或变细，静脉高度扩张迂曲如腊肠状，或呈环状，静脉血柱呈暗红色，严重者可呈颗粒状血流；沿静脉分布有大量片状或点状出血，严重者围绕视盘形成大片花瓣状出血，可见多量棉絮斑。一般在发病6~12个月后进入晚期，视盘水肿消退，侧支血管形成。

（2）视网膜分支静脉阻塞

多见于视网膜颞侧，尤其是颞上支。阻塞常位于动静脉交叉处。临床上可分为缺血型与非缺血型，缺血型的病变及预后较非缺血型严重。

视力正常或轻度减退，与黄斑水肿、出血有关。眼底可见阻塞点远端视网膜静脉扩张、迂曲，视网膜水肿、出血、渗出等；阻塞严重者可见棉绒斑。眼底荧光血管造影：早期静脉充盈时间延长，阻塞处血管静脉呈笔尖状或完全压断而无荧光素通过；晚期可见毛细血管无灌注区、微血管瘤、新生血管与侧支循环形成。黄斑水肿和视网膜新生血管形成是视力丧失的主要原因。

黄斑区常发生管壁渗漏，引起阻塞侧的黄斑囊样水肿，中心视力依据黄斑区水肿及出血的程度而异，一般较总干阻塞者稍好。

【辅助检查】

眼底荧光素血管造影检查，阻塞区毛细血管扩张渗漏，在阻塞支静脉近端与远端之间侧支形成；有的出现大片毛细血管无灌注区。

【治疗原则】

目前尚无有效的药物治疗，重要的是预防和治疗并发症。临床上主要从病因治疗和抗血栓治疗入手，运用纤溶酶、抗血小板凝集剂、尿激酶等，降低血液黏度，降血脂，扩张血管，改善视网膜微循环，提高视网膜供氧。

（1）积极寻找病因，治疗原发病如高血压、糖尿病、动脉硬化等。

（2）激光全视网膜光凝治疗，适用于对大面积毛细血管无灌注区或已产生新生血管者。

（3）抗血栓治疗：早期慎用溶栓抗凝治疗，如尿激酶、链激酶等，适用于血液黏度增高的患者。

（4）玻璃体积血者或视网膜脱离者可考虑玻璃体切割术，术中在病变区或全视网膜光凝。

（5）抗凝治疗：除病因治疗外尚需采用抗凝剂如肝素、双香豆素等，其作用是抑制凝血酶原的形成。用时必须每天检查凝血酶原时间，以防发生全身性出血的危险。亦可用纤维蛋白溶解酶或尿激酶以溶解血栓。用低分子右旋糖酐或枸橼酸钠以降低血液黏度，改善微循环。

（6）中西医综合治疗：可口服维生素C、路丁及血管扩张剂。同时给予中药治疗，早期以清热凉血为主，兼以活血化瘀；中期则以活血化瘀为主，兼以清热明目；晚期可以滋补肝肾，益气明目。药物疗法的有效性尚待评价。

（7）激光治疗：视网膜静脉阻塞激光治疗目的有二：一是治疗慢性黄斑囊样水肿，二是破坏毛细血管无灌注区，以减少新生血管的形成。

【护理评估】

（1）健康史

评估患者是否有高血压、动脉硬化等病史，血液黏度和血流动力学检查是否异常；有无嗜酒、使用雌激素、全身脱水等发病的危险因素。评估视力下降的时间、发展过程、严重程度、治疗过程等。

（2）身体状况

①症状：起病急骤，病程漫长，视力多有明显下降。

②体征：眼底主要表现为患眼视网膜静脉粗大、迂曲，血管呈暗红色，大量的火焰状出血，视网膜静脉管壁的渗漏引起视网膜水肿，病程久者可见一些黄白色硬性脂质渗出及黄斑囊样水肿。视力损害的程度则依据黄斑区出血及囊样水肿的有无及轻重而不同，一般视力损害严重。视网膜分支静脉阻塞者较总干阻塞者预后稍好。

（3）心理-社会状况

视网膜静脉阻塞发病急，病程长，视力多有明显下降，患者易产生焦虑心理。应评估患者及家属对疾病的认知。

【护理诊断】

（1）感知受损：视力下降

与视网膜出血、渗出等因素有关。

（2）焦虑

与视力下降，预后不良有关。

（3）潜在并发症

玻璃体积血、增殖性玻璃体视网膜病变、视网膜脱离、新生血管性青光眼。

（4）部分生活自理能力缺乏

视力突然下降，与生活自理困难有关。

（5）有外伤的危险

与视力下降有关。

（6）知识缺乏

缺乏视网膜静脉阻塞防护知识。

【护理措施】

（1）心理护理

患者突然视力下降，悲观、郁闷，医护人员应关心、安慰患者，消除焦虑悲伤的心情，鼓励患者树立战胜疾病的信心。告知患者基本的治疗过程及预后情况，并取得配合。主动巡视，关心患者的需求，及时予以满足。

（2）用药护理

用药期间注意观察药物的副作用。应用抗凝血药物时应检查纤维蛋白原及凝血酶原时间，如果检验指标低于正常时，及时通知医师停药。

（3）激光治疗护理

治疗前应测眼压、散瞳，向患者解释和说明治疗目的和配合方法，消除患者的紧张心理，适应暗室环境。

（4）手术治疗护理

玻璃体积血可考虑行玻璃体切割手术，术后按玻璃体切割术后护理常规。

（5）基础护理

主动巡视，关心患者的需求，及时予以满足。保持床单元卫生及患者的个人卫生。

【健康教育】

（1）嘱患者严格按医嘱用药，定期复查，及早发现视网膜缺血和新生血管，以便早期治疗。

（2）积极治疗高血压、糖尿病、动脉硬化等全身性疾病。

（3）饮食注意低脂肪、低胆固醇、清淡易消化，保持大便通畅。

第二节　视网膜动脉阻塞患者的护理

视网膜动脉阻塞（RAO）是指视网膜中央动脉或其分支阻塞。视网膜中央血管为终末血管，当动脉阻塞后，该血管供应的视网膜营养中断，引起视网膜的功能障碍，严重者将失明。

【临床表现】

（1）视网膜中央动脉主干阻塞

表现为突然发生一眼无痛性完全失明，患眼瞳孔直接光反射消失，间接光反射存在。眼底典型表现：后极部视网膜灰白水肿，而在黄斑中心凹可透见脉络膜血管的橘红色反光，即"樱桃红"点。眼底荧光素血管造影可见阻塞动脉和相应静脉充盈迟缓，严重者无灌注。受累的动静脉血流变细，视网膜循环时间延长。

（2）视网膜动脉分支阻塞

表现为视野相应区域突然出现阴影；视力受损程度与眼底表现取决于视网膜动脉阻塞的部位和程度。眼底检查可见部分视网膜灰白水肿。眼底荧光血管造影：早期动静脉充盈时间延长，阻塞远端静脉渗漏荧光素，管壁及周围组织着染。

（3）视网膜毛细血管前小动脉阻塞

一般无视力下降，可因阻塞部位和影响范围而表现视力或视野改变。眼底检查可见阻塞处视网膜出现小片状混浊，即棉绒斑，于数周或数月后消退。眼底荧光血管造影（FFA）显示毛细血管前小动脉阻塞区呈现斑片状无灌注，邻近毛细血管扩张，晚期可见荧光素渗漏。

【辅助检查】

（1）眼底荧光素血管造影（FFA）可显示视网膜动脉充盈时间明显延迟或可见视网膜动脉充盈前锋。视网膜动脉管腔内荧光素流变细，呈节段状或搏动性充盈；视野检查可提示病变程度和范围。

（2）血脂、血液黏稠度、血糖等检验可能有助于诊断。

【治疗原则】

应尽早、尽快予以抢救性治疗，包括降低眼压、吸高压氧或高浓度氧、扩张血管和溶解栓子，务求使视力恢复到最好，同时应积极治疗原发病。

（1）降眼压

眼球按摩、前方穿刺、口服醋甲唑胺（尼目克司），使栓子松动向末支小血管移动，减少视功能的受损范围，改善灌注。

（2）吸氧

吸入高压氧或高浓度的氧，能增加脉络膜毛细血管血液的含氧量，从而缓解视网膜的缺氧状态。

（3）药物治疗

①血管扩张剂：球后注射妥拉苏林或全身应用血管扩张剂，如立即吸入亚硝酸异戊酯或舌下含服硝酸甘油片，可促使血管扩张。

②纤溶制剂：对疑有血栓形成或纤维蛋白原增高的患者可应用纤溶制剂如静脉滴注尿激酶，用药期间要检测血纤维蛋白原。

③抗凝剂：口服阿司匹林或活血化瘀药。

④改善微循环药物：可用银杏达莫注射液、丹参注射液、川芎注射液等静脉滴注。

（4）对因治疗

进行全身检查，特别注意颈动脉及心血管系统的异常体征以寻找病因，积极治疗全身疾病，并预防健眼发病。

【护理评估】

（1）健康史

询问患者的年龄，有无高血压、糖尿病、心脏病、颈动脉粥样硬化等病史。有无视力一过性丧失但自行恢复的病史。了解患者出现视力障碍的时间、诱因，有无采取治疗措施等。

（2）身体状况

①症状：视网膜中央动脉主干阻塞者表现为突然发生一眼无痛性视力丧失，90%的患者初诊视力在指数至光感之间。某些病例发病前有阵发性黑蒙史。分支阻塞者视力可有不同程度下降，视野某一区域突然出现遮挡。

②体征：患眼瞳孔散大，主干阻塞的患眼瞳孔直接光反射消失，而间接光反射存在。

（3）心理-社会状况

视网膜动脉阻塞起病急，视力突然丧失或视野突然出现遮挡，特别是短时间内视力恢复不明显者，会出现严重的焦虑、恐惧、紧张心理。本病多为单眼发病，无痛性，所以容易被患者忽视。应评估患者的年龄、性别、文化程度以及对疾病的认知。

【护理诊断】

(1) 感知受损：突然视力丧失或视野缺损

与视网膜动脉阻塞有关。

(2) 自理缺陷

与视功能障碍有关。

(3) 焦虑

与视力突然下降或视野遮挡有关。

（4）有外伤的危险

与视力下降有关。

(5) 知识缺乏

缺乏视网膜动脉阻塞的防治知识。

【护理措施】

(1) 急救护理

视网膜动脉阻塞是眼科致盲急症，阻塞在1小时解除，视功能多可恢复；阻塞在3~4小时，中心视力多数不能恢复。因此，一经确诊，必须分秒必争配合医师进行抢救，立即舌下喷保欣宁（一喷相当于0.4mg硝酸甘油），喷药时嘱患者屏住呼吸，避免将药吸入，每隔1小时喷1次，连续喷2次，以扩张视网膜中央动脉及解除痉挛，同时监测血压。压迫按摩眼球，扩张血管，降低眼压，减轻视网膜动脉灌注的阻力，使栓子冲到周边，减少阻塞范围。按摩眼球的方法：闭眼后用手掌大鱼际肌在上眼睑压迫眼球5~10秒，压力不要太大，然后立即松手10~15秒，重复5~10次。吸氧：急救期（12小时内）给予中流量吸氧1小时，每天2次；急救期后予低流量吸氧2小时，每天2次，以缓解视网膜缺氧状态。建立静脉通道，遵医嘱予静脉注低分子右旋糖酐，改善微循环。

(2) 心理护理

患者因突然视物不清甚至黑蒙以及入院后一系列抢救治疗措施，产生不同程度的恐惧、紧张、焦虑心理，而这些不良的心理应激反应会引起血管活性物质分泌增加、小动脉痉挛，从而加重网膜缺血、缺氧，加重病情。医护人员需保持镇静，在快速抢救的同时安抚患者、稳定情绪，让患者明白不良心理会直接影响治疗效果，取得患者的主动配合。

(3) 注意观察视力变化

视网膜动脉阻塞如果能在视网膜缺血、坏死等不可逆损害之前恢复血液循环、改善缺氧状况，视力有望迅速提高。注意观察视力变化，急救期（12小时）应1~2小时检查1次，急救期后每天检查2次。视力改变及时报告医师做好相应的处理。

（4）注意观察药物反应

视网膜动脉阻塞的治疗重点是扩张血管，增加血流灌注，减少视网膜缺血缺氧。保欣宁与其他降压药相互作用，会大大增强降压效果，可出现低血压、晕厥、心肌梗死等。因此，治疗过程中要注意观察药物副反应，特别要监测血压变化情况。嘱患者卧床休息，避免低头、突然站起等动作，以防直立性低血压。

（5）相关疾病护理

据报道，视网膜动脉阻塞与高血压、心脏病、糖尿病和动脉粥样硬化等疾病有直接关系，是造成视网膜血管阻塞的危险因素，因此在治疗视网膜动脉阻塞的同时应积极治疗全身疾病，并做好相关护理。

（6）出院健康指导

合并全身疾病的患者，出院后要继续内科系统治疗。糖尿病、高血压患者，定期检查血糖、血压，控制血糖、血压在正常范围，戒烟、戒酒，养成良好的生活习惯。教会患者自行按摩眼球的方法。指导患者如果复发或另一眼发病时，应保持镇静，并尽快到医院就诊的同时自行按摩眼球。

【健康教育】

（1）指导患者积极治疗动脉硬化、高血压、糖尿病等危害身体健康的慢性疾病，避免情绪紧张、劳累、精神压力过大等。

（2）讲解本病的特点，教会患者预防和自救的方法。告诉患者视网膜动脉阻塞发病后，1小时内阻塞得到缓解，视力可以恢复；超过4小时则很难恢复。因此，一旦出现相关症状，应立即就诊。

第三节　视网膜血管炎患者的护理

视网膜血管炎是多种原因引起，可同时有眼内其他部分的炎症，是非特异性的血管周围浸润、血管壁增厚形成白鞘。常伴有中间葡萄膜炎、病毒性视网膜炎、Behcet病、系统性红斑狼疮、多发性硬化、结节病等。

特发性视网膜血管炎即Eales病（曾称为视网膜静脉周围炎），病因不明，多发于 20~40 岁的男性，易复发。

【临床表现】

初期多不自觉，常于视网膜出血后开始引起患者注意，如少量出血侵入玻璃体时，患者眼前常有条索状黑影，随眼球转动而飘动，出现飞蚊症；出血多时，视力极度下降，甚至仅辨指数、手动或光感。

发病初期眼底周边部小静脉壁上出现宽窄不一的白鞘，在受累静脉附近还可见到点状或火焰状出血。由于静脉管壁受到病变压迫和牵拉，静脉呈现曲张、折断和不规则状态，色暗。如病情继续发展，静脉可因破裂或血栓形成而发生大出血。如流入下玻璃体内，眼底无法窥见。初次发作出血一般可以吸收，视力多可恢复正常；如反复出血，因血液凝固和机化，可在玻璃体内形成大小不一与形状不同的结缔组织条索或膜状物，其上有新生血管，又称为增殖性视网膜炎。这些结缔组织收缩时，可发生牵拉性视网膜脱离，视力难以恢复。如出血过多，可继发出血性青光眼。

【辅助检查】

（1）眼底荧光血管造影：活动期病变的小静脉迂曲有渗漏斑，附近有无灌注区，新生血管部位有广泛渗漏，水肿区有荧光素染色，出血斑遮盖荧光成暗斑。在静止期病变，小静脉壁荧光染色，附近的血管吻合及新生血管明显扭曲伴有渗漏。如累及视网膜中央静脉主干，造影可出现视网膜中央静脉阻塞。

（2）全身检查：胸部 X 线检查、结核菌素试验、血液检查、免疫学检查，由于本病大多为结核变态反应所致，临床常做结核菌素试验。

【治疗原则】

（1）一般治疗

卧床休息、包扎双眼或戴针孔眼镜以限制眼球活动，应用止血药。

（2）病因治疗

增强全身抵抗力；试用抗结核治疗；有局部病灶者应去除。

（3）糖皮质激素

对抑制炎症和减少机化物的形成可能有一定作用。可口服泼尼松 30mg，隔天 1 次，以后逐渐减量，维持数月。

（4）激光光凝治疗

封闭病变血管以预防出血，光凝无灌注区以预防新生血管。

（5）玻璃体切除手术

严重玻璃体积血在 3 个月内不见消退，并有机化膜形成，有发生牵拉性视网膜脱离危险者可行玻璃体切除手术，联合激光光凝。

（6）其他辅助治疗

内服卡巴克洛（安特诺新）、维生素 K、维生素 C、芦丁、钙剂及活血止血中药等。

【护理评估】

（1）健康史

了解患者的年龄，询问患者是否有中间葡萄膜炎、病毒性视网膜炎、系统性红斑狼疮、多发性硬化、多发性动脉炎、结节病等。

（2）身体状况

双眼受累，且病情常不一致；眼底检查见周边部一处或数处静脉小分支充盈迂曲，附近有出血及渗出病灶，静脉管壁白鞘或浑浊。

（3）心理－社会状况

视网膜静脉周围炎易反复发作，评估该病对患者工作、学习、生活带来不便以及对视网膜静脉周围炎的防治及预后的认知度。

【护理诊断】

（1）感知紊乱

与视力下降、玻璃体积血有关。

（2）部分生活自理能力缺乏

与视力下降、生活自理困难有关。

（3）焦虑/恐惧

与视力下降、担心预后不良有关。

（4）有外伤的危险

与视力下降有关。

（5）知识缺乏

缺乏视网膜静脉周围炎防护知识。

（6）感知改变：视力下降

与视网膜出血、渗出等因素有关。

（7）潜在并发症

继发出血性青光眼、增生性视网膜病变、牵拉性视网膜脱离。

【护理措施】

（1）心理护理

患者系青壮年人，是家庭的经济支柱，视力逐渐下降，悲观、郁闷，医护人员应关心、安慰患者，消除焦虑悲伤的心情，鼓励患者树立战胜疾病的信心。

（2）治疗及用药护理

①体位：玻璃体积血时应卧床休息，包扎双眼，半卧位休息，让血液沉积于玻璃体下部。

②其他治疗：早期给予肾上腺皮质激素；给予抗结核治疗，异烟肼口服；服用止血活血中药，给予止血药物，口服芦丁、维生素 A 等。根据全身情况应用抗生素，注意观察用药后反应；激光治疗，封闭视网膜病变血管。

③手术治疗：玻璃体积血经用药等治疗 3~6 个月后无好转者，或有牵引性视网膜脱离，应行玻璃体切割术。玻璃体切割手术后按玻璃体切割术后护理常规。

④基础护理：加强巡视，保持床单元卫生及患者的个人卫生。

【健康教育】

（1）饮食

多食富含维生素、蛋白质的食物，禁食辛辣刺激性食物，保持排便通畅。

（2）活动

玻璃体活动期出血应卧床休息，限制活动，手术期应避免剧烈活动，适度即可，避免疲劳、精神紧张及各种不良刺激。

（3）用药

指导正确用药，如抗结核药物的注意事项。

（4）检查

早期玻璃体积血 3~6 个月期间应 2 周复查一次，手术后第 1 周、半个月、1 个月、3 个月定期门诊随访，检查视力，如出现视力下降应立即就医。

第四节　糖尿病性视网膜病变患者的护理

糖尿病性视网膜病变常见于糖尿病患者的视网膜血管疾病,其最早可见的眼底改变包括微血管瘤和出血,进而发展为视网膜毛细血管无灌注,导致出血数量增加、棉絮斑和视网膜内微血管异常,持续的无灌注最终可以导致视网膜血管的闭塞和病理性增殖,表现为视盘或视网膜其他部位的新生血管。导致视力严重下降的原因主要是黄斑水肿、黄斑部毛细血管无灌注、玻璃体积血或牵拉性视网膜脱离等。

【临床表现】

临床上糖尿病视网膜病变可分为两型:

(1) 单纯性糖尿病性视网膜病变

此型较多见,进展缓慢。主要改变有小动脉缺血和血管的渗透性改变。在视网膜后极部首先出现微动脉瘤、出血、渗出物和静脉扩张。这些病变多发生在糖尿病未能控制而病程较久的病例。微动脉瘤数目不等,常位于后极部视网膜深层,呈紫红色小球状,是由于视网膜循环障碍血液淤滞、组织缺氧使毛细血管变薄、扩张所致。出血可为圆形或不规则的小出血斑,位于视网膜外网状层。棉絮状渗出物是由于视网膜小动脉末梢闭塞导致局部视网膜缺血所致。淡黄色硬性渗出物边缘清楚,有时混杂有发亮的胆固醇结晶,围绕黄斑区呈环状排列。视网膜静脉扩张,甚至可呈腊肠状。

(2) 增殖性糖尿病性视网膜病变

此型特征是在单纯性糖尿病性视网膜病变的基础上出现新生血管及增殖性病变。脆弱的新生血管易引起反复出血,伴有视网膜纤维组织增殖。新生血管形成是从血管内皮细胞芽开始,可通过内界膜伸展到视网膜表面。视盘前新生血管纤维增殖,通常呈扇形或辐射状伸长,常黏附在玻璃体后面,甚至突入玻璃体中,可导致玻璃体积血和牵拉性视网膜脱离(表1-11-1)。

表 1-11-1　糖尿病性视网膜病变分期标准

分型	分期	视网膜病变
单纯型	I	有微动脉瘤或并有小出血点：（+）较少，易数；（++）较多，不易数；荧光造影时血点不显影
	II	有黄白色"硬性渗出"或合并有出血斑：（+）较少，易数；（++）较多，不易数
	III	有白色"软性渗出"或合并有出血斑：（+）较少，易数；（++）较多，不易数
增殖型	IV	眼底有新生血管或合并有玻璃体积血
	V	眼底有新生血管和纤维增殖（后者更易发生于高血压患者）
	VI	眼底有新生血管和纤维增殖，并发视网膜脱离

【辅助检查】

眼底荧光素血管造影检查：视网膜动脉变窄，毛细血管出现微血管瘤、渗漏，在阻塞支静脉近端与远端之间侧支形成，出现新生血管和纤维增殖，有的出现大片毛细血管无灌注区。

【治疗原则】

（1）积极控制高血糖

长期控制血糖在正常范围可减少视网膜病变的发生和发展。

（2）积极控制血压和血脂

高血压和高血脂均可使血管发生病理改变，加上血糖增高更易使病变恶化，故应积极控制血压和血脂至正常水平。

（3）眼部治疗

非增生期早期可口服具有调节微血管壁的生理功能、降低血浆黏稠度、调节微循环功能的药物，如导升明、多贝斯、递法明等。对黄斑水肿和黄斑囊样水肿者可行氪黄激光局灶或格栅光凝术，减轻水肿。进入高危期或有新生血管时应做全视网膜光凝术。对于玻璃体大量出血或增生膜形成者可行玻璃体切割术和（或）膜剥离术。

【护理评估】

(1) 健康史

多发生于中、晚期糖尿病患者。常双眼发病,先后玻璃体积血致失明。

(2) 身体状况

①症状:多数患者有糖尿病多饮、多尿、多食和体重下降等全身症状。眼部症状表现为不同程度的视力障碍等。

②体征:视网膜病变表现为微动脉瘤、视网膜出血、新生血管、增生性玻璃体视网膜病变和牵引性视网膜脱离等。

(3) 心理-社会状况

糖尿病性视网膜病变晚期严重影响视力,甚至失明,影响患者的生活、工作,患者可能产生严重的焦虑、悲观情绪,因此要注意评估患者的心理状态。还要注意评估患者的年龄、饮食习惯、生活习惯、经济状况、对疾病的认知等。

【护理诊断】

(1) 感知受损:视力下降

与视网膜出血及渗出等因素有关。

(2) 潜在并发症

新生血管性青光眼、牵引性视网膜脱离等。

(3) 知识缺乏

缺乏糖尿病性视网膜病变防治知识。

(4) 有外伤的危险

与严重视力下降有关。

(5) 部分生活自理能力缺乏

与双眼视力下降、生活自理困难有关。

(6) 焦虑/恐惧

与长期患糖尿病及严重视功能障碍、担心预后有关。

【护理措施】

(1) 心理疏导

患者因突然出现视物模糊、视力下降,而显现出过分恐惧、焦虑,担心术眼视力能否恢复,针对患者的思想动态,我们用温暖的语言安慰患者，稳定患者的情绪，鼓励其积极配合治疗，并向患者介绍以往治疗成功的病例，增加患者治愈的信心。护理人员在为患者做处置时多与患者交谈，多沟通，用朴实的语言、亲切的眼神和患者交流，使之感受到被尊重、被关心，最终取得患者的信任，使患者树立信心，有一个最佳的心态接受治疗。

（2）指导患者保持充足的睡眠

激光治疗时要配合医师保持稳定的姿势，眼睛不能随意转动，以免意外灼伤黄斑中心或大血管，严重影响视力，激光治疗后当天最好免看电视或过度用眼，避免做低头运动及用力运动。

（3）饮食指导

积极有效地控制血糖，使血糖降至正常或接近正常。患者尽量少用或不用糖类点心、甜饮料、油炸等高热能食品，少吃酱菜等盐腌制食品，少吃动物油脂，尽量选用植物油，多吃蔬菜，尤其是深色蔬菜、胡萝卜，适当增加海产品的摄入，如海带、紫菜、海鱼等。镁低的糖尿病患者容易并发视网膜病变，适当地补充镁是防止视网膜病变的有效措施。含镁丰富的食品有绿叶蔬菜、小米、荞麦面、豆类及豆制品等。

（4）积极治疗高血压

高血压会促使糖尿病视网膜病变的发生，且加速其发展。

（5）早期发现眼部并发症

①对没有视网膜病变的糖尿病患者，要每年检查1次眼底。有糖尿病性视网膜病变的患者，应每隔2~4个月查1次眼底，并及时行眼底造影检查，行激光光凝治疗，以维持良好的视力，保证患者的生活质量和工作能力。

②糖尿病妇女在计划怀孕前12个月内及确定怀孕时应查眼底，以后按照医师要求定期复查。

③眼压增高，视力下降。已发现视网膜病变，不能解释的眼部症状、增殖性视网膜病变、黄斑水肿，都要请眼科医师全面检查。

【健康教育】

（1）告知患者控制血糖的意义，指导患者进食糖尿病饮食，并向患者介绍饮食治疗的目的、意义及其具体措施，并监督落实。

（2）指导患者遵医嘱用药和检查眼底，以便能早期发现糖尿病视网膜病变。

（3）向患者或家属传授糖尿病和糖尿病视网膜病变的预防和治疗知识，强调控制血糖的意义。向患者介绍饮食治疗的目的、意义及具体措施，并监督落实。

（4）指导患者按医嘱用药，并定期复查眼底。

（5）告知患者发现异常及时就诊，如出现眼痛、头痛、雾视、虹视、视力突然下降，可能是新生血管性青光眼的发生。

第五节　高血压性视网膜病变患者的护理

高血压性视网膜病变（HRP）是由于高血压导致视网膜血管内壁损害的总称。高血压是以体循环动脉压增高为主要表现的临床综合征，70%患者可导致高血压性视网膜病变。高血压导致的眼底改变与患者年龄、血压升高程度、病程长短有关。年龄愈大、病程愈长，眼底改变的发生率愈高。

【临床表现】

（1）慢性高血压性视网膜病变

视网膜动脉对高血压的反应是血管痉挛、变窄，血管壁增厚，严重时出现渗出、出血和棉絮斑。临床上可有不同程度的视力下降，与视网膜损害的程度、部位有关。根据 Keith-Wagener 的分类法将高血压性视网膜病变分为四级。

Ⅰ级：主要是血管的收缩、变窄。视网膜动脉普遍轻度变窄，特别是小分支，动脉反光带增宽，有静脉隐蔽现象，在动静脉交叉处透过动脉管壁见不到其深面的静脉血柱。

Ⅱ级：主要表现为动脉硬化。视网膜动脉普遍或局限性缩窄，反光增强，呈铜丝或银丝状，动静脉交叉处压迹明显，表现为隐匿合并偏移（Salus 征）、远端膨胀（静脉斜坡）或被压呈梭形（Gunn 征），并可呈直角偏离；视网膜可见硬性渗出或线状小出血。

Ⅲ级：主要表现为渗出，可见棉絮斑、硬性渗出、出血及广泛微血管改变。

Ⅳ级：在Ⅲ级改变的基础上伴有视盘水肿和动脉硬化的各种并发症。

（2）急进型高血压性视网膜病变

多见于 40 岁以下青年。最主要的改变是视盘水肿和视网膜水肿，称为高血压性视神经视网膜病变。同时可见视网膜火焰状出血、棉絮斑、硬性渗出及脉络膜梗死灶。

【辅助检查】

眼底荧光素血管造影检查：视网膜动脉变窄，静脉充盈迂曲。毛细血管渗漏；一些毛细血管闭塞，形成小的无灌注区，周围毛细血管扩张，有微血管瘤形成。

【治疗原则】

（1）积极治疗高血压，将血压控制在理想范围之内。进低盐、低脂饮食。眼部病变给予对症治疗，如渗出或出血可使用吸收剂、维生素 C、维生素 E、路丁、碘剂及血管扩张剂。

（2）对视网膜发生大面积毛细血管无灌注区或已产生新生血管者，应采用激光进行视网膜光凝。

【护理评估】

（1）健康史

了解患者是否有高血压病史，平常血压控制情况，是否出现并发症。

（2）身体状况

因视网膜损害的程度和部位不同，而有不同程度的视力下降。

（3）心理-社会状况

高血压性视网膜病变患者晚期出现视力障碍影响生活时会产生焦虑心理。还要评估患者的饮食习惯、生活方式、有无不良嗜好以及对疾病的了解和认识程度。

【护理诊断】

（1）感知受损：视力下降

与视网膜及视神经损害有关。

（2）焦虑

与视力下降、病程长、反复发作等因素有关。

（3）潜在并发症

玻璃体积血、增殖性玻璃体视网膜病变、视网膜脱离。

【护理措施】

1. 基础护理

指导患者进低盐、低脂、低胆固醇饮食；改变不良的生活习惯，如戒烟、戒酒；遵医嘱服用降血压药物并监测血压，定期检查眼底。

2. 生活护理

协助患者制订合理的生活习惯，指导其保证充足的睡眠，适当运动，并保持乐观的情绪。

3. 心理护理

通过与患者的交流，了解患者的焦虑程度，给予心理安慰；介绍疾病的有关知识，帮助患者树立信心。

4. 眼底血管造影护理

（1）治疗前护理

①向患者解释操作目的、方法、注意事项，取得配合，并协助医师签署知情同意书。

②评估患者全身情况，了解患者是否有过敏史、高血压、心脏病、支气管哮喘等全身病史。测量血压、脉搏，如果 BP>160/100mmHg，要报告医师处理或暂缓造影检查。

③滴用美多丽散瞳剂，充分散瞳。

④准备过敏试验的荧光素钠或吲哚青绿稀释液：用5ml注射器抽取

0.05ml 荧光素钠或吲哚青绿原液，再抽取 5ml 附带的灭菌注射用水稀释成 0.2% 荧光素钠或吲哚青绿皮试液，换上 7# 头皮针，做好标记，放于无菌盘内备用。

⑤开放静脉，确保静脉注射不外渗。

⑥先进行过敏试验：静脉缓慢推注荧光素钠稀释液 3ml，严密观察患者反应，确认患者无过敏反应。

（2）治疗中护理

1）准备静脉注射造影剂：遵医嘱备好造影剂，成人常用量 5ml（10%）或 3ml（25%），也可按照体重 15~30ml/kg。

2）帮助患者安置舒适的头位，调整好所需的扫描部位，并先拍摄双眼眼底照片。

3）观察进针局部有无渗漏，确认针头在静脉内。遵医嘱于 4~5 秒内快速静脉推注造影剂。

4）启动计时器并记录时间，于图像监视器上观察造影过程，储存所需图像，打印出具有代表性的造影图像。

5）检查过程中密切观察患者病情变化和造影剂的不良反应：①如发现造影剂外渗，应立即停止注射；局部用 50% 硫酸镁溶液湿敷，24 小时后改热敷；②造影剂常见不良反应有口麻、气短、胸闷、眼结膜充血、恶心、呕吐、眩晕等，常在注射后 30 秒内发生，反应发生率和严重程度与注射剂浓度和注入量有关。告知患者有恶心感时，要做深呼吸，如可耐受者继续检查；③如出现荨麻疹需继续观察，待荨麻疹消退后再离开。严重者口服氯苯那敏（扑尔敏）；④如出现过敏性休克，应立即进行抢救。

（3）治疗后护理

①造影完毕后保留静脉注射针 10~15 分钟，注意患者的不良反应。如无明显不适再拔针，并嘱患者局部按压 3~5 分钟。

②嘱患者多饮水，以加快造影剂排泄。

③告知患者造影剂静脉注射后皮肤和尿液暂时染色，视物有黄色或粉红色感觉，不需要特殊处理。

【健康教育】

（1）指导患者进低盐、低脂、低胆固醇饮食。改变不良的生活方式，如戒烟、限酒，保证充足的睡眠，适当运动，并保持乐观的情绪。

（2）指导患者按医嘱服用降血压药物，定期测量血压、检查眼底，注意药物不良反应。

第六节　中心性浆液性脉络膜视网膜病变患者的护理

中心性浆液性脉络膜视网膜病变（CSC）是眼底黄斑后极部类圆形区视网膜下透明液体积聚，多见于 20~45 岁的男性，是一种自限性疾病，预后较好，但可复发。

【临床表现】

患眼视力下降，视物变暗、变形、变小、变远，伴有中央相对暗区；眼前节无任何炎症表现，眼底黄斑区可见 1~3PD 大小、圆形或椭圆形扁平盘状浆液性脱离区，沿脱离缘可见弧形光晕，中央凹反射消失。病变后期，盘状脱离区视网膜下可有众多细小的黄白点。

【辅助检查】

（1）FFA 检查

静脉期在视网膜浆液性脱离区内出现一个或数个荧光素渗漏点。呈喷射状上升或墨渍样弥散扩大。渗漏较重者，晚期视网膜下液荧光素染色，可显示出浆液性脱离区轮廓。

（2）OCT 检查

可见黄斑盘状脱离区视网膜隆起，其下呈液性暗区，常常伴有一个或数个 RPE 脱离隆起，RPE 下液性暗区。多数病例在 3~6 个月内自愈，视力恢复，但视物变形和变小可持续 1 年以上。

【治疗原则】

由于确切病因不明，因而缺乏针对病因的有效治疗。严禁使用糖皮质激素。

（1）激光治疗

可缩短自然病程，对于中心凹以外的渗漏点，病情反复发作、迁延不愈，或强烈要求治疗的患者，可考虑行激光治疗。

（2）光动力治疗

目的同激光治疗，适用于中心凹附近的渗漏点。

【护理评估】

（1）健康史

询问患者的发病年龄、性别、起病时间、起病的缓急，疾病发作次数、有无规律性，用药情况等。

（2）身体状况

①症状：常单眼或双眼视物模糊，但视力常不低于 0.5，且可用凸透镜部分矫正；同时患眼可有视物变小、变远，眼前固定暗影。

②体征：眼底检查可见黄斑有一圆形反光轮，中心凹暗红，光反射消失。黄斑区可见灰白色视网膜后沉着物，后极部视网膜盘状脱离。

（3）心理－社会状况

由于视力下降，再加上病情常常反复发作，因此部分患者对治疗缺乏信心。

【护理诊断】

（1）感知受损：视力障碍、视物变形

与黄斑区沉着物等因素有关。

（2）知识缺乏

缺乏中心性浆液性脉络膜视网膜病变的防治知识。

（3）焦虑

与视力下降、变形、变色等影响生活、工作、学习有关。

（4）有受伤的危险

与视力下降及视物变形有关。

（5）疼痛：眼痛、头痛

与眼底光凝术后有关。

【护理措施】

1. 向患者解释中心性浆液性脉络膜视网膜病变的发病机制及具有自限性的特点，但也应积极配合治疗。注意生活起居，减轻工作压力，安定情绪。

2. 安排 FFA、OCT 检查，如需激光光凝，做好解释和光凝前散瞳等准备工作。

3. 禁用糖皮质激素及血管扩张药。

4. 眼底激光光凝术的护理

眼底激光光凝术是治疗多种眼底疾病的重要手段之一，其治疗的主要原理是利用激光的生物热凝固效应，破坏视网膜的异常组织，产生瘢痕，以达到控制眼底病变。激光治疗的目的是减少新生血管因子形成，促使已有的新生血管退缩，预防以后再生的新生血管，保存有用的视功能，明显降低视力丧失的比率。

（1）术前护理

①心理护理：激光治疗的患者往往都有视力下降，眼睛不适感，再加上其他全身疾病的痛苦，担心激光术后的愈合，患者常出现焦虑、恐惧等心理反应。因此，做好心理护理，说明激光治疗的必要性，安慰患者，体贴患者，帮助患者，使患者得到心理平衡。

②术前检查：术前做好视力、验光、眼压检查，眼底血管造影，必要时检查视野。根据患者的身体情况检查血常规、血糖、血压、凝血酶原时间及肝功能，防止并发症的发生。

③散瞳：术前用美多丽充分散瞳，并指导患者眼球转动的训练，以便术中的配合。

（2）术后护理

①激光光凝术后，患者出现疼痛感以及一过性的视力下降，再加上激光术中的紧张，离开激光机时可有头晕、视物模糊等症状。因此，嘱患者闭眼睛 3 分钟，站起身不要过快，扶持患者离开激光机，以免晕倒以及碰伤等意外事故的发生。

②激光治疗后，少数患者出现眼底出血、视盘水肿、视力下降等情况，这与患者的原有眼底病严重程度有关。因此，对患者热情，多同情患者，关心患者，使患者树立生活的信念，战胜疾病的信心。

③糖尿病患者激光术后，严格控制血糖水平。因为血糖控制的好坏与激光光凝术后的治疗效果成正比。因此，嘱患者进餐要定时定量，避免暴饮暴食，要戒烟酒，多吃高纤维素食品，进行有规律的合适运动，减慢眼底病变的发展速度。

④高血压及肥胖患者激光术后，控制血压、血脂。如有高血压、高血脂时，血液黏稠，再次出现静脉阻塞及眼底出血的比率高。因此，嘱患者在医师的指导下合理用药，宜进清淡、低脂、低胆固醇、低热量、低钠饮食，生活要规律，避免过于紧张、劳累，避免再次静脉阻塞及眼底出血的发生。

⑤激光治疗结束后，患者10天后复诊1次，如无异常可延长复诊时间，遵医嘱用药如递法明等，保护现有的健康视网膜。如有异常随时复诊。

⑥中心性浆液性视网膜病变患者激光术后，遵医嘱用药治疗，避免熬夜，避免精神紧张的劳动，保持充足的睡眠，促进视力恢复。

【健康教育】

（1）告知患者中心性浆液性脉络膜视网膜病变的发病机制，指导日常生活调理。

（2）做好 FFA、OCT 等项检查的解释工作，消除患者的紧张心理，使其配合检查；如需行激光治疗，指导患者如何适应暗室环境，并做好散瞳准备。

（3）指导患者此病的相关知识，如何预防复发。

第七节　年龄相关性黄斑变性患者的护理

年龄相关性黄斑变性（AMD）是发达地区50岁以上人群常见的致盲眼病。患者可双眼先后或同时发病，视力出现进行性损害。该病发病率随年龄增长而增加，是60岁以上老人视力不可逆性损害的首要原因。临床表现具有下述一个或多个特点：玻璃膜疣形成；视网膜色素上皮层异常，如脱色素或色素增生；累及黄斑中心凹的视网膜色素上皮和脉络膜毛细血管地图样萎缩；新生血管（渗出）性黄斑病变。

【临床表现】

临床上年龄相关性黄斑变性有两种表现类型：

（1）干性年龄相关性黄斑变性

起病缓慢，双眼视力逐渐减退，可有视物变形。该型患者后极部视网膜外层、色素上皮层、玻璃膜及脉络膜毛细血管呈缓慢进行性变性萎缩，其特征性表现为黄斑区玻璃膜疣、色素紊乱及地图样萎缩。此外，色素上皮的变性萎缩还表现为色素紊乱、脱色素或地图样萎缩。深面的脉络膜毛细血管萎缩，可显露脉络膜大中血管。

（2）湿性年龄相关性黄斑变性

玻璃膜的变性损害可诱发脉络膜新生血管膜（CNV）形成，长入色素上皮层下或感觉层视网膜下，引发渗出性或出血性脱离。临床上患眼视力突然下降、视物变形或中央暗点。眼底可见后极部感觉层视网膜下或色素上皮下暗红、甚至暗黑色出血，病变区可隆起。病变区大小不一，大的可超越上下血管弓。病变区内或边缘有黄白色脂性渗出及玻璃膜疣。大量出血时，出血可突破视网膜进入玻璃体，产生玻璃体积血。病程晚期黄斑下出血机化，形成盘状瘢痕，中心视力完全丧失。

【辅助检查】

（1）眼底检查

玻璃膜疣、小的出血区、硬性渗出、视网膜下积液、色素上皮隆起等。

（2）荧光素眼底血管造影

为 AMD 临床诊断所必需。

（3）吲哚菁绿脉络膜血管造影

对评价某些类型的 AMD，如色素上皮脱离、边界不清的 CNV、视网膜血管瘤样增殖的病变，此项检查有意义。

（4）相干光断层扫描（OCT）

可以确定视网膜下积液和视网膜增殖的厚度，提供一些造影的补充信息，可酌情选择。

【治疗原则】

目前尚无有效治疗和根本性预防措施。

（1）玻璃体腔内注射 Avastin

Avastin 是一种新生血管抑制剂，以少剂量药物行玻璃体腔注射，抑制新生血管再生，提高视功能。

（2）激光治疗

软性玻璃膜疣可行激光光凝或微脉冲激光照射，促进吸收。对于中心凹外 200μm 的典型性脉络膜新生血管膜，可行激光光凝治疗。

（3）光动力疗法

近年来对中心凹下脉络膜新生血管膜，采用光动力疗法（PDT）、810nm 红外激光经瞳孔温热疗法（TTT）。

（4）手术治疗

主要有视网膜切开 CNV 取出术和黄斑转位术，CNV 取出后联合自体视网膜色素上皮细胞脉络膜植片移植是近年来研究探索的新方法。

【护理评估】

（1）健康史

询问患者的发病年龄，有无家族史，视力损害是否为进行性。

（2）身体状况

早期患者常诉中心视力减退、视物模糊（尤其在看近时），是大部分患者的首发症状，但很多时候患者没有症状或仅有视物疲劳，视物变形，如视物变小、变远；后期可有严重视力障碍。

（3）心理-社会状况

由于年龄相关性黄斑变性导致视力下降，而且是不可逆性的，因此患者对治疗缺乏信心，常常表现为焦虑状态。

【护理诊断】

（1）感知受损：视力下降

与视网膜色素上皮变性、出血、渗血、瘢痕改变等因素有关。

（2）焦虑

与本病治疗效果不佳、担心预后有关。

（3）知识缺乏

缺乏年龄相关性黄斑变性防治知识。

（4）感知障碍

与视力下降有关。

（5）有外伤的危险

与视力下降、视物模糊有关。

（6）自理能力缺陷

与视力下降及视物变形有关。

【护理措施】

1. 心理护理

主动了解患者的心理状态和心理感受，对其不良的情绪进行心理干预。鼓励患者以积极乐观的心态面对疾病，并增强战胜疾病的信心。

2. 安全护理

将日常生活用品放在患者触手可及之处，合理安排病房内设施摆放，走廊保持通畅。

3. 玻璃体腔内注射 Avastin 围术期护理

（1）术前护理	（2）术后护理
做好各种术前检查，如血常规、心电图、凝血功能等；术前30分钟冲洗患者患眼泪道和结膜囊，以排除慢性泪囊炎和防止眼内感染；充分扩瞳至直径不小于7mm，以便玻璃体腔内注射的顺利完成。	①加盖无菌纱布，保护术眼，避免感染和碰伤。②严密观察眼压变化，注射后3天内每天测眼压2~3次，维持眼压22mmHg以下。③注意休息，保持头高位。

4. 光动力疗法的护理

（1）治疗前准备

①测量身高、体重，计算体表面积，计算光敏剂的用量。
②治疗前30分钟用托吡卡胺眼液散大瞳孔。
③告知治疗中的注意事项，取得患者的配合。
④药液现配现用，只能用5%葡萄糖溶液配制光敏剂，不能使用生理盐水。
⑤嘱咐患者准备好深色长袖衣裤、遮阳伞和遮光眼镜。

（2）治疗中配合

①选用留置针建立静脉通道，先推注5%葡萄糖溶液以确保留置针在血管内，然后再推入药液。应确保药液全部注入血管内，保证剂量准确。

②保持患者头部位置固定及治疗眼固视，避免头部移动。

③配制好的药液如不能立即使用，应放在避光袋内保存。

④推药过程中注意观察病情变化，了解患者有无不良反应。

⑤防止药液渗入皮下，如出现渗漏时应立即停止注射，局部冷敷及避光，外涂消炎药。

（3）治疗后护理

①嘱咐患者治疗结束后立即戴上太阳镜、着长袖衣裤，避免光线照射。

②强调避光的重要性，要避免日光、白炽灯光、紫外线等，涂防晒霜不能防止光线的影响。

③避光时间：48 小时内严格避光，5 天后可户外活动。

【健康教育】

（1）指导患者进食含维生素 C、维生素 A、维生素 E 丰富的食物，注意微量元素锌的补充，保证饮食营养均衡。	（2）坚持锻炼身体，保持愉快的心情和平和的心态，防止疾病侵扰。
（3）避免过强太阳光直射眼睛，夏季外出可佩戴太阳镜。	（4）患者在做光动力治疗期间要注意避光。
（5）帮助患者了解疾病的发生、发展和转归，鼓励患者配合治疗。	（6）告知患者定期复查眼底，增强自我保健意识。

第八节　视网膜脱离患者的护理

视网膜脱离是指视网膜本身组织中的神经上皮和色素上皮层分离；并非视网膜与脉络膜分离，分为原发性视网膜脱离和继发性视网膜脱离，原发性视网膜脱离男多于女，30 岁以上多见，双眼患病率约为 15%，2/3 为近视眼（高度近视为多），或有外伤史。

【临床表现】

(1) 早期症状

初发时有飞蚊征、眼前闪光感和眼前黑影飘动。

(2) 视力减退

如果黄斑区受到影响则有中心视力明显减退。

(3) 视野缺损

与视网膜脱离区相对应的视野缺损。

(4) 眼压

早期脱离面积不大时，眼压正常或稍偏低，以后眼压随脱离范围的扩大而下降。

(5) 眼底检查

脱离的视网膜失去正常的红色反光而呈灰白色隆起，大范围的视网膜脱离区呈波浪状起伏不平。严重者视网膜表面增殖，可见固定皱褶。

【辅助检查】

(1) 常规检查

血、尿、粪便常规均正常（WBC $8.5 \times 10^9/L$），肝、肾功能检查正常，乙肝表面抗原（−），艾滋病抗原（−），凝血四项检查正常，X线胸片及心电图检查未见异常。

(2) 专科检查

①间接检眼镜：主要做眼底病变检查。

②三面镜检查：主要是检查视网膜病变。

③眼压检测：右眼眼压 15.7mmHg，左眼眼压 16.7mmHg。

【治疗原则】

(1) 原发性视网膜脱离

行手术治疗以封闭裂孔和创造脱离的视网膜和脉络膜接触的条件。

①封闭裂孔：冷凝、电凝和激光，都能使裂孔周围的视网膜与脉络膜形成牢固的粘连。

②缩小眼球内腔：减轻玻璃体对视网膜的牵引，创造脱离的视网膜与脉络膜形成接触的条件，可行巩膜扣带手术。其手术的治愈率由单用电凝的 60% 提高到 90%。

(2) 继发性视网膜脱离

应针对各种不同的原发疾病加以治疗，如渗出性视网膜脱离在原发疾病消失后，视网膜可自行复位；牵引性视网膜脱离需行手术治疗，局部性脱离可施行巩膜外加压术，范围较大及玻璃体条索与视网膜粘连比较广泛者，需行玻璃体切割术。

【护理评估】

（1）健康史

视网膜脱离多见于高度近视眼、白内障摘除术后的无晶体眼、老年人和眼外伤患者；玻璃体积血后增生条带牵拉视网膜所致。

（2）身体状况

①症状：眼前闪光感和眼前黑影飘动。对应于视网膜脱离区的视野缺损，视力减退，甚至只有光感或完全丧失。

②体征：眼底检查示视网膜脱离区的视网膜色泽变灰且不透明，视网膜隆起并呈波浪状起伏，轻微震颤，表面有暗红色的血管爬行。在视网膜脱离中常可发现裂孔。裂孔最多见于颞上象限，呈红色，与周围脱离的灰色视网膜对比较明显。

（3）心理-社会状况

由于视网膜脱离常常影响视力，有些需要手术，因此，多数患者焦虑、悲观，担心疾病预后不好。

【护理诊断】

（1）视力下降

与视野缺损和视网膜脱离有关。

（2）潜在并发症

术后眼内出血、眼压升高，视网膜再脱离。

（3）焦虑

与视功能损害及担心预后有关。

（4）知识缺乏

缺乏对视网膜脱离的防治知识和围手术期的护理知识。

【护理措施】

（1）术前护理措施

①按眼科疾病术前护理常规。

②基础护理：保持病房的安静和整齐，患者生活用品放置在触手可及的地方，经常巡视病房、询问患者的情况，满足患者的生活需求。并且根据病情适当限制患者活动量，特别是新鲜的上方脱离时，患者必须卧床休息，并覆盖眼垫或包扎双眼，以减少眼球运动，防止视网膜脱离加重。

③卧位：如患者视网膜下部脱离应采取半卧位，上方脱离应采取仰卧头低位。

④术前宣传教育：对手术和预后及可能出现的严重后果要有充分的了解，并指导患者在手术过程中的配合，以期达到手术的最佳效果。

⑤饮食护理：视网膜脱离手术患者痛苦较大，术后1~2天多不能正常进食。叮嘱患者术前适当食用富有营养的食物，以备术后体力的消耗。

⑥术前准备：执行内眼手术常规检查及准备，术前做好全身清洁，长发女患者梳两条辫子，以利术后卧床。术前常规滴眼药消炎、剪睫毛、清洁手术区，术前一天晚给予镇静药。

（2）术后护理措施

①密切观察眼部情况，如敷料有无松脱及渗出、术眼疼痛程度等；并监测体温变化，注意有无其他全身症状，必要时遵医嘱应用镇静药或镇痛药镇痛。

②眼部敷料包扎：术后需加压包扎至少1天，往往使患者感到面部不适和疼痛，要向患者做好解释并取得合作，嘱患者不要自行拆解敷料。如敷料松动、移位、渗血或污染，应更换敷料，重新包扎。

③体位宣传教育：根据病情不同，术后遵医嘱严格执行特殊体位，如黄斑裂孔，术后注入空气后，取俯卧位。护理人员需向患者宣传体位的重要性和必要性，使患者理解并给予很好的配合。

④饮食护理：术后进半流食3天，适当吃些水果，术后24小时打开绷带，每天换药并滴、涂散瞳及消炎眼药水和眼膏。

⑤严密观察全身情况：术后患者多有恶心、呕吐等症状，可遵医嘱给予止吐药，如出现伤口疼痛，可给予口服镇痛药或肌内注射镇痛/镇静药。

⑥嘱患者不做剧烈活动，适当卧床休息，避免碰撞，保持大便通畅。

⑦健康宣传教育：预防上呼吸道感染及感冒，鼓励患者多饮水；减少病室探视人员，保证患者充分休息；出汗后及时更换病号服，保持衣服清洁干燥；协助患者搞好个人卫生。

【健康教育】

（1）术后恢复期遵医嘱继续坚持适当体位。

（2）避免眼压升高因素，在恢复期避免用力大便、咳嗽、剧烈运动或重体力劳动等，以防视网膜再次脱离。

（3）教会患者正确点眼药水的方法，按时用药，按时复查，如有异常，随时就诊。

（4）继续戴小孔镜3个月。

第九节　视网膜黄斑裂孔患者的护理

视网膜黄斑裂孔一般指黄斑部视神经上皮层局限性全层缺损。常见原因是严重眼部外伤、黄斑部囊样变性和水肿、高度近视、玻璃体牵拉等。其中老年人无明显病因引起的黄斑裂孔，称为特发性黄斑裂孔，常见于60~80岁老年人。

【临床表现】

患者自觉视力有不同程度下降，视力障碍严重程度与视网膜组织损伤程度和裂孔大小有关。黄斑部受累会引起中心视力明显下降，视物色暗、变形等。眼底检查可发现黄斑区有圆形或椭圆形边界清晰的暗红色孔，孔底可见黄色颗粒。按 Gass 分期法，可分为四个时期。

Ⅰ期：形成前期，发生黄斑中心凹脱离，视力轻度下降，视物变形。眼底检查可见黄斑中心凹有淡黄色圆点或淡黄色环，眼底荧光血管造影可正常。此期半数患者可能自行缓解。

Ⅱ期：黄斑裂孔形成期，眼底检查发现在黄斑中心凹或其周围已形成小的全层裂孔，通常 <400μm，视力明显下降。

Ⅲ期：在Ⅱ期基础上裂孔变大，>400μm，玻璃体后皮质仍与黄斑粘连。

Ⅳ期：较大的全层黄斑裂孔，玻璃体后皮质完全脱离。

【辅助检查】

（1）黄斑裂孔患者的 OCT 检查可直观显示玻璃体后皮质与黄斑裂孔的关系。

（2）视网膜脱离患者通过眼底荧光血管造影和眼部 B 超检查可协助诊断。

【治疗原则】

黄斑裂孔无明显进展可门诊随访观察。对于Ⅱ～Ⅳ期的特发性黄斑裂孔，出现明显视力下降或视网膜脱离可以选择玻璃体手术治疗，包括玻璃体注射气体、玻璃体切除联合玻璃体腔填充等。

【护理评估】

（1）健康史

询问患者的发病年龄，有无眼外伤史、高度近视、严重眼内炎症、日光灼伤等。

（2）身体状况

中心视力明显下降，视物变形，视野有中心暗点。

（3）心理-社会状况

通过与患者交流，了解患者对黄斑裂孔的认识程度，有无紧张、焦虑等心理表现，特别注意评估患者的年龄、性别和受教育程度。

【护理诊断】

（1）感知改变：视力下降、视物变形

与黄斑的神经上皮层缺损有关。

（2）知识缺乏

缺乏视网膜黄斑裂孔的防治知识、围手术期护理知识。

（3）疼痛：眼痛

与手术眼肌牵拉或高眼压症有关。

（4）焦虑

与视功能损害及担心预后有关。

（5）潜在并发症

术后眼内出血、眼压升高、视网膜再脱离。

（6）自理能力缺陷

与视力下降及年老活动能力下降有关。

【护理措施】

1. 视力障碍的护理

（1）安静卧床，减少头部移动，使裂孔区处于最低位。

（2）术眼散瞳的患者做好生活护理。

（3）患者卧床期间协助患者生活护理，满足患者各项生活所需。

2. 心理护理

术前向患者讲述手术的大概过程以及手术前后的注意事项，鼓励患者密切配合治疗，争取早日康复。

3. 手术患者的护理

（1）手术前护理

①术眼充分散瞳，协助医生查明视网膜脱离区与及裂孔是关键。若病程短并且视网膜下积液较多、不易查找裂孔时应卧床休息，戴小孔眼镜，使眼球处于绝对安静状态，2~3天后再检查眼底。

②安静卧床，减少头部移动使裂孔区处于最低位，减少视网膜脱离范围扩大的机会。

（2）手术后护理

1）体位护理：①包扎双眼，安静卧床休息1周。②玻璃体注气或注油患者：使裂孔处于最高位，12~16h/d，以帮助视网膜复位和防止晶状体混浊，待气体吸收后行正常卧位。③指导患者正确卧位方法，并告知患者及家属保持正确体位的重要性，提高患者的依从性，保证治疗效果。④同时做好舒适护理，根据其卧位给予额、颈、肩、胸、腰、腿垫，并指导其定时变换体位，如俯卧位患者可轮流采取俯卧位、面向下坐位、面向下步行位，减少单一俯卧位引起的不适，使患者能较舒适、长时间地保持体位。

2）眼部疼痛护理：①了解疼痛性质、程度、伴随症状，监测眼压。②评估疼痛原因，术后患者有不同程度的眼痛，可伴有恶心、呕吐。术后当天疼痛多为手术眼肌牵拉或高眼压症；手术注入气体、硅油也可使眼压升高、眼部疼痛；巩膜环扎手术患者也会明显眼痛。③玻璃体注入气体多为惰性气体，如 C_3F_8、SF_6，它有膨胀性，48~72 小时膨胀至最大，术后可能使得眼压升高、眼痛。④眼痛患者可及时给予镇痛药或降眼压药，必要时适当放气。

3）药物治疗的护理：术后患眼散瞳至少持续 1 个月，做好散瞳期间患者生活护理。

4）预防并发症护理：注意观察眼部创口；了解头痛、眼痛等症状；监测视力、眼压情况，及时发现眼内出血、眼压升高、视网膜再脱离等情况。

【健康教育】

（1）术后恢复期遵医嘱继续坚持适当体位。

（2）避免眼压升高因素，在恢复期避免用力大便、咳嗽、剧烈运动或重体力劳动等，以防视网膜再次脱离。

（3）教会患者正确点眼药水的方法，嘱按时用药，按时复查，如有异常，随时就诊。

（4）继续戴小孔镜 3 个月。

（5）玻璃体腔注气患者术后避免高空旅行，以免眼压增高。

第十二章　视神经疾病患者的护理

第一节　视神经炎患者的护理

视神经炎是指视神经任何部位发炎的总称，临床上根据发病的部位不同将视神经炎分为球内和球后两种，前者指视盘炎，后者系球后视神经炎。视神经炎大多数为单侧性，视盘炎多见于儿童，球后视神经炎多见于青壮年人。

【临床表现】

(1) 视力减退

为本病特有症状之一，多为单眼，亦有双眼者。视力开始急剧下降，一般迅速而严重，可在数小时或数天内成为全盲，但视网膜电流图正常。如为视神经乳头炎，可在眼底出现变性之前，视力就明显减退，如为球后视神经炎，可在视力减退前，眼球转动和受压时有球后疼痛感，一般如及时治疗，多可恢复一定视力，甚至完全恢复正常，否则可导致视神经萎缩。

(2) 视野改变

为本病重要体征之一，多数患者有中央暗点或傍中央暗点，生理盲点不扩大，周边视野呈向心性缩小或楔形缺损，一般用红色视标或小白色视标易于查出，严重者中央视野可以全部丧失。

(3) 瞳孔改变

瞳孔对光反应与视力减退程度一般是一致的。视力完全丧失，瞳孔直接对光反应缺如；视力严重减退，瞳孔直接对光反应减弱，持续光照病眼瞳孔开始缩小，继而自动扩大；或在自然光线下遮盖健眼，病眼瞳孔开大，遮盖病眼健眼瞳孔不变，称之为 Gunn 现象。

【辅助检查】

（1）视野检查

可出现各种类型的视野损害，但较为典型的是视野中心暗点或视野向心性缩小。

（2）视觉诱发电位（VEP）

可表现为P100波（P1波）潜伏期延长、振幅降低。颅脑磁共振成像（MRI），通过了解脑白质有无脱髓鞘斑，对早期诊断、选择治疗方案以及患者的预后判断有参考意义。

【治疗原则】

（1）病因治疗

应尽力找出病因，除去病灶。对原因不明者，应去除一切可疑病灶。部分炎性脱髓鞘性视神经炎患者，不经治疗可自行恢复。

（2）使用糖皮质激素

其目的是减少复发，缩短病程。据研究，单纯口服泼尼松的复发率是联合静脉注射组的2倍。皮质激素治疗：急性患者，由于视神经纤维发炎肿胀，若时间过长或炎性反应过于剧烈，都可使视神经纤维发生变性和坏死。因此，早期控制炎性反应，避免视神经纤维受累极为重要。可口服泼尼松、泼尼松龙和地塞米松；严重者可静脉滴注促肾上腺皮质激素（ACTH）。

（3）血管扩张剂

球后注射妥拉苏林或口服妥拉苏林、烟酸等。

（4）支持疗法

维生素 B_1 100mg 和维生素 B_{12} 100μg 肌内注射，每天1次，还可用三磷酸腺苷（ATP）20mg 肌注，每天1次。

（5）抗感染治疗

如有感染情况，可使用抗生素。

（6）中药逍遥散加减方

组方：归身、焦白术、柴胡、丹皮、茯苓、甘草、焦山栀、白芍、白菊、枸杞子。

（7）新针疗法

主穴：球后、睛明。配穴：风池、足三里。用强刺激手法，病情好转后改用弱刺激手法。

【护理评估】

（1）健康史

患者局部和全身出现感染或自身免疫性疾病，部分患者可有一过性麻木、无力、膀胱和直肠括约肌功能障碍以及平衡障碍等。

（2）身体状况

视力急剧下降，瞳孔直接对光反应减弱，严重时视力完全丧失，则瞳孔直接对光反应缺如；还可表现色觉异常或仅有视野损害；可伴有闪光感、眼眶痛，特别是眼球转动时疼痛。视盘发炎时，视盘呈现充血水肿，边缘不清，静脉中度充盈，生理凹陷消失，高起一般不超过 2 届光度，水肿局限于视盘本身，也可波及邻近视网膜，视盘内可有出血和渗出物，玻璃体轻度混浊。

儿童视神经炎约半数为双眼患病，而成人双眼累及率明显低于儿童。儿童视神经炎发病急，但预后好，约70%的患者视力可恢复至 1.0，50%~70%的 VEP 检测恢复正常。

感染性视神经炎和自身免疫性视神经病临床表现与脱髓鞘性视神经炎类似，但无明显的自然缓解和复发的病程，通常可随着原发病的治疗而好转。

（3）心理-社会状况

由于此病导致视力急剧下降，甚至完全丧失视力，因此患者常常焦虑不安，担心预后。

【护理诊断】

（1）感知改变：视力急剧下降、无光感

与视神经炎症有关。

（2）知识缺乏

缺乏视神经炎的相关防治知识。

（3）焦虑

与担心病情预后不良有关。

（4）有受伤的危险

与视力急剧下降有关。

（5）疼痛

与疾病累及神经产生疼痛有关。

【护理措施】

（1）激素治疗的护理

大剂量糖皮质激素如甲泼尼松龙冲击治疗，它可引起一系列药物不

良反应，应密切观察患者全身情况，如发现异常情况及时处理。

①用药期间应限制钠盐的摄入并每天测血压，每周测体重 1 次，定期复查肝功能、血生化，了解血钾、血钠的变化。

②注意消化道反应：观察患者有无腹部不适，有无腹泻、腹痛、便秘、胃痛等胃肠功能紊乱。重视患者的自觉症状，观察患者大便颜色。

③观察眼部情况：用药期间每天测量眼压，观察患者有无激素性青光眼、激素性白内障、激素性葡萄膜炎、视神经损伤、角膜巩膜变薄甚至穿孔。

④静脉注射部位的保护：患者需要长时间、大剂量的静脉输注，对血管刺激性大，要注意保护血管，由远而近、由细到粗地选择静脉，严格执行无菌技术操作。

（2）颞浅动脉旁皮下注射护理

遵医嘱使用复方樟柳碱做颞浅动脉旁皮下注射时注意避开颞浅动脉，选择正确的注射部位，呈 45°角进针，注射方向应避开眼球。注射后会有皮丘隆起，稍后会逐渐消失，嘱患者勿用力按压。

（3）疼痛护理

给予疼痛评估，做好解释工作，指导分散疼痛注意力方法。遵医嘱给药，观察药效，做好评价工作。

（4）安全护理

将日常生活用品放在患者触手可及之处，合理安排病房内设施摆放，畅通走道。

（5）心理护理

因起病急，视力突然下降且伴眼球转动痛，患者感到焦虑不安甚至惊恐。护士应加强与患者的沟通，解释病情，帮助患者正确认识疾病发生机制及可治愈性，说明坚持长期治疗的必要性，使患者对治疗充满信心。所有治疗操作前做好解释工作，动作要熟练、准确、轻巧。

【健康教育】

（1）介绍激素药理作用，注意副作用的出现。

（2）提高自我保健知识，预防全身性疾病。

（3）积极锻炼身体，养成积极向上的健康行为。

第二节　前部缺血性视神经病变患者的护理

前部缺血性视神经病变（AION）为供应视盘筛板区及筛板区的睫状后血管的小分支发生缺血，致使视盘发生局部梗死。它是以视力突然减退、视盘水肿及特征性视野缺损（与生理盲点相连的扇形缺损）为特点的一组综合征。

【临床表现】

患者年龄多在中年以上，一般发病较快，常累及双眼，亦可先后发病，其相隔数周或数年。视力突然下降，出现暂时性黑蒙，但不太严重，无眼球转动痛和颅内压力升高所伴随的头痛、呕吐等症状。视野出现扇形型、水平型、象限型和垂直型缺损，但不以视野内的水平和垂直中线为界，常见于下半部视野从生理盲点伸出一弧形缺损与偏盲区相连为其特征。眼底检查：视盘稍隆起、颜色稍浅或正常，有时略有充血，边缘模糊，呈灰白色局限水肿，视盘附近视网膜可有少数出血点。视网膜血管无改变，黄斑部正常。晚期（1~2个月后）视盘隆起消退，边缘清楚，颜色局限性变浅，视盘也可上（下）半或全部苍白，呈原发性视神经萎缩。

【辅助检查】

视野生理盲点相连的弓形或扇形暗点，与视盘的改变部位相对应。

【治疗原则】

（1）病因治疗
根据病因做相应治疗。

（2）皮质激素治疗
早期给予激素，对本病有良好的效果，方法同视神经炎。

（3）血管扩张剂及低分子右旋糖酐滴注
以改善血液循环。

（4）支持疗法
同视神经炎。

（5）中药

早期以清热凉血为主，兼以活血化瘀，以后以活血化瘀为主，兼以清热明目。

（6）口服乙酰唑胺

降低眼内压，相对提高灌注压。但对其作用尚有争议。

【护理评估】

（1）健康史

多数有可导致动脉粥样硬化性血管病的危险因素，如高血压、高血脂、糖尿病、长期吸烟史等。

（2）身体状况

突然发生无痛性、非进行性的视力减退。开始为单眼发病，数周至数年可累及另一侧眼，发病年龄多在 50 岁以上。

眼底检查：视盘多为局限性灰白色水肿，相应处可有视盘周围的线状出血，后期出现视网膜神经纤维层缺损，早期视盘轻度肿胀呈淡红色，乃视盘表面毛细血管扩张所致。健眼的检查也有助于诊断，因为此病多见于小视盘无视杯者。颞动脉炎者可触及索状血管并有压痛，往往无搏动，可能发生视网膜中央动脉阻塞或脑神经麻痹（特别是第Ⅵ脑神经麻痹）。

（3）心理-社会状况

由于此病导致视力减退、视野缺损，可累及另一侧眼，因此患者常常焦虑不安，担心预后。

【护理诊断】

（1）感知改变：视力减退、视野缺损

与睫状后血管发生缺血有关。

（2）焦虑

与视力突然下降、担心疾病预后不良有关。

（3）知识缺乏

缺乏前部缺血性视神经病变相关防治知识。

【护理措施】

（1）做好激素治疗的护理。用药期间应限制钠盐的摄入，并每天测血压，每周测体重 1 次，注意消化道反应，观察患者有无胃肠功能紊乱。观察眼部情况，每天测量眼压，观察患者有无激素性青光眼、激素性白内障等。

（2）遵医嘱静脉滴注血管扩张药，改善微循环。密切监测血压变化，预防直立性低血压等并发症的发生，做好安全护理；并做好静脉注射部位的保护。

（3）口服乙酰唑胺，以降低眼内压，相对提高眼灌注压。用药期间，嘱患者多次少量饮水，密切观察患者有无手足麻痹、腰部疼痛、排尿困难、血尿等情况。

（4）加强营养摄入，避免辛辣刺激食物。

（5）积极做好患者的心理护理，增强患者战胜疾病的自信心。

【健康教育】

对于可导致动脉粥样硬化性血管病的危险因素，如高血压、高血脂、糖尿病等积极治疗。对于突然发生的视力减退、视野缺损要及时就诊。

第三节　视神经萎缩患者的护理

视神经萎缩是指任何疾病引起视网膜神经节细胞及其轴突的退行性病变。病因较多，有颅内和眶内的炎症、肿瘤、外伤等引起的病变，视神经、视网膜病变，代谢性疾病如糖尿病和遗传性疾病，如 Leber 病等。

【临床表现】

临床上一般从视盘的外观上，可区分为原发性（单纯性）视神经萎缩和继发性视神经萎缩两种。

（1）原发性（单纯性）视神经萎缩

为视神经纤维退化，神经胶质细胞沿退化纤维排列方向递次填充，一般是由于球后段视神经、视交叉或视束受压、损伤、炎症、变性或血液供给障碍等所引起。临床上分为全部和部分萎缩两种，前者视盘全部呈白色或灰白色，边缘整齐，生理凹陷轻度下陷，筛板小点清晰可见，周围视网膜正常，视网膜血管无白鞘。常见于不合并有颅内压力增高之颅内肿瘤，如垂体肿瘤、颅脑外伤（颅底骨折等）、奎宁或甲醇中毒及绝对期青光眼等；后者依视神经损害部位不同而异，视盘可为颞侧半苍白或鼻侧半颜色苍白，其中尤以颞侧半苍白最为常见，因为从该侧进入视神经之盘斑束最易受累，常见于球后视神经炎和多发性硬化症等，但正常视盘在颞侧的神经纤维较细，血管较少，故颜色略淡，因此诊断时必须结合视野改变来决定。

（2）继发性视神经萎缩

为视神经纤维化，神经胶质和结缔组织混合填充视盘所致。多发生于晚期视盘水肿或视盘炎症之后，视盘为渗出物结缔组织所遮盖，呈灰白色、污灰色或灰红色，边缘不清，生理凹陷模糊或消失，筛板小点不见，动脉变细，静脉狭窄弯曲，血管周围可有白鞘伴随，为视神经炎型萎缩。由广泛性视网膜病变引起者，视盘呈蜡黄色。常见病有视网膜色素变性、弥散性脉络膜视网膜炎等，边缘不清晰，血管很细，为视网膜型萎缩。

【辅助检查】

视野、视觉电生理、CT、MRI 等，必要时进行神经科检查，以便寻找病因。

【治疗原则】

积极治疗其原发疾病，绝大多数脑垂体肿瘤压迫所致的视神经萎缩，术后常可获得惊人的视力恢复。视神经管骨折如能及时手术也可收到较好的效果。其他原因所致的视神经萎缩可试用神经营养及血管扩张等药物治疗。早期采用大量 B 族维生素、血管扩张剂、能量合剂等药物以加强神经营养。中药可用逍遥散加减和补中益气汤等。新针疗养法，主穴为风池、睛明和球后，配穴为瞳子髎、丝竹空、光明、合谷、肾俞和肝俞等。理疗可用碘离子透入等。

【护理评估】

（1）健康史

了解患者是否有颅内压升高或颅内炎症、视网膜病变、视神经病变、压迫性病变、外伤性病变、代谢性疾病、遗传性疾病等病史。

（2）身体状况

视力下降，甚至无光感。视野改变呈现向心性缩小；根据病变部位的不同，可出现各种不同形状的视野缺损或暗点。

眼底改变：①原发性：视盘色淡或苍白，边界清楚，视杯可见筛孔，视网膜血管一般正常。②继发性：视盘色淡、晦暗，边界模糊不清，生理凹陷消失。视网膜动脉变细，血管伴有白鞘；后极部视网膜可残留硬性渗出或未吸收的出血。

（3）心理-社会状况

因视力下降不能恢复，给工作、学习、生活带来很大影响，患者及家属常常焦虑不安。

【护理诊断】

（1）感知改变：视力下降

与视神经萎缩有关。

（2）自理缺陷

与视力丧失有关。

（3）焦虑

与视功能障碍、病程长、恢复慢有关。

（4）有受伤的危险

与视力下降有关。

【护理措施】

（1）遵医嘱给予糖皮质激素等，观察药物不良反应。

（2）行视神经减压术的患者护士要做好手术前后护理。

①术前做好解释及各项检查。

②术后严密观察病情变化，观察患者是否有高热、头痛、脑膜刺激征等颅内感染症状；是否有呕吐、抽搐，及时清除口鼻腔分泌物，保持

呼吸道通畅。

③用无菌生理盐水浸湿的纱布覆盖口腔，保持呼吸道湿润。

④定时观察患者视力、视野及眼球运动情况。

（3）安全护理

合理安排病房内设施摆放，畅通走道。将日常生活用品放在患者触手可及之处，加强巡视，及时了解患者需求并提供帮助，嘱家属做好陪护工作。

（4）观察血压变化

尤其是高血压患者，要保持血压稍高于正常人，不宜将血压降至过低。

（5）心理护理

鼓励患者树立治疗信心，保持轻松舒畅心情。

【健康教育】

积极检查治疗原发病，发现视力下降、视野缺损要及时到医院就诊。

第十三章　斜视及弱视患者的护理

第一节　共同性斜视患者的护理

共同性斜视是指双眼轴分离，并且在向各方向注视时偏斜度均相同的一类斜视。

【临床表现】

（1）眼位偏斜，一眼注视目标，另一眼发生偏斜。

（2）遮盖健眼，眼球运动基本正常。

（3）双眼向各方向注视时斜视角皆相等，即第一斜视角（健眼固视时斜视眼的偏斜角度）与第二斜视角（斜视眼固视时健眼偏斜的角度）相等。

（4）无复视、无代偿头位。

（5）进行屈光检查，常发现斜视患者有异常视网膜对应、屈光不正和弱视。

【辅助检查】

可用遮盖法、角膜映光法、三棱镜法、同视机法等进行检查，以确定患者是否存在斜视，斜视角是变化的还是稳定的。

（1）遮盖法

常用遮盖-去遮盖、交替遮盖法、三棱镜加遮盖法。交替遮盖法比遮盖-去遮盖法破坏融合更充分，所查的结果含显斜视和隐斜视两种，而遮盖-去遮盖法检查的结果仅含显斜视成分。三棱镜加遮盖检查法可比较精确地定量测定斜视角。

（2）角膜映光法

受检者注视眼前 33cm 处的点光源，根据反光点偏离瞳孔中心的位置判断斜视度，是测定斜视角最简单常用的方法。正常人双眼正位时，角膜反光点对称性地落在瞳孔中央略偏鼻侧约5°，如果反光点在角膜中心颞侧为内斜，在角膜中心鼻侧为外斜。

（3） 三棱镜法	（4） 同视机法
让受检者注视一个点光源，将三棱镜置于注视眼前，尖端指向眼位偏斜的方向，调整三棱镜度数，使角膜反光点位于角膜中央，此时所需的棱镜度数即患眼的斜视度数。	被检查者一眼注视画片中心，检查者把对侧眼镜筒调整到被查眼反光点位于瞳孔中心处，在刻度盘上可以直接读取斜视度数，还可进行双眼视功能训练。

【治疗原则】

治疗的目的是恢复双眼的视功能和获得正常眼位，以达到功能治愈。因此必须提高斜视眼的视力，恢复正常视网膜对应，矫正眼位偏斜，增强融合能力。否则只能是外貌上的改善。

（1） 在睫状肌完全麻痹下进行验光，属于调节型者应充分矫正其屈光不正，AC/A 比值高的内斜视，需加用强缩瞳剂或戴双光眼镜治疗。非调节型者应在适当时候进行手术矫正。	（2） 对斜眼视力已经减退或已形成抑制性弱视的儿童，应及早进行弱视治疗。
（3） 用同视机或实体镜做双眼单视训练，进一步改善双眼视功能和矫正眼球位置。	（4） 手术治疗原则是增强或减弱眼外肌力量，以矫正眼位偏斜，前者常采用眼外肌截除术，后者采用眼外肌后徙术。手术后，根据情况继续配戴眼镜和进行双眼单视训练。

【护理评估】

（1） 健康史
是否存在屈光参数、弱视，有无其他眼病以及斜视的家族史。

（2） 身体状况

一眼注视目标，另眼偏斜。当用任何一眼注视时，斜度就集中到另一眼上，并且斜度都是相同的。即用健眼注视目标，斜视眼的偏斜角（第一斜视角）与用斜视眼注视目标，健眼的偏斜角（第二斜视角）相

等。眼球运动无障碍，两眼向各个方向转动时偏斜的程度保持不变。但在某些高级神经活动的影响下，如在沉睡、麻醉或使用调节性集合等不同情况时，其斜度可能有所不同。患者多无自觉症状，常因容貌关系而就医。

（3）心理-社会状况

部分患者因眼位的偏斜和远、近视力下降，给日常社会交往带来障碍，久之，会使得患者产生封闭、自卑心理。

【护理诊断】

（1）感知改变：视力下降

与眼位偏斜伴有屈光不正有关。

（2）知识缺乏

缺乏斜视康复、治疗相关知识。

（3）自我形象紊乱

与眼位偏斜、面容受影响有关。

【护理措施】

（1）心理护理

①鼓励患者表达形象改变的心理感受和生活影响。通过沟通交流，使患者感受到护士对他的关心、尊重的态度，并及时提供或使其家属同时提供支持。

②帮助患者及家属正确认识疾病带来的形象改变，教授相关技能，提高患者及家属适应自我形象改变的能力。

③详细介绍视功能训练和有关治疗、手术知识，增强患者及家属治疗信心。

（2）手术前护理

①按外眼手术和全麻手术护理常规进行护理，教会家长全麻术前准备工作，配合手术顺利进行。

②为估计术后发生复视的可能性，需做三棱镜耐受试验或角膜缘牵引缝线试验。如可能发生融合无力性复视者，一般不宜手术。

③成人共同性斜视只能手术改善外观，要做好耐心细致的解释工作。

（3）手术后护理

①做好全麻手术后护理，注意观察患者的生命体征。

②观察术后有无恶心、呕吐，向患者及家属解释手术牵拉眼肌容易引起恶心感。指导患者自我减轻恶心感的方法：用舌尖抵着硬腭等可以缓解症状。严重者遵医嘱给予肌内注射止吐药物。

③术后患者双眼包扎，使手术眼充分休息，防止肌肉缝线因眼球转动而被撕脱。告诉患儿及家属不要自行去除健眼敷料，或自行观察矫正情况。

④密切观察术后感染症状，如发现分泌物增多，应报告医师，去除敷料，戴针孔镜，并嘱患者自行控制眼球运动，以防缝线撕开。

⑤注意观察患者有无复视现象，加强生活护理，防止意外受伤。

⑥术后眼位训练指导，根据医嘱继续进行弱视及正位视训练，以巩固和提高视功能。

【健康教育】

（1）向患儿家属介绍斜视知识，斜视治疗效果和治疗年龄直接有关。斜视手术不只为了矫正眼位、改善外观，更重要的是建立双眼视功能。手术时机应不晚于6~7岁。

（2）指导患儿及家属配合训练，力争早日建立正常的双眼视功能。①矫正屈光不正：内斜伴远视、外斜伴近视或散光应全部矫正。②配合弱视治疗或正位视训练。

（3）做好散瞳检查解释和护理，如果使用阿托品散瞳，患者在用药后会感觉畏光、视近物模糊，约3周后视力恢复。

第二节　麻痹性斜视患者的护理

麻痹性斜视是由于病变累及眼外肌运动神经核、神经或肌肉等结构而致的眼位偏斜，又称为非共同性斜视。它与共同性斜视的主要鉴别点在于是否有眼球运动障碍，即眼外肌是否有麻痹或部分麻痹。

【临床表现】

一般是突然起病，主要症状有：

（1）复视

为麻痹性斜视的特征之一。在双眼视觉反射已经巩固的人，突然发生眼位偏斜，使得双眼单视无法保持，同一物像不是落在双眼视网膜对应点上。两个非对应点上的物像反映在大脑知觉区时成为两个印象，不能融合为一个，于是产生复视。由于复视的困扰，患者可以出现眩晕，甚至恶心、呕吐，但复视轻微者往往无明显症状，只有双眼视物时明显模糊，如分别检查两眼均无异常，且视力正常，常易误诊为无病或神经官能症，临床上应予注意。

（2）眼位偏斜

麻痹性斜视一般均有程度不同的眼位偏斜。越向麻痹肌作用方向注视时，病眼偏斜越明显，复视亦加重；而背向麻痹肌作用方向注视时，偏斜及复视逐渐减轻甚至消失。

（3）第二斜视角大于第一斜视角

麻痹眼固视时出现的斜视度数大于健眼固视时的斜视度。因为麻痹肌固视时大脑发生较大的神经冲动，这个冲动同样发给健侧的配偶肌，使该眼过度收缩。

（4）眼球运动障碍

依据麻痹程度的不同，眼球不能向麻痹肌作用的方向转动或受到限制。

（5）头位偏斜

患者为了克服复视的干扰，常常将头部转向麻痹肌作用的方向，因为在这样的位置，需用麻痹肌的作用减少，复视相应得以改善。如遮盖一眼则头位偏斜可消失。检查头位时应与先天性胸锁乳突肌纤维化造成的斜颈相鉴别。

【辅助检查】

（1）眼球运动试验

让患者的眼球分别向左、右、颞上、颞下、鼻上、鼻下方转动，观察哪只眼睛运动落后或过度。

（2）牵拉试验

分为主动牵拉和被动牵拉试验，主要用于鉴别眼球运动障碍是机械性限制还是神经肌肉麻痹。

（3）Parks 三步法

用于在垂直斜视中鉴别原发麻痹肌是一眼上斜肌还是另一眼上直肌。分为三步：①找出第一眼位时哪一只眼为高位眼；②双眼做水平转动，分析右转还是左转时的垂直偏斜大；③做头位倾斜试验。根据以上三步骤即能确定麻痹肌。

【治疗原则】

（1）查找病因

必要时行影像学检查。

（2）支持疗法

口服或肌注维生素 B_1、维生素 B_{12} 及 ATP 等，以助神经功能恢复。

（3）局部理疗

如超声波、音频电疗，以防麻痹肌萎缩。也可试行针刺疗法。

（4）复视困扰明显者

治疗中一般都应持续遮盖单眼，可以遮盖健眼，促进麻痹肌的锻炼及恢复。

（5）矫正治疗

病因已消除，或确知病变已不再恢复或进行者（一般是在病情稳定 6~12 个月以上），可行三棱镜矫治或手术矫正。

【护理评估】

（1）健康史

询问斜视发生的时间，有无复视和头位偏斜，治疗经过和效果，有无肿瘤、外伤、感染等病史，有无家族史。

（2）身体状况

①眼球运动受限且向麻痹肌正常作用方向的对侧偏斜。第二斜视角大于第一斜视角。

②代偿头位（眼性斜颈）：为避免或减轻复视的干扰，尽量不使用麻痹肌，头向麻痹肌作用方向偏斜，使之直视时在尽可能大的视野范围

内不发生复视。遮盖一眼则代偿头位消失。

③复视：病史短者出现复视，可伴头晕和恶心、呕吐等症状，遮盖一眼症状可消失。先天性眼肌麻痹可无复视症状。

（3）心理-社会状况

麻痹性斜视病因较复杂，治疗相对困难，护士应详细介绍病情，帮助患者正确对待，同时对于可能产生的封闭、自卑心理，要求眼科护士正确评估，并予以心理引导。

【护理诊断】

（1）感知受损：视力下降
与复视有关。

（2）自我形象紊乱
与视功能障碍、外观改变有关。

（3）舒适改变：复视、眩晕
与眼外肌麻痹有关。

（4）长期自我贬低
眼位偏斜、容貌受影响导致。

（5）知识缺乏
对麻痹性斜视的病因及治疗方法不了解。

【护理措施】

（1）向患者及其家属解释疾病有关知识、治疗方法和预后的信息，增强治疗信心。应告知患者术后复视仍有可能存在，使患者和家属对手术有客观认识。

（2）指导遮盖疗法：告诉患者遮盖一眼（最好健眼），可消除因复视引起的全身不适和预防拮抗肌的挛缩。严密观察，在挛缩发生前施行手术。

（3）支持疗法护理：遵医嘱肌内注射维生素 B_1、维生素 B_{12}，针灸及理疗，以促进麻痹肌的恢复。

（4）按外眼手术常规护理：术后早期监测生命体征，密切观察患者是否有眩晕、复视等症状。

（5）手术治疗后应再次仔细检查患者的双眼视功能情况，指导双眼视功能训练。

【健康教育】

（1）消除引起麻痹性斜视的病因，积极治疗感冒、脑炎、颅内肿瘤、高血压、糖尿病或外伤等疾病。

（2）对于有弱视的患者，应向患者及其家长详细讲解弱视治疗的措施和注意事项，鼓励其坚持规范训练。

（3）保持身心健康，生活有规律，锻炼身体，增强体质。

（4）指导术后患者按医嘱用药，定期随访。

第三节　弱视患者的护理

儿童视力是逐步发育成熟的，儿童视觉发育的关键期为 0~3 岁，敏感期为 0~12 岁，双眼视觉发育 6~8 岁成熟。弱视是指在视觉发育期间，由于各种原因引起的视觉细胞有效刺激不足，导致单眼或双眼最佳矫正视力低于其年龄段正常值，而眼部无明显器质性病变的一种视觉状态。我国流行病学研究结果表明，3 岁儿童正常视力参考值下限为 0.5，4~5 岁为 0.6，6~7 岁为 0.7，7 岁以上为 0.8。两眼最佳矫正视力相差两行或更多，较差的一眼为弱视。弱视早期发现，早期治疗，则预后越好。

【临床表现】

（1）视力减退，矫正视力低于该年龄段正常值。临床上将屈光矫正后视力在 0.6~0.8 者定为轻度弱视，0.2~0.5 者为中度弱视，≤0.1者为重度弱视。

（2）视力检查时发现拥挤现象（分辨排列成行视标的能力较分辨单个视标的能力差）、异常固视和双眼单视功能障碍。眼底检查可以排除眼底病变。视觉皮质诱发电位（VEP）对弱视早期诊断很有意义，并对弱视的鉴别诊断和治疗预后的评估有一定参考价值。

【辅助检查】

（1）视力检查

建议散瞳后检查，结果会更准确，常用方法有：

1）2岁以内婴幼儿：①观察法：婴幼儿视力检查比较困难，不伴有斜视的弱视则更不易发现。可用临床观察法衡量婴幼儿的视力。如交替遮盖法：先后交替遮盖患儿的一只眼，观察和比较他的反应；或用一件有趣的图片或玩具引逗他，连续移动，根据他的单眼注视和追随运动来估计他的视力。②视动性眼震颤方法：利用能旋转的黑色条纹的眼震鼓观察眼动状态。

2）2~4岁儿童：图形视力表或E视力表检测。

3）5岁以上儿童：与成人一样，用E视力表检测。

（2）视觉皮层诱发电位（VEP）

对弱视早期诊断很有意义，并对弱视的鉴别诊断和治疗预后有一定参考价值。常表现为P100波潜伏期延长，波幅下降。

【治疗原则】

消除抑制，提高视力，矫正眼位，训练黄斑固视和融合功能，以达到恢复两眼视功能。弱视的治疗效果与年龄及固视性质有关，5~6岁以前较佳，8岁后较差；中心固视者较佳，旁中心固视者较差。主要方法包括：

（1）矫正屈光不正

配戴眼镜或角膜接触镜，将光线聚焦在视网膜黄斑区，使图像清晰，视功能得到正常发育。

（2）遮盖疗法

遮盖健眼，强迫弱视眼注视，消除健眼对弱视眼的抑制作用。

（3）压抑疗法

利用光学及药物暂时抑制健眼，使健眼视物变得模糊不清，从而有利于弱视眼的启用，逐渐解除弱视眼的竞争抑制，视力也可逐渐提高。

（4）精细目力训练法

有意识的强迫弱视眼专注细小目标，使弱视眼中被抑制的感光细胞受到刺激，解除抑制，提高视觉中枢的感受性。

【护理评估】

（1）健康史

询问弱视发生的时间，有无复视和头位偏斜，治疗经过和效果，有无其他眼病，有无家族史。

（2）身体状况

临床上弱视患儿往往无主诉，常在视觉检查时发现异常。家长可发现患儿用眼时（如看电视）头会出现偏向某一方向，或头位倾斜、下巴压低等不良姿势，患儿眼手协调能力较差等。

（3）心理-社会状况

低龄婴幼儿可能不会产生明显心理障碍，但患儿上幼儿园后发现自己与其他小朋友的区别，容易导致一系列心理问题。护士要评估患者及家长对弱视的认知情况，引导患儿家长及时面对和处理治疗。

【护理诊断】

（1）潜在并发症

视觉剥夺性弱视。

（2）知识缺乏

缺乏弱视的防治知识。

（3）感知改变

视力减退与弱视有关。

【护理措施】

（1）做好弱视训练指导，指导时应注意以下几点：

①常规遮盖疗法：适合中心注视性弱视。利用遮盖视力较好一眼，即优势眼，消除双眼相互竞争中优势眼对弱视眼的抑制作用，强迫弱视眼注视，同时让大脑使用被抑制眼，提高弱视眼的视力和固视能力。这是治疗弱视患儿最有效、最常用的方法。遮盖期间鼓励患儿用弱视眼做描画、写字、编织、穿珠子等精细目力的作业。具体遮盖比例遵照医嘱，遮盖健眼必须严格和彻底，同时警惕发生健眼遮盖性弱视。定期随访，每次复诊都要检查健眼视力及注视性质。

②后像疗法：适合旁中心注视性弱视早期治疗。用强光照射旁中心弱视眼的周边视网膜，使之产生抑制，同时用黑影遮盖保护黄斑，再在闪烁的灯光下训练，以提高弱视眼黄斑功能。

③压抑疗法：是利用过矫或欠矫镜片或睫状肌麻痹药抑制健眼看远和（或）看近的视力。

④综合治疗：目前弱视常采用以上多种治疗方法，此外还有视觉刺激疗法（光栅疗法）和红色滤光胶片疗法等，以提高疗效，缩短疗程。

（2）向患儿和家长详细解释弱视的危害性、可逆性、治疗方法及可能发生的情况、注意事项等。随着弱视眼视力的提高，受抑制的黄斑中心凹开始注视，但由于双眼视轴不平行（如斜视），打开双眼后可出现复视，这是治疗有效的现象，应及时解释清楚。只要健眼视力不下降，就应继续用遮盖疗法。经斜视矫正和双眼视功能训练，复视能自行消失。

（3）调节性内斜视经镜片全矫后，每半年至1年检眼1次，及时更换镜片，避免长期戴远视镜片而引起调节麻痹。

（4）定期随访。为巩固疗效、防止弱视复发，所有治愈者均应定期随访观察，一直到视觉成熟期，随访时间一般为3年。

（5）对有心理压力的家长和患儿进行心理疏导。

【健康教育】

（1）向患儿和家属详细解释弱视的危害性、可逆性、治疗方法及可能发生的情况、注意点等，取得他们的信任和合作。

（2）解释可能出现的复视现象。随着弱视眼视力的提高，受抑制的黄斑中心凹开始注视，但由于双眼视轴不平行（如斜视），打开双眼后可出现复视，这是治疗有效的现象，应及时解释清楚。只要健眼视力不下降，就应继续用遮盖疗法。

（3）向患者及家属介绍病情，说明治疗的长期性，增加治疗的依从性。

第十四章 屈光不正及老视患者的护理

第一节 近视患者的护理

近视是指眼在调节静止状态下，平行光线经眼的屈光系统屈折后，焦点聚集在视网膜前。近视眼按度数可分为：轻度为<-3.00D，中度为-3.00D~-6.00D，高度为>-6.00D。近视按屈光成分可分为屈光性近视、轴性近视、混合性近视。调节作用是否参与分为假性近视、真性近视、混合性近视。D是用来表示屈光作用的单位，称屈光度。

【临床表现】

（1）远视力减退

表现为看远模糊，看近清楚。

（2）眼疲劳症状

可出现因调节与辐辏不协调而引起的眼疲劳症状，患者表现为眼胀、头痛、恶心等。

（3）飞蚊症

中度以上的近视，常有不同程度的玻璃体变性、液化及混浊，自觉眼前有黑点飘动似飞蚊症。

（4）外斜视

儿童患者可产生外斜视，这主要是由于患眼在阅读时不用或少用调节，造成平衡紊乱即产生眼位变化，表现为外隐斜和外斜视，斜视眼为近视度数较高的眼。

（5）眼底改变

高度近视可引起眼底退行性变化，表现为豹纹状眼底、近视弧形斑、脉络膜萎缩，甚至巩膜后葡萄肿、黄斑出血等，周边部视网膜可出现格子样变性、囊样变性等，严重者可出现视网膜裂孔，导致视网膜脱离。

【辅助检查】

（1）综合验光，需要散瞳检查，明确屈光不正的性质和程度。

（2）检眼镜检查或眼底照相，明确眼底有无其他病变。

（3）必要时可行眼 A 超或 B 超检查，以了解眼球总体变化情况。

【治疗原则】

近视治疗包括非手术治疗和手术治疗。

（1）非手术治疗

如果是假性近视，常用睫状肌麻痹剂，松弛睫状肌调节。对真性近视可以选择：

1）眼镜：是最常用的方法，镜片为凹透镜，矫正近视的度数原则上以矫正视力达到 1.0 的最低度数为准。

2）角膜接触镜（隐形眼镜）：分为软性角膜接触镜（软镜）和硬性透氧性角膜接触镜（硬镜），适用于严重屈光参差、高度近视及不适合配戴框架眼镜的人员。

3）角膜塑形镜（OK 镜）：是一种高透氧性硬镜，通过压迫角膜区，使角膜的弯曲度变平，从而降低近视度数，是控制近视进展的方法。

（2）手术治疗

目前屈光手术方法有角膜屈光手术、晶状体屈光手术和巩膜屈光手术。

1）角膜屈光手术：包括非激光与激光手术治疗。非激光性屈光手术包括放射状角膜切开术（RK）、表面角膜镜片术、角膜基质环植入术。

激光性角膜屈光手术包括：①准分子激光原位角膜磨镶术（LASIK）：是目前最常用的方法，适用于近视度数在 -1.0D ~ -14.0D，对角膜厚度有一定要求；②准分子激光上皮瓣下角膜磨镶术（LASEK）：适用度数范围同 LASIK，但角膜相对较薄的患者；③机械法准分子激光角膜上皮瓣下磨镶术（Epi-LASIK）：适用于角膜薄或扁平而不适合接受 LASIK 手术的患者；④准分子激光屈光性角膜切削术（PRK）适用于近视度数在 -1.0D ~ -4.0D 范围的患者。

2）晶状体屈光手术：目前已开展的有白内障摘除及人工晶体植入术、透明晶状体摘除及人工晶体植入术、有晶状体眼人工晶体植入术。

3）巩膜屈光手术：如后巩膜加固术，是控制病理性近视进展的一种方法。

【护理评估】

（1）健康史

了解患者及其家族人员视力情况，询问其用眼习惯以及生活、学习、工作环境、近视的进展，戴镜情况等。

（2）身体状况

视近清楚，视远较模糊。眼易酸胀、视疲劳。度数较高者可有闪光感、飞蚊症等表现。

（3）心理-社会状况

部分患者因远视力下降，给日常人际交流带来影响，久而久之，会使得患者产生压抑、自卑心理；部分患者还可能因近视而导致的就业、考公务员等障碍，而产生紧张、焦虑心理，要求眼科护士正确评估并予以心理引导。

【护理诊断】

（1）视力下降

近视力下降与屈光介质屈光力过强有关。

（2）舒适的改变：眼干涩感、眉弓部胀痛

与近视引起的眼疲劳有关。

（3）知识缺乏

缺乏近视有关的自我保健知识以及近视眼手术的有关知识。

【护理措施】

1. 加强健康教育，指导患者养成良好的用眼卫生习惯：①避免用眼过度：注意眼睛劳逸结合，不要长时间近距离视物；②养成良好的读写习惯和姿势；③定期检查视力，根据屈光检查结果及时调整眼镜度数；④高度近视患者应避免剧烈运动，如打篮球和跳水等，防止视网膜脱离。

2. 向患者及家长解释视力矫正的重要性及可能的并发症，建议在睫状肌麻痹状态下验光，以取得较为准确的矫正度数。并定期检查视力，根据屈光检查结果及时调整镜片度数，建议每半年复查1次。纠正"戴眼镜会加深近视度数"的错误认知。

3. 假性近视患者，教会患者及家属正确的用药方法，常用0.5%托品卡胺眼液每晚睡前点一次。真性近视患者，解释通过眼镜矫正视力的

重要性。

4. 指导患者和家属做好框架眼镜护理：①坚持用双手摘戴眼镜；②眼镜应戴在脸部的正确位置；③镜片沾上灰尘时应用流水冲洗，再以眼镜专用布或软纸擦干；④参加剧烈运动时不要戴眼镜，以免眼镜受到碰撞；⑤眼镜摘下后不要镜面朝下摆放，以免磨损镜片中心部分。应放入眼镜盒内，避免挤压和磨损。

5. 指导患者和家属做好角膜接触镜护理：①养成良好的卫生习惯，取、戴前均应仔细洗手；②避免超时配戴和过夜配戴；③戴镜后如感觉刺激症状强烈，应摘下镜片重新清洗后再戴；④眼部有炎症时应停戴，并到眼科检查治疗；⑤游泳时不能戴镜片；⑥配戴 RGP 者须经严格规范验配。配戴者需要一定的适应期，初次戴镜第 1 天戴 5~6 小时，每天延长 1~2 小时，至 1 周后每天可戴镜 12~16 小时；⑦OK 镜需严格选择患者、规范的验配、密切随访；⑧定期复查，定时更换镜片。

6. 做好角膜屈光手术护理

（1）角膜屈光手术前护理：①向患者详细解释不同手术方法的优缺点和适应证，使患者对手术效果有客观的认识，帮助患者选择合适的术式，提高患者满意度；②对选择 PRK、LASEK、EPI-LASIK 手术的患者，要告知其手术当天可能疼痛较为明显，但 24 小时后会逐渐减轻，指导减轻疼痛的技巧；③告知患者术后短期内视力可能不稳定，或因调节适应问题出现看近物时有重影，均属于正常情况；④平时戴隐形眼镜者，须在停戴 48~72 小时后方可进行手术前眼部检查；长期戴者须停戴 1~2 周；戴硬镜者须停戴 4~6 周；⑤指导患者进行全面的眼部检查，包括视力、屈光度、眼底、瞳孔直径、角膜地形图、角膜厚度等。

（2）角膜屈光手术后护理：①嘱患者严格遵医嘱用药；②PRK、LASEK、EPI-LASIK 手术患者术后如果疼痛加剧，应立即就诊；③遵医嘱复查视力、眼压、角膜上皮愈合情况等，如出现眼前黑点、暗影飘动、突然视力下降，应立即门诊复查；④禁止揉眼睛，避免碰伤眼睛，近期内避免游泳和剧烈运动，1 周内避免看书、看报、使用电脑等；⑤注意眼部卫生，避免脏水进入眼内；⑥外出戴防紫外线的太阳镜。

【健康教育】

（1）培养正确的读写习惯和姿势。

（2）改善视觉环境选择适宜的阅读光亮度和对比度，不可在阳光直射或昏暗的光线下阅读。

（3）科学用眼，一般持续用眼 1 小时应休息 5~10 分钟，避免用眼过度，同时要保证充足的睡眠时间。

（4）定期检查视力，青少年期一般应每半年检查一次视力，以及时发现视力下降情况。

（5）高度近视者应避免跳水、举重等剧烈运动，防止眼底出血、视网膜脱离。

（6）合理饮食，多食富含蛋白质、维生素的食品，如新鲜水果、蔬菜、动物肝脏、鱼、蛋等。

第二节　远视患者的护理

远视是指眼在不使用调节时，平行光线通过眼的屈光系统屈折后，焦点落在视网膜之后的一种屈光状态。因而要看清远距离目标时，远视眼需使用调节以增加屈光力，而要看清近目标则需使用更多的调节。当调节力不能满足这种需要时，即可出现近视力甚至远视力障碍。远视眼按度数可分为：轻度为<+3.00D，中度为+3.00D~+5.00D，高度为>+5.00D。远视按屈光成分分类为分轴性远视、屈光性远视和混合性远视。

【临床表现】

（1）视力减退

取决于远视的屈光度大小和调节力强弱。轻度远视无症状，尤其是青少年时期由于调节力较强，远近视力均可保持正常；中重度远视者可有不同程度的视力减退，看近时较看远时更模糊。

（2）视疲劳

为调节性视力疲劳，当持续阅读及近距离工作时间长时，睫状肌处于持续的紧张状态，即发生眼球、眼眶和眉弓部胀痛，视物模糊等症状，但休息后症状可缓解。

（3）内斜视

有些远视眼的学龄前儿童，由于经常过度使用调节而引起两眼过度的集合，时间久后，造成调节与集合关系的失调而诱发的调节性内斜视。

（4） 眼底

视盘较正常小而色红，边界模糊，类似视盘炎，但视力可矫正，视野正常。

【辅助检查】

（1） 验光

包括客观验光法和主观验光法，确定远视及度数。

（2） 角膜曲率计

用于测定角膜前表面的弯曲度，确定角膜散光的轴位和度数。

【治疗原则】

远视眼如果视力正常，又无自觉症状，不需处理。如果有视力疲劳症状或视力已受影响，应配戴合适的凸透镜片矫正。远视程度较高的，尤其是伴有内斜视的儿童应及早配镜。随着眼球的发育，儿童的远视程度有逐渐减退的趋势，因此每年还须检查 1 次，以便随时调整所戴眼镜的度数。除配戴凸镜矫正外，还可以用角膜接触镜矫正。

【护理评估】

（1） 健康史

了解患者是否有家族遗传史，是否有弱视，以往配戴眼镜情况，是否有视觉疲劳等情况。

（2） 身体状况

1） 症状：自觉视力下降，容易视疲劳，表现为视物模糊、头痛、眼球胀痛、眉弓部胀痛、畏光、流泪等。闭目休息后，症状减轻或消失。

2） 体征：视力有不同程度下降：①远、近视力均好：见于轻度远视的青少年，由于其调节力强，视力可无影响。②远视力好，近视力差：见于中度远视，或因年龄增加而调节力减弱者。③远近视力均差：见于高度远视，常伴有弱视和内斜视；眼底可有假性视盘炎表现：视盘较正常小而色红，边界较模糊，血管充盈，稍隆起，但矫正视力以及视野均正常。

3）并发症：闭角型青光眼，因眼轴相对偏短，常伴有前房浅、房角窄。

（3）心理-社会状况

部分远视患者因看远、看近都不清楚，对学习、工作、生活造成很大影响，过重的心理负担容易产生紧张、焦虑心理。

【护理诊断】

（1）感知受损：近视力下降、视疲劳
与远视眼有关。

（2）舒适改变：眼胀痛、头痛等
与远视引起的视疲劳有关。

（3）视力下降：远视力下降
与眼轴过短或眼球屈光力弱有关。

（4）知识缺乏
缺乏正确的眼镜配戴知识。

【护理措施】

（1）定期视力检查
需要配镜的患者应定期进行视力检查，建议每半年复查1次。根据屈光检查结果及时调整眼镜度数。同时注意眼位变化，凡伴有眼位偏斜者必须配镜全矫。

（2）向家人及家属宣传远视眼的相关知识
原则上远视眼的屈光检查应在睫状肌麻痹状态下进行，尤其是12周岁以下儿童或检查过程中调节能力强的患者，用凸透镜片矫正。轻度远视，如无症状则不需矫正；如有眼疲劳和内斜视，虽然远视度数低也应戴镜矫正；中度远视或中年以上患者，应戴镜矫正，以增进视力，消除眼疲劳和防止内斜视。

（3）指导家属配合睫状肌麻痹验光法
人眼的调节状况直接影响屈光的检测，在过程中必须放松调节，获得人眼放松调节状态下的屈光不正度数，需做睫状肌麻痹验光（散瞳验光）。

①睫状肌麻痹剂。使用前要向患者及家属解释药物使用后会使瞳孔

散大、畏光、视力减退、看近模糊，可影响近距离学习和工作，使患者有计划安排好生活、学习和工作。

②常用睫状肌麻痹验光的药物。儿童验光前每晚涂 1%阿托品眼膏，连续涂 3 晚后验光，一般散瞳用 1%环戊酮眼液，每 5~10 分钟滴 1 次，共 3 次。也可用 0.5%~1%托品酰胺，5~10 分钟滴 1 次，共 3 次。滴完散瞳剂后要立即压迫泪囊区，防止药物从鼻黏膜吸收后产生全身副作用，如皮肤和黏膜干燥、发热、兴奋和心动加速，脸部潮红，如有发生，应立即停用阿托品，嘱患者多喝水。

③幼儿验光前数小时不涂眼膏，以免影响检查。对于 40 岁以上验光者，一般不需散瞳。如确需散瞳验光时，应先测量眼压，且询问有无青光眼史或家族史。对有眼压升高或青光眼可疑者禁止散瞳。

【健康教育】

（1）避免用眼过度导致视疲劳。

（2）远视常伴有弱视，因此在矫正远视的同时还应及时进行弱视的治疗。

（3）指导正确用眼的方法和配戴框架眼镜、角膜接触镜的护理方法。

第三节 散光患者的护理

散光是由于眼球各屈光面在各径线（子午线）的屈光力不等，从而使外界光线不能在视网膜上形成清晰物像的一种屈光不正现象。散光最常见的原因是由于角膜和晶状体各径线的曲率半径大小不一致，通常以水平及垂直两个主径线的曲率半径相差最大。

根据屈光径线的规则性，可分为规则散光和不规则散光两种类型。

（1）规则散光：多见于角膜先天发育异常，指最大屈光力和最小屈光力主子午线互相垂直的散光，用柱镜可以矫正，是最常见的散光类型。根据各子午线的屈光状态，规则散光又可分为五种：单纯远视散光、单纯近视散光、复合远视散光、复合近视散光和混合散光。另外，规则散光也可分为顺规散光、逆规散光和斜向散光。

（2）不规则散光：多见于角膜后天疾病或圆锥角膜，指最大屈光力和最小屈光力主子午线不互相垂直的散光，用柱镜无法矫正。

散光对视力影响取决于散光的度数和轴性。散光度数越高或斜轴散光对视力影响越大。

【临床表现】

（1）视力下降，因散光的度数和轴位不同，视力下降的程度也不同。低度散光对视力影响不大。高度散光，看远及看近均不清楚，似有重影。

（2）有头痛、眼部胀痛、流泪，甚至恶心、呕吐等视疲劳症状。

（3）有眯眼视物的习惯，通过以针孔或裂隙作用来减少散光。散光眯眼与近视眯眼有所不同，散光看远看近时均眯眼，而近视仅在看远时眯眼。

（4）眼底检查可见视盘呈垂直椭圆形，边缘清晰度不一。

【辅助检查】

（1）验光

通过客观验光法和主觉验光法确定散光轴位和度数。

（2）角膜曲率计

用于测定角膜前表面的弯曲度。

（3）角膜地形图

精确测定圆锥角膜等不规则散光。

【治疗原则】

（1）轻度散光的治疗

对于轻度散光，如果无视疲劳和视力下降，不需矫正；若出现视疲劳或影响视力，虽然散光度数轻，也应矫正。

（2）散光矫正方法有眼镜、角膜接触镜和屈光手术

①规则散光可选择框架眼镜，即柱镜矫正。

②不规则散光可试用硬性透氧性角膜接触镜（RGP）矫正。

③对于高度散光以及不规则散光患者可以选择准分子激光屈光性角膜手术。

【护理评估】

（1）健康史

　　了解患者用眼习惯及视物的表现，有无视物时头部偏斜等表现，了解有无家族眼病史。

（2）身体状况

　　因散光的度数和轴位不同，视力下降的程度也不同。低度散光视力影响不大；高度散光，看远及看近均不清楚，似有重影。易出现眼疲劳，表现为头痛、眼胀、流泪、看近物不能持久、单眼复视等。看远看近均喜欢眯眼。出现代偿头位，利用头位倾斜和斜颈等自我调节，以求得较清晰的视力。幼年时期的高度散光易引起弱视。

（3）心理－社会状况

　　高度散光者看远、看近都不清楚，对学习、工作、生活造成较大影响，易产生紧张、焦虑心理。

【护理诊断】

（1）感知改变：视力减退

　　与散光有关。

（2）知识缺乏

　　缺乏配戴眼镜的相关知识。

（3）舒适度改变：眼酸胀、眉弓部胀痛

　　与视疲劳有关。

【护理措施】

　　（1）指导患者及家属掌握散光的相关知识，发现散光及时矫正，指导患者戴镜，防止发生弱视。

　　（2）定期检查视力和屈光度。青少年在散光度数未稳定前每半年应检查1次，根据屈光检查结果及时调整眼镜度数。

　　（3）指导患者正确配戴眼镜。散光配镜原则是轻度散光不必矫正，如出现视物模糊、视疲劳时要及时矫正。

　　（4）指导患者戴镜。如果使用硬性透氧性角膜接触镜（RGP）矫正需要1~2周戴镜适应期，患者会有异物感、视力波动及干涩等症状，以后不适感会逐渐减轻直至消失。

（5）指导患者及家属做好框架眼镜的护理。

（6）指导患者及家属做好角膜接触镜的护理。

【健康教育】

（1）避免用眼过度导致视疲劳。

（2）定期检查视力和屈光度，及时调整眼镜度数。

（3）掌握硬性透气性角膜接触镜（RGP）的配戴和保养知识。

（4）家长须仔细观察儿童用眼情况，如有问题尽早至眼科检查。最好3~4岁前做一次全眼部检查。

（5）儿童及青少年的营养应均衡。多看远处绿色旷野。如需配眼镜，应由医师检查后开具处方配镜。

第四节 屈光参差患者的护理

屈光参差指双眼的屈光状态不相等，两只眼屈光度数（远视或近视）相差 2.00 个屈光度（通常说的 200 度），或者散光在同一子午线方向上相差 1.00 个屈光度（通常说的 100 度）以上者。可以是一眼为正视眼，另一眼为屈光不正；也可以两眼均有屈光不正，但两眼屈光不正的度数或性质不一样。

【临床表现】

（1）轻度屈光参差能保持双眼单视，一般双眼屈光参差最大耐受度为 3.0D。

（2）轻度屈光参差，为保持融合，引起双眼间调节矛盾，出现视疲劳和双眼视力下降。

（3）交替视力：发生在双眼视力均好的病例，双眼视物时交替使用一只眼。

（4）屈光参差大者，屈光度高的一眼视网膜物像被抑制而形成弱视。

【辅助检查】

检查屈光度方法：客观验光法、主觉验光法、睫状肌麻痹验光法。

【治疗原则】

（1）戴框架眼镜

①如果两眼差别不超过2D，且有双眼视力时，可配镜矫正。

②如果差别较大，矫正后患者感觉不适，则对程度较高的一眼部分矫正。

③如一眼已成为弱视，可仅矫正视力较好的一眼。但对儿童的屈光参差则必须两眼充分矫正，并行弱视治疗。

（2）戴角膜接触镜

比框架眼镜引起的物像大小改变小得多，是矫正高度屈光参差的理想方法。

（3）手术

角膜屈光手术、无晶状体眼行人工晶状体植入。

【护理评估】

（1）健康史

询问患者双眼的屈光度数以及矫正视力，有无弱视。

（2）身体状况

屈光参差者，双眼度数相差超过2.50个屈光度以上者通常会因两眼视网膜物像大小不等而引起融合困难，破坏双眼单视。严重的屈光参差病例可因不用或主动抑制屈光不正严重的眼而导致弱视，更严重者可出现弱视性斜视，即使戴镜后仍不能保持立体视觉。

（3）心理-社会状况

屈光参差大的易形成单眼视，产生视疲劳，对工作、学习、生活造成影响。评估患者及家属对屈光参差的认知度。

【护理诊断】

（1）视力下降

与双眼视力不等、融像不正常有关。

（2）舒适改变：眼酸胀、眉弓部胀痛

与双眼调节力产生矛盾引起眼疲劳有关。

（3）知识缺乏

缺乏屈光参差有关知识。

【护理措施】

（1）指导患者及其家长相关知识

指导患者及其家长掌握屈光参差的相关知识，了解及时矫正、防治弱视的重要性。

（2）定期检查视力和屈光度

建议每半年检查一次，根据屈光检查结果及时调整眼镜度数。

（3）指导患者及家属做好框架眼镜的护理

同近视相关部分。

（4）指导患者及家属做好角膜接触镜的护理

同近视相关部分。

（5）向患者或家长解释

屈光参差早期发现、早期矫正治疗的重要性，使患者理解如不及时矫正，度数高的眼会发生弱视。建议在睫状肌麻痹状态下验光，可得较为准确的矫正度数。注意眼部休息，以免眼调节痉挛。

【健康教育】

（1）发现屈光参差要及时配镜矫正，并建议每半年检查一次，适当调整眼镜度数，向患者及家属宣教防治弱视的重要性。

（2）注意眼部休息防止视力疲劳。

第五节 老视患者的护理

随着年龄增长，晶状体逐渐硬化，弹性减弱，睫状肌的功能也逐渐减退，从而引起眼的调节功能逐渐减弱。从 40~45 岁开始出现阅读等近距离工作困难，这种由于年龄增长所致的生理性调节功能减弱称为老视。老视是一种生理现象，不属于屈光不正。

【临床表现】

（1）视近物困难

患者表现为近点逐渐远移，常将注视目标放的远些才能看清；随着年龄增长，虽然将注视目标尽量放远，也无法看清。阅读时对光线要求更高，需要更强的照明。

（2）视疲劳

患者还有头痛、眼胀、流泪、无法长时间阅读、阅读串行等疲劳症状。

【辅助检查】

散瞳检影可确定老视的程度。

【治疗原则】

（1）根据患者年龄及所出现的视觉症状，结合屈光检查可以诊断。

（2）老视眼需配戴凸球镜片，以弥补调节力的不足，改善视近功能。目前有三种配镜方式，即单光镜、双光镜和渐变多焦点镜。

【护理评估】

（1）健康史

了解老人的老视程度以及对生活、工作的影响，询问以往的老视矫正情况。

（2）身体状况

主要表现为视近物困难，常将注视目标放的远些才能看清。在光线弱的环境下，近视力更差，伴随眼疲劳、头痛、眼胀、流泪、看近物不能持久，单眼复视，视力不稳定，看书错行等。

（3）心理-社会状况

老视的出现为生理现象，护士应评估患者的心理状况，了解患者及家属对老视的认知程度。

【护理诊断】

（1）舒适改变：眼酸胀、眉弓部胀痛

与视疲劳有关。

（2）感知改变：视近物困难

与眼调节力减退有关。

（3）近视力下降

与因年龄增长，晶状体逐渐硬化、弹性减弱，睫状肌功能减弱等有关。

（4）知识缺乏

缺乏老视矫正的相关知识。

【护理措施】

（1）定期检查近视力和老视度数

一般建议每五年检查一次，或患者戴镜后感视近困难或不能长时间视近时应及时验光，根据屈光检查结果及时调整眼镜度数。

（2）指导患者配戴合适度数的眼镜

了解老视者的工作性质和阅读习惯，选择合适的镜片，使阅读保持持久的清晰和舒适，缓解视疲劳症状。配戴适合的凸球镜片，镜片的屈光度应根据年龄和原有的屈光状态而定，一般规律是：①原为正视眼者，45 岁配戴+1.00D；50 岁配戴+2.00D；60 岁配戴+3.00D。②非正视眼者，所需配戴老视眼镜的屈光度数为上述年龄所需屈光度与患者原有屈光度的代数和。

（3）指导患者正确使用双光眼镜

双光眼镜是将两种不同屈光力磨合在同一镜片上，成为两个区域的镜片。验配双光镜，必须使片子定位准确，这样配戴者才能获得清晰的远、近视力和足够的远、近视野。双光镜弥补了单光镜远近不能兼顾的不足，但外观上不够美观，且常出现像跳现象。

（4）指导患者正确使用渐变多焦点镜

渐变多焦点镜：它给配戴者带来新的视觉感受。通过改变镜片前表面曲率半径而使镜片屈光力发生变化，提供自远点到近点全程、连续的清晰视觉，符合生理光学。但渐变多焦镜片的阅读区比一般双光镜片的位置要低，阅读时须将头抬高才能使眼球向下转至阅读区，存在中、近距离视野相对狭小，眼位、头位运动相对增加等缺点。

【健康教育】

（1）阅读时要灯光充足，注意休息，避免用眼过度，导致视疲劳。

（2）指导老视者选择合适的眼镜，注意劳逸结合，避免用眼过度导致视疲劳。

（3）摄入充足维生素，增强体质，避免暴露于强烈紫外线环境。

第十五章　眼眶病患者的护理

第一节　甲状腺相关性眼病患者的护理

甲状腺相关性眼病（TAO）又称 Graves 眼病，是引起成年人单眼或双眼眼球突出的最常见原因。本病与甲状腺功能异常密切相关，患者临床可表现为甲状腺功能亢进、甲状腺功能低下或甲状腺功能正常。本病好发于中青年女性。

【临床表现】

单眼或双眼突出、眼睑水肿/退缩、上睑迟落、眼球运动障碍、复视、角膜露、视力下降等。

【辅助检查】

（1）影像学检查

B 型超声或 CT 扫描可发现眼外肌肥厚和球后改变，磁共振检查可显示特异的眼外肌及眶内组织的变化，还可了解病情轻重。

（2）甲状腺功能的实验室检查

为了解甲状腺功能及免疫功能水平，可选择：①血清三碘甲状腺原氨酸（T_3）、四碘甲状腺素（T_4）、游离血清三碘甲状腺原氨酸（FT_3）、游离四碘甲状腺素指数测定（FT_4）、血清促甲状腺激素测定（TSH）；②T_3 抑制或 Werner 抑制试验；③抗甲状腺球蛋白微粒体抗体（Anti-TGAb）、抗甲状腺过氧化物酶抗体（Anti-TPO Ab）和促甲状腺激素受体抗体测定（TRAb）。

（3）电生理视觉诱发电位（VEP）检查

了解视神经损害的程度。

【治疗原则】

治疗方法包括保守治疗、手术治疗、放射治疗。

(1) 轻度

只需随访观察。眼睑征患者有异物感时可滴用人工泪液、抗生素滴眼液，睡时涂抗生素眼药膏。

(2) 中度

如果疾病处于活动期，可以采用免疫抑制治疗。口服或静脉注射糖皮质激素。如果疾病处于静止期，则考虑康复性手术治疗，如眶减压术、眼外肌手术、眼睑手术。

(3) 重度

可选择大剂量糖皮质激素冲击治疗或眼眶减压术治疗。

【护理评估】

(1) 健康史

了解甲状腺功能和免疫性疾病病史。

(2) 身体状况

评估患者全身情况，可有甲状腺肿大、怕热、多汗、体重减轻、烦躁、易怒、失眠、心动过速、心律失常等。

(3) 心理-社会状况

甲状腺性眼眶病由于眼球突出而感到自卑、焦虑，应评估患者及家属对该病的认知度，以及对学习、工作、生活的影响。

【护理诊断】

(1) 有暴露性角膜炎的危险

与眼球突出有关。

(2) 患者生活和工作压力大，生活质量下降

与本病病程长、恢复慢、长期药物治疗不良反应大有关。

(3) 自我形象紊乱

与眼球突出有关。

【护理措施】

（1）心理护理

大多数甲状腺相关免疫眼眶病变患者由于眼球突出而感到自卑、焦虑，严重者有眼睑闭合不全发生暴露性角膜炎、角膜溃疡，出现明显的眼痛、畏光、流泪症状，伴有甲亢的患者可有性情急躁、失眠、易怒等情绪反应。耐心细致地向患者及家属介绍本病相关知识，治疗方法及效果，治疗与护理配合的方法。同时给予安慰、鼓励，使其树立信心，积极配合治疗。

（2）眼部护理

①眼球突出、眼睑闭合不全者，角膜暴露、干燥，易引起角膜感染，可点人工泪液、甲基纤维素、抗生素滴眼液，睡前涂眼膏，也可在睡前戴湿房镜以防止夜间角膜干燥，保护角膜。减少外出，外出期间戴防护镜。

②暴露性角膜炎、角膜溃疡者按角膜炎、角膜溃疡护理。

③眼畏光、流泪应避免强光刺激，室内光线宜暗。

④保持眼部及周围皮肤清洁，可用消毒棉签蘸生理盐水清洁眼部及周围皮肤。

（3）用药护理

①糖皮质激素冲击治疗：糖皮质激素是常用药物，用大剂量的甲泼尼松龙冲击治疗3~5天，然后改为口服泼尼松龙2~4个月，并逐渐减量，用药过程中一定要在医师的指导下定时定量服用，不能自行调整用药。期间要注意患者的血糖变化、胃肠道反应、精神变化、低钾表现、睡眠改变等。应用糖皮质激素前向患者家属介绍药物的作用及不良反应，用药目的与配合方法，并签署知情同意书。让患者了解应用糖皮质激素治疗后可能出现的全身反应，如满月脸、向心性肥胖、痤疮、多毛、兴奋、失眠、胃十二指肠溃疡、高血压、高血糖、低血钾等。同时告知患者可通过使用保护胃黏膜的药物，补钾可减轻部分不良反应，密切监测体重、血压、血糖。

②甲亢药物在内分泌医师指导下继续服用。

③开眶减压术患者术后需绷带包扎3~5天。如有绷带松脱告知医护人员予重新包扎。眼外肌矫正术按斜视矫正术护理。

（4）饮食护理

伴有甲亢的患者基础代谢率增高，脉快、消瘦、食欲增加，宜进食易消化、清淡、营养丰富、高蛋白、高热量、高维生素食物，多吃新鲜水果、蔬菜。少吃煎炸、辛辣、含碘多的食物（如海鲜），保持大便通畅，避免用力排便使眼压升高。严格戒烟。大量研究显示，眼部症状的存在和严重性与吸烟的量有关系，吸烟可显著增加眼病的严重程度。

（5）休息与活动

多休息、少阅读，可多听轻松音乐，对视力差、手足震动者可适当活动，注意安全，避免眼部碰伤。晚上睡前少饮水，睡眠时可垫高枕头，可减少眼部充血与水肿。患者一般会有畏光的症状，外出遇强日光照射时应佩戴墨镜，以减少刺激症状。眼外肌受累引起复视造成头痛，行动不便，告知患者用纱布遮盖一只眼，症状可以缓解。

（6）保护静脉注射部位

因患者需要长时间、大剂量的静脉输注；药物对血管刺激性大，要注意保护血管；选择静脉由远而近、由细到粗，严格执行无菌技术操作。

（7）围术期护理

①眼眶减压术者应教会患者眼外肌运动训练方法，有利于水肿消退，防止眼外肌与周围组织粘连，并促进眼肌功能恢复。训练方法：术后第4～6天，患者仰卧病床，伸出两手示指在眼前约1.5cm处，并左右摇摆做钟摆运动，患者目光随示指运动，每天3次，每次30分钟。鼓励患者克服训练过程中的疼痛、眩晕等，坚持训练。

②内镜下眼眶减压术者应做好鼻腔护理，注意观察鼻出血情况，预防颅内感染。

【健康教育】

（1）嘱患者戒烟、注意保温、避免受凉感冒、打喷嚏、咳嗽。保持大便通畅。预防便秘，这对于眶压升高、眼球突出、角膜溃疡的治疗与康复非常重要。

（2）患者外出可戴墨镜或眼罩，避免强光、灰尘刺激及角膜碰伤。

（3）复视者可用眼垫包封单眼以缓解症状。

（4）按时按量服用糖皮质激素，不可突然自行停药，应在医师指导下减量。注意胃肠道反应，如胃痛、黑便，若有不适及时报告医护人员。

（5）注意休息、生活有规律、避免情绪激动、保持良好心理状态、促进身心康复。建议患者到内分泌专科继续诊治。

第二节　眼眶蜂窝织炎患者的护理

眼眶蜂窝织炎是发生于眼眶软组织的急性化脓性炎症，如治疗不及时或不充分，可引起永久性视力丧失，并通过颅内蔓延或出现败血症而危及生命，属眼科急危重症。可发生于任何年龄，多见于儿童。

【临床表现】

（1）全身症状

可出现畏寒、高热、头痛、恶心、呕吐、衰竭、白细胞增加，甚至发生谵妄、昏迷、惊厥及脉搏缓慢等。

（2）局部症状

眼睑红肿热痛，且压痛广泛，表面隐约可见扩张的静脉血管网。球结高度水肿，甚至突出于睑裂之外。眼球向正前方突出，转动受限或完全固定不动。由于眼球突出，可造成暴露性角膜炎。眼底可见视网膜静脉曲张或血栓形成以及渗出性变化等，并可引起视神经炎和视神经萎缩，使视力受到严重障碍。

疾病经过中有时炎症可自行消退，也可在近眶缘处皮肤面或穹隆部结膜出现脓点，破溃排脓后症状可逐渐消退，但也可向颅内蔓延而引起海绵窦血栓形成甚至引起脑膜炎或脑脓肿而致命。

【辅助检查】

（1）血常规：外周血白细胞计数增多，中性粒细胞分类比例升高。

（2）切除组织或脓性物质做细菌培养。

（3）影像检查：B型超声波、CT、MRI 检查。

【治疗原则】

（1）尽早全身应用足量抗生素治疗，根据结膜囊细菌培养及药敏试验结果，及时应用最有效抗生素。酌情使用糖皮质激素治疗；同时眼部用抗生素滴眼液，大量眼药膏保护暴露的角膜；应用脱水剂降低眶内压，保护视神经。

（2）积极处理并发症：如脓肿已局限化，可在波动最明显处切开引流；若并发海绵窦血栓，则立即按败血症的治疗方法处理。

【护理评估】

（1）健康史

多见于鼻窦及口腔炎症、眼眶外伤及全身感染患者。

（2）身体状况

　　眶蜂窝织炎多为单眼发病，偶有累及双眼者。起病急，眼眶疼痛，眼球突出、运动受限，眼睑红肿及球结膜高度水肿。视盘充血、水肿，视网膜出血，视网膜静脉充血扩张。后期形成眶内脓肿，近眶缘可出现波动感，伴有明显的全身中毒症状，包括发热、神志萎靡、白细胞增高等。病情进一步扩张可导致视力严重障碍，也可导致严重的颅内并发症或败血症而危及生命。

（3）心理-社会状况

　　因为眶蜂窝织炎症状明显，患者常常焦虑不安，影响工作、学习。

【护理诊断】

（1）疼痛：头痛、眼眶疼痛

　　与眶内血管充血、炎症感染、眶内压力增加有关。

（2）焦虑

　　与全身中毒症状重、担心预后有关。

（3）知识缺乏

　　缺乏眶蜂窝织炎相关知识有关。

（4）潜在并发症：海绵窦血栓

　　与炎症扩散有关。

【护理措施】

（1）指导患者减轻疼痛的方法，安置患者于舒适体位，保持安静的环境，减少声光刺激，并耐心解释因眼痛、肿胀等引起不适的原因，必要时遵医嘱使用药物镇痛。

（2）患者因炎性渗出出现肿胀，可采取局部热敷或超短波治疗，因温热能促使局部血管扩张，从而改善血液循环，增加血流量，促进炎症的消散和水肿吸收。

（3）注意保护患眼角膜，给予抗生素眼液和眼药膏，上眼药时动作宜轻柔，避免按压眼球。

（4）认真观察和记录病情，注意视力变化，了解视神经受累情况；同时观察全身情况，如患者出现剧烈头痛、谵妄甚至昏迷，可能出现颅内并发症时，应采取紧急措施挽救患者。

（5）做好药物护理，注意药物治疗的反应。因患者需要长时间的静脉输注，而药物对血管刺激性大，要注意保护血管。选择静脉要由远而近、由细到粗，严格执行无菌技术操作。

（6）遵医嘱给予全身足量抗生素治疗以控制炎症。首先广谱抗生素控制感染，同时争取结膜囊细菌培养及药物敏感试验，及时应用最有效的抗生素。用药期间注意观察药物不良反应。

【健康教育】

（1）嘱患者多进食高蛋白、高维生素、高热量食物，以增加抵抗力有利于病情恢复，禁辛辣食物。

（2）指导患者正确应用眼药，动作宜轻柔，避免按压眼球。

第三节　眼眶炎性假瘤患者的护理

眼眶炎性假瘤是原发于眼眶组织的慢性非特异性炎症，组织学表现为炎症性疾病，临床表现类似肿瘤，故名炎性假瘤。本病为眼眶常见病，可发生在任何年龄，无种族和性别差异。多数单眼受累，也可双眼发病。炎症可发生于眶内单一组织，如泪腺、眼外肌、视神经周围和眶内软组织等，也可同时累及眶内多个结构。有复发倾向。

【临床表现】

在先兆期，眼神经分布区有阵痛，伴有流泪、结膜水肿和眼球突出；至发展期，眼球迅速向正前方中度突出，不能复位，同时眼睑和结膜水肿加剧，早期出现眼运动障碍甚至显著的视力下降。在眶缘附近或眼眶深部多数可触摸到肿块。偶见在眼球受压迫时视网膜静脉扩张淤滞、视盘水肿及视网膜脉络膜炎的改变。X线拍片无骨质破坏。但可见到致密阴影或眶腔扩大。在少数情况可发生骨质改变，视神经扩大，因而易误诊为恶性肿瘤。眶静脉造影往往不见静脉行经移位。超声波检查对假性瘤有定位意义。本病有自限性，发展到一定阶段后肿块纤维化，病变趋于稳定。病理切片检查时有不同程度的纤维组织增生，并有大量淋巴细胞及浆细胞浸润，血管壁变厚、硬化及玻璃样变性。

从组织学方面，假瘤可分为六型：①弥漫炎症型，伴有大量淋巴细胞或浆细胞增生；②慢性肉芽肿型，伴有眶脂肪坏死；③硬化型，伴有胶原组织增生；④慢性泪腺炎型，局部淋巴浸润及泪腺管上皮增生；⑤肌肉炎型，眼外肌肥大变性；⑥脉管炎型，肉芽组织增生，嗜酸细胞浸润。分型有利于提供治疗参考依据。

【辅助检查】

（1）X线拍片，仅少数可见眶腔扩大，常无骨质破坏，多数有副鼻窦炎。如有骨质破坏者，可见眶内骨膜增厚、眶骨增生等现象。

（2）在B型超声波图及CT片上可见到增粗的眼外肌或无边界的增殖性组织。假瘤或在肌锥内，或在肌锥外。

【治疗原则】

一般多采用广谱抗生素合并皮质类固醇联合治疗，特别是以浆细胞为主者效果最好，早期病例往往可以获得明显缓解好转。放射疗法适用于以淋巴细胞为主的假瘤，早期当细胞结构尚未纤维化时能有一定效果。但晚期由于纤维组织增生，药物及放射治疗的效果都不明显，眼球高度突出/或视力出现严重障碍时可以考虑手术治疗，但应慎重选择施行，因为手术后仍有复发可能。

【护理评估】

（1）健康史

炎性假瘤是一种免疫反应性疾病，患者血清中的IgG和IgM增高；部分患者可发现抗核抗体及抗平滑肌抗体。

（2） 身体状况

可急性或慢性发病。如急性发病，表现为眼睑和结膜肿胀、充血，眼眶痛、眼球运动障碍、复视和眼球突出。眶缘可扪及肿物，有轻度压痛，呈结节状、多发，可推动。

（3） 心理-社会状况

由于炎性假瘤因炎症侵犯部位和组织类型不同，临床表现也不一样，且易反复发作，易让患者造成恐惧、焦虑，应评估患者及家属对炎性假瘤的认知度，以免对工作、学习和生活产生影响。

【护理诊断】

（1） 疼痛：眶区疼痛、眼痛

与眶内血管充血、炎性渗出、眶内压力增加有关。

（2） 有暴露性角膜炎的危险

与眼球突出有关。

（3） 自我形象紊乱

与眼球突出有关。

（4） 知识缺乏

缺乏眼眶炎性假瘤的相关知识。

【护理措施】

（1） 主动与患者交流，鼓励其讲述心中的感受，给予理解与安慰，以缓解其紧张情绪。鼓励其家属多来探视，给予精神上的支持。

（2）保护角膜：向患者讲解眼睑闭合不全对角膜的危害性，以引起患者重视。遵医嘱定时使用抗生素眼药水滴眼，预防角膜炎的发生。睡前涂抗生素眼药膏或用湿盐水纱布遮盖双眼，防止角膜干燥。

（3） 保持环境清洁及适宜的湿度，避免人员流动过多造成灰尘飞扬，必要时戴眼罩保护角膜。嘱患者勿用手帕及不洁之手揉擦眼部。

（4） 做好激素治疗的护理在糖皮质激素用药期间应限制钠盐的摄入并每天测血压，每周测体重1次。注意消化道反应，观察患者有无胃肠功能紊乱。观察眼部情况，每天测量眼压，观察患者有无激素性青光眼、激素性白内障等。

（5）密切观察眼压变化，遵医嘱及时使用降眼压药，以降低眼压，减轻疼痛。

（6）护士要向手术治疗的患者讲解进行手术的必要性，帮助其正确对待疾病，树立面对现实的信心。

（7）进行各项操作检查前先向患者做好解释，操作准确、动作轻柔。

（8）向患者解释疼痛的原因，缓解其紧张情绪，增强对疼痛的耐受性。鼓励患者诉说对疼痛的感受，给予安慰与支持。密切注意观察病情变化，遵医嘱及时给予镇痛药，缓解其疼痛。

【健康教育】

（1）当在糖皮质激素治疗时，要注意观察用药的副反应，如血压及消化道反应，观察有无激素性青光眼或白内障。

（2）做好角膜保护，防止角膜干燥。

（3）做好心理指导，注意定期随诊。

第十六章　眼外伤患者的护理

第一节　眼钝挫伤患者的护理

眼钝挫伤是眼部受机械性钝力引起的外伤,可造成眼附属器损伤,也可造成眼球的损伤,引起眼内多种组织和结构的病变。眼钝挫伤占眼外伤发病总数的 1/3 以上,严重危害视功能。

【临床表现】

（1）眼睑挫伤	（2）眼眶挫伤
轻者可表现为眼睑水肿、出血或淤血。挫伤严重者可出现皮肤裂伤、泪小管断裂现象。	分为眼眶软组织挫伤及眶骨骨折两种形式,严重者可损伤视神经,造成严重的视力下降,甚至失明。

（3）眼球挫伤

临床表现与挫伤的部位和外力大小有关。

①球结膜挫伤:出现结膜水肿,结膜下淤血,严重者可出现结膜裂伤。

②角膜挫伤:主要表现为角膜水肿、混合性充血、角膜上皮脱落,严重者可发生角膜破裂、视力下降。

③巩膜挫伤:多因暴力导致破裂。裂口多位于角巩膜缘处。破裂处常表现为结膜下出血,眼内容物脱出,眼压降低,视力明显下降。

④虹膜睫状体挫伤:主要表现为前房积血,瞳孔不规则散大,虹膜根部离断,呈 D 字形瞳孔。可继发角膜血染、青光眼,还可出现单眼复视的现象。

⑤晶状体挫伤:可造成晶状体混浊、脱位,继发性青光眼。

⑥玻璃体刮伤:可造成玻璃体积血,如果积血量大、吸收差,可继发视网膜脱离。

⑦脉络膜、视网膜挫伤：主要表现为脉络膜破裂及出血，视网膜震荡，严重者可造成黄斑裂孔、视网膜脱离而影响视力。

⑧视神经挫伤：严重挫伤可导致视神经萎缩、视力丧失。

【辅助检查】

（1）X 线、CT 检查

可明确有无眶骨骨折。

（2）超声波检查

可协助诊断玻璃体积血的部位及程度、晶状体有无脱位、视网膜有无脱离等。

【治疗原则】

治疗方法包括非手术治疗和手术治疗。根据眼钝挫伤的部位、严重程度选择不同治疗方案。

（1）非手术治疗

对于外伤后出现眼部淤血、水肿者，早期冷敷；根据病情选用抗生素眼药水、散瞳剂、糖皮质激素眼药等；如果出血症状明显应卧床休息，酌情应用止血药。

（2）手术治疗

①眼睑的皮肤裂伤、严重结膜撕裂伤、角巩膜裂伤应及时手术缝合。

②泪小管断裂应行泪小管吻合。

③严重虹膜根部离断伴复视者，可考虑虹膜根部缝合术。

④前房积血较多，尤其有暗黑色血块，伴眼压升高，经药物治疗眼压仍不能控制，应做前房穿刺术放出积血；有较大血凝块时，可手术切开取出血块。

⑤晶状体混浊可行白内障摘除术；晶状体脱位导致的继发性青光眼，可行抗青光眼手术。

⑥玻璃体积血者，伤后 3 个月以上未吸收可考虑做玻璃体切割手术；若伴有视网膜脱离应及早行视网膜复位术。

【护理评估】

（1）健康史

询问患者的外伤史及详细致伤的过程，包括受伤时间、致伤原因、致伤物的种类和特性等；了解既往眼病史、全身病史、过敏史等。

（2）身体状况

①眼前段挫伤：包括角膜、前房角、虹膜、睫状体及晶状体的挫伤。有明显的疼痛、畏光、流泪及眼睑痉挛等症状，视力也受到影响。虹膜挫伤明显的表现是瞳孔变形。睫状体分离和脱离可导致低眼压。晶状体挫伤容易发生晶状体全脱位或半脱位，由于脱位的晶状体所在位置的不同可导致各种临床表现。

②眼后段挫伤：包括玻璃体出血、脉络膜裂伤、视网膜挫伤。

③眼球破裂伤：为严重钝挫伤所致，视力极度低下或无光感，预后差。

④眼附属器挫伤：主要表现为眼睑水肿、出血、眼眶骨折等。

（3）心理-社会状况

眼部发生意外受伤后，患者常常因疼痛、疾病知识缺乏以及担心预后等因素，表现为极度紧张、焦虑；而视力下降、眼部包扎等造成患者学习、工作、生活等自理能力下降。护士要了解患者是否有焦虑、悲伤和紧张等心理状态，以及因眼外伤所造成的职业、家庭压力情况。

【护理诊断】

（1）感知改变：视力下降

与眼内积血和眼内组织损伤等因素有关。

（2）疼痛

与眼内积血、眼压升高及眼组织损伤等因素有关。

（3）焦虑

与眼部疼痛、担心视力和容貌的恢复有关。

（4）有感染的危险

与局部伤口的预防感染措施不当以及机体抵抗力下降有关。

（5）组织完整性受损

与眼外伤有关。

（6）潜在并发症

外伤性白内障、继发性青光眼、视网膜脱离、眼内感染等。

（7）自理缺陷

与视力下降、眼部包扎等因素有关。

（8）知识缺乏

缺乏眼钝挫伤的防治知识。

【护理措施】

（1）心理护理

眼外伤多为意外损伤，直接影响视功能和眼部外形，患者一时难以接受，多有焦虑及悲观心理，应多给予心理疏导，使患者情绪稳定，同时要提供安静舒适的休息环境。

（2）非手术护理

1）眼睑水肿及皮下淤血的早期：指导患者冷敷，促进吸收，一般2周内逐渐吸收。

2）如果单纯的结膜水肿、球结膜下淤血及结膜裂伤者，选用抗生素眼药水，预防感染。

3）如果角膜上皮擦伤，选用抗生素眼药膏，通常24小时可愈合；角膜基质层水肿者选用糖皮质激素治疗。

4）外伤性虹膜睫状体炎者，应用散瞳剂、糖皮质激素眼药。

5）前房积血者：①出血期间患者要卧床休息，半卧位，限制眼球转动。强调半卧位的重要性和意义：有利于降低静脉压；利于出血沉积于前房而吸收，避免在瞳孔区机化或形成虹膜后粘连。②注意眼压变化，告诉患者眼压升高的影响因素。如果眼压升高，及时遵医嘱应用降眼压药物；为保持大便通畅，鼓励患者多食富含纤维素、易消化的软食，避免用力排便、咳嗽及打喷嚏。③按医嘱选用镇静剂和止血剂，如6-氨基己酸、氨甲苯酸（止血芳酸）、氨甲环酸（止血环酸）、安特诺新（安络血）等，不主张使用散瞳药和缩瞳药。

6）视网膜出血者应卧床休息，双眼绷带包扎，限制眼球运动，并应用止血药物。视网膜震荡与挫伤者，遵医嘱使用糖皮质激素、血管扩张剂及维生素类药物。

7）脉络膜破裂早期卧床休息，注意观察，无特殊处理。

（3）病情观察

①监测生命体征、视力和眼局部的变化。

②监测眼压，前房积血可引起眼压升高；眼球贯通伤或眼球有开放伤口，可使眼内容物外流而引起眼压降低。

③注意前房积血情况，如有异常及时通知医师处理。

（4）手术治疗的护理

①眼睑的皮肤裂伤、严重结膜撕裂伤者应手术缝合。

②泪小管断裂应行泪小管断端吻合。

③角巩膜裂伤者应在显微镜下行次全层缝合。

④严重虹膜根部离断伴复视者，可行虹膜根部缝合术。

⑤前房积血多，尤其有暗黑色血块，伴眼压升高，经药物治疗眼压仍不能控制，应做前房穿刺术放出积血；有较大血凝块时可手术切开取出血块，避免角膜血染。

⑥晶状体混浊可行白内障摘除术，继发性青光眼可手术治疗。

⑦玻璃体积血严重者可行玻璃体切割术，若伴有视网膜脱离应尽早行手术复位。

（5）预防创口感染的护理

①密切观察创口有无渗血、疼痛加重、眼内分泌物增加和视力下降等症状。

②换药、滴眼药时严格执行无菌操作，保持创口干燥。

③向患者及家属讲解有关的护理常识，保持个人卫生，禁止用手或不干净的物品揉眼。

【健康教育】

（1）宣传安全防护常识，注意自我保护，如戴面罩、防护头盔、眼镜等，预防及降低眼外伤的发生。

（2）告诉患者眼部外伤及早治疗的重要性，避免延误病情治疗。

第二节　眼球穿通伤患者的护理

眼球穿通伤指眼球受到锐器或高速飞射的异物所穿破而造成的穿通

性损伤。其损伤的程度与致伤物的种类、大小及致伤物的速度等有密切关系。眼球穿通伤按其损伤部位分为角膜穿通伤、角巩膜穿通伤和巩膜穿通伤三类，异物碎片击穿眼球可致球内异物。

【临床表现】

（1）角膜穿通伤

常见，伤口位于角膜，伤后遗留角膜白斑。伤口较小时常自行闭合，检查仅见点状混浊或白色条纹。大的伤口常伴有虹膜脱出、嵌顿、前房变浅，此时可有明显的眼痛、流泪等刺激症状。致伤物刺入较深可引起晶状体囊穿孔或破裂，出现局限的晶状体混浊，甚至晶状体破裂，晶状体物质嵌顿于伤口或脱出。

（2）角巩膜穿通伤

伤口累及角膜和巩膜，可引起虹膜睫状体、晶状体和玻璃体的损伤、脱出及眼内出血，伴有明显的眼痛和刺激症状。

（3）巩膜穿通伤

较少见。较小的巩膜伤口容易忽略，穿孔处可能仅见结膜下出血。大的伤口常伴有脉络膜、玻璃体和视网膜损伤及玻璃体积血。损伤黄斑部会造成永久性中心视力丧失。

【辅助检查】

（1）X线或CT检查可明确眼眶有无骨折或异物。

（2）超声波检查可协助诊断有无眼球壁破裂，玻璃体有无积血及积血程度，视网膜有无脱离及有无球内异物等。

【治疗原则】

眼球穿通伤是眼科急诊病种，治疗原则是手术缝合以恢复眼球的完整性，防治感染和并发症。

（1）伤口处理

小于2~3mm的整齐角膜伤口、无眼内组织嵌顿、前房存在者可不缝合。大于3mm以上时应争取在显微手术条件下仔细缝合。点散瞳剂及抗生素眼液，包扎伤眼。对合并组织嵌顿的伤口，如果脱出的虹膜组织无明显污染，脱出时间短（一般在 24 小时之内），可用抗生素溶液冲洗后送还眼内。污染严重可予剪除，脱出的睫状体应予复位。若睫状体破裂需要切除，应先在周围电凝，然后再切除，对脱出的晶状体和玻璃体也可切除。晶状体混浊时，若晶状体完整，可根据视力或眼后节手术处理，需要择期做白内障手术；若晶状体破裂，可先游离、缝合角膜伤口，然后在角膜缘做切口吸出晶状体物质，以避免晶状体囊嵌顿于角膜伤口，影响角膜愈合。

（2）防治感染

常规注射破伤风抗毒血清，全身应用抗生素。手术修复后应在结膜下注射抗生素，常用庆大霉素 2 万 U 及地塞米松 2.5mg，并用散瞳药。

【护理评估】

（1）健康史

询问患者是否有明确的外伤史，致伤物的大小、形态、性质，刺伤的时间，受伤的部位，污染的程度及有无眼球内异物存留等；并询问患者全身受伤情况、以往健康状况、过敏史等。

（2）身体状况

依据致伤物的大小、形态、性质、刺伤的时间、受伤的部位、污染的程度及有无眼球内异物存留等，可有不同程度的视力下降及眼组织损伤。

（3）心理-社会状况

眼部发生意外受伤后，患者及家属常常因缺乏疾病知识以及担心预后情况，表现为极度紧张、焦虑，护士要了解患者是否有焦虑、悲伤和紧张等心理状态，以及因此造成的职业、家庭压力。穿通伤的预后和功能恢复主要取决于损伤的严重程度和部位，其次是有无感染和并发症、治疗的及时正确性。

【护理诊断】

（1）感知改变：视力下降

与眼内组织损伤、眼内积血及异物的存留有关。

（2）疼痛：眼痛

与眼内组织受损及眼压改变等因素有关。

（3）组织完整性受损

与物体穿通眼球有关。

（4）焦虑

与突然眼外伤、担心疾病预后有关。

（5）潜在并发症

外伤性虹膜睫状体炎、感染性眼内炎、球内异物、交感性眼炎、外伤性白内障、外伤性增殖性玻璃体视网膜病变等。

（6）知识缺乏

缺乏眼球穿通的防治知识。

【护理措施】

（1）心理护理

眼球贯通伤发病突然，患者一时很难接受视力下降、甚至眼球丧失的事实，护士应给予安慰与鼓励，积极面对现实，密切配合治疗。对伤后视功能及眼球外形恢复无望，行眼球摘除术者，应详细向患者和家属介绍手术的重要性及手术方式、术后安装义眼等事项。

（2）手术护理

参照眼科手术前后护理常规；外伤眼手术前禁忌剪睫毛和结膜囊冲洗，防止对眼球增加压力和增加感染概率。

（3）预防感染

常规注射抗破伤风血清，全身及眼局部应用抗生素和糖皮质激素，包扎伤眼并散瞳；加强患者眼部基础护理，遵守无菌操作原则，严防眼内炎的发生。

（4）严密观察病情

①监测生命体征、瞳孔及全身受伤情况，尤其是多发伤的发展进程。

②眼部外伤情况：眼压及视力、眼局部伤口的变化情况。

③注意防止交感性眼炎发生，注意外伤眼和健眼视力的变化，一旦健眼发生不明原因的眼部充血、视力下降及眼痛，要警惕交感性眼炎发

生。如果发生感染性眼内炎，应充分散瞳，局部和全身应用大剂量抗生素或糖皮质激素；玻璃体内注药可以提供有效药物浓度，并抽取房水及玻璃体液做细菌培养和药敏试验；同时做好玻璃体切割手术准备。

（5）疼痛护理

仔细观察患者对疼痛反应，耐心听取患者疼痛的主诉，解释疼痛的原因，给予支持与安慰，指导放松技巧。

【健康教育】

（1）向患者和家属介绍眼球穿通伤的临床特点、治疗原则及预后。嘱患者一旦发现未受伤眼出现不明原因的眼部充血、视力下降及疼痛，要及时到眼科检查，及早发现可能出现的交感性眼炎，早期治疗。

（2）加强安全防护措施的宣讲，必要时配戴防护面罩和眼镜，可减少眼外伤的发生率。

（3）嘱患者保持良好情绪，积极配合治疗。

第三节　眼异物伤患者的护理

眼异物伤是异物进入眼内引起机械性损伤和异物存留的刺激反应以及感染而导致并发症和后遗症。根据异物的性质可分为金属异物和非金属异物两类。大多数异物为铁、钢磁性金属异物，也有非磁性金属异物如铜和铅。非金属异物包括玻璃、碎石及植物性（如刺、木）和动物性（如毛、刺）异物等。不同性质的异物在眼的不同部位所引起的损伤及其处理各有不同。

【临床表现】

（1）眼球外异物

明显的刺激症状，如刺痛、流泪、眼睑痉挛等。眶内异物可有局部肿胀、疼痛。若合并化脓时可引起眶蜂窝织炎或瘘道。

（2）眼内异物

小的非金属异物一般能耐受，反应性金属异物可引起轻微炎症；大的异物可刺激炎症，引起细胞增生、牵拉性视网膜脱离、眼球萎缩等。①铜质异物：纯铜有毒性，引起急性铜质沉着症和严重炎性反应。②铁质异物：角膜基质铁锈色沉着，虹膜异色症，瞳孔扩大及反应迟钝，晶状体前棕色沉着，白内障，玻璃体浑浊，周边视网膜色素增生，铁离子聚集于小梁网可发生继发性青光眼。

【辅助检查】

（1）B超

可帮助诊断有无球内异物及眼球壁破裂等。

（2）X线、CT检查

可以明确有无异物以及异物的位置。

【治疗原则】

球内异物一般应及早摘出。应该强调的是，手术摘出必须以重建和恢复视功能为目的，因此还要考虑伤眼功能、患者双眼和全身情况。

（1）前房及虹膜异物

经靠近异物的方向或在相对方向做角膜缘切口取出，可用电磁铁吸出（磁性异物）或用镊子夹出（非磁性异物）。

（2）晶状体异物

若晶状体大部分透明，可不必立即手术。若晶状体已混浊，可连同异物摘出。

（3）玻璃体内或球壁异物

应根据异物大小、位置，有无磁性，有无玻璃体及视网膜并发症，可采用巩膜外磁铁法或玻璃体手术方法摘出，同时处理并发症。对位于后极部的球壁异物，以采取玻璃体手术方法对视网膜损伤较小。

【护理评估】

（1）健康史

询问患者是否有明确的外伤史，详细了解患者受伤的经过，异物的性质（金属或非金属、磁性或非磁性），受伤时间、地点、治疗过程等。

（2）身体状况

依据眼球损伤程度、异物性质和存留部位，有不同临床表现。

①多伴有眼球穿通伤的表现。

②眼内异物可存留于前房、晶状体、睫状体、玻璃体和眼球后段等，严重者可造成视网膜的损伤。

（3）心理-社会状况

了解患者是否存在眼外伤后常有的悲观、焦虑、紧张等心理表现。注意评估患者的家庭状况及对本病的认识。

【护理诊断】

（1）舒适的改变：眼部疼痛、畏光、流泪

与异物存在引起刺激有关。

（2）有感染的危险

与异物停留时间过长及异物的性质等有关。

（3）潜在并发症

虹膜睫状体炎、化脓性眼内炎、交感性眼炎等。

（4）感知改变：视力下降

与眼球内组织损伤及异物存留有关。

（5）焦虑

与外伤后一时难以接受事实、担心预后有关。

（6）知识缺乏

缺乏眼异物伤的防治知识。

【护理措施】

（1）观察外伤眼及健眼视力情况；视力损伤严重者应卧床休息。

（2）按眼部护理常规做好术前准备，协助清洗面部血迹或污物，禁忌剪睫毛和冲洗结膜囊。

（3）根据医嘱剔除角膜和结膜异物。操作方法：先滴2~3次表面麻醉剂。在裂隙灯下找到异物位置。浅表异物可用湿棉签擦除；较深异物可用无菌注射针头呈15°轻轻插入异物边缘，将异物向角膜缘方向剔除。

铁屑异物若铁锈范围大而深，不能一次剔净，可分次进行。操作完毕滴抗生素眼药水，包扎患眼，以防感染。嘱咐患者第二天复查。

（4）密切观察结膜和角膜有无异物遗留，注意角膜伤口愈合情况，注意视力的变化及有无角膜感染等发生。

（5）术后密切观察病情变化：①观察视力和眼局部伤口的变化，有前房积血者应注意眼压变化和积血的吸收情况，指导患者半卧位；②观察并发症的发生及非受伤眼的情况，预防交感性眼炎的发生。

（6）做好心理疏导：指导患者采取积极的应对方式正确对待眼外伤，密切配合治疗。

【健康教育】

（1）介绍角膜、结膜异物伤产生的原因，注意劳动时戴防护眼镜，预防眼外伤的发生。

（2）告知患者若眼有异物，勿用手揉眼和自行剔除异物，及时到医院治疗。

（3）指导按医嘱及时用药。

（4）告知定期复查。

（5）指导患者及家属采取积极的措施应对意外事件，并树立战胜疾病的信心，密切配合治疗。

（6）预防外伤，进行生活与生产安全教育，劳动时佩戴防护眼镜等。

（7）指导按时用药、定期复查；保持眼部卫生，不用手揉搓眼部。

第四节　眼附属器外伤患者的护理

眼附属器包括眼睑、结膜、泪器、眼外肌和眼眶。

【临床表现】

（1）眼睑外伤

挫伤致眼睑小血管破裂，常引起眼睑水肿和出血。可在1~2周内完全吸收。严重挫伤或锐器切割伤时，可出现睑皮肤全层裂伤，实质深达肌层、睑板的睑结膜。内眦部睑缘撕裂可造成泪小管断裂，愈合后会出现眼睑畸形和泪溢症。

（2）眼眶外伤

眼眶骨折、眶内出血及视神经损伤有相应的各种临床表现，视神经管骨折可压迫或损伤视神经，此时瞳孔直接光反射消失或迟钝视力可在光感以下；眼眶的锐角切割或穿刺伤可出现眼球运动障碍；眶内出现可引起眶内压增高危及视功能。

【辅助检查】

（1）眼部 CT。

（2）眼 MRI 检查。

（3）眼超声检查。

【治疗原则】

（1）眼睑外伤

眼睑淤血和肿胀较明显时，可在伤后 48 小时内予以冷敷，以后热敷；眼睑裂伤给予清创缝合，并予注射 TAT 和抗生素。

（2）眼眶外伤

一般的软组织损伤采用清创缝合，并予应用 TAT 和抗生素治疗；若视神经损伤，给予及时应用大量糖皮质激素或行视神经减压术；对因出血引起的急性眶内压升高，需要及时做眶减压术；对闭合性眶骨骨折，一般不做特殊处理。

【护理评估】

（1）健康史

了解患者受伤的过程，以往身体健康状况，如是否有慢性病、药物过敏史。现是否用药，用药名称及用药的时间。

（2）身体状况

①眼睑外伤：了解外伤情况，挫伤致眼睑小血管破裂，常引起眼睑

水肿和出血。出血初为青紫色，后渐变为黄色，可在1~2周内完全吸收。严重者可出现眼睑皮肤全层裂伤，甚至达肌层、睑板和睑结膜。

②眼眶外伤：了解外伤情况，当钝力打击、车祸或从高处跌落等，常引起眼眶骨折、眶内出血及视神经挫伤，可表现为瞳孔直接光反射消失或迟钝，瞳孔中等散大，视力可在光感以下。当眼眶深部组织损伤，可出现眼球运动障碍。

（3）心理-社会状况

护士评估眼附属的外伤患者，对工作、学习、生活的影响，以及患者对外伤所引起并发症的认知度。

【护理诊断】

（1）感知改变：视力下降

与眼眶外伤导致视神经损伤有关。

（2）焦虑

与意外损伤一时难以接受事实、担心预后有关。

（3）知识缺乏

缺乏眼附属器外伤防治知识。

（4）组织完整性受损

与外伤导致眼睑皮肤裂伤、眼眶损伤有关。

【护理措施】

（1）做好心理疏导：眼外伤多为意外损伤，直接影响眼部外形，患者一时难以接受，多有焦虑及悲观心理，应多给予心理疏导，使患者情绪稳定，配合治疗。

（2）眼睑水肿及皮下淤血者，通常数天至2周内可逐渐吸收，可指导患者早期冷敷、晚期热敷，促进吸收。

（3）预防感染：常规注射抗破伤风血清，全身及眼局部应用抗生素和糖皮质激素，加强患者眼部基础护理，遵守无菌操作原则。

（4）观察病情：监测生命体征、瞳孔、眼局部伤口的变化情况，监测眼压变化，注意眼部胀痛、头痛、恶心、呕吐等高眼压症状；注意视力变化，有无上睑下垂等眶尖综合征；还有外伤眼和健眼视力的变化。

（5）行大量糖皮质激素治疗者，做好用药护理，包括静脉的保护、并发症的观察等。行视神经减压术者，做好鼻腔护理，密切观察颅内并发症。

（6）行手术治疗者，做好围术期护理，预防感染及创口出血，严格遵医嘱用药。

（7）做好环境介绍，教会患者使用呼叫器，以免发生意外。协助患者做好生活护理。

（8）对患者进行各种治疗和护理前应告知患者治疗和护理的方法和目的及注意事项，如教会患者和家属手术前后的自我护理知识。

【健康教育】

（1）宣教安全知识，做好安全防护。

（2）注意观察外伤眼、健眼的视力变化，发现异常及时就诊。

（3）对行糖皮质激素治疗者做好用法宣教，并治疗观察并发症。

第五节　眼化学伤患者的护理

眼化学伤是指化学物品的溶液、粉尘或气体进入或接触眼部，引起的眼部损伤，也称眼化学性烧伤，其中最多见的是酸性和碱性烧伤，临床上以碱性化学伤更多见。酸能使组织蛋白凝固坏死，阻止酸继续向深层渗透，组织损伤相对较轻。碱能溶解脂肪和蛋白质，使碱性物质渗透到深层，使细胞分解坏死。故碱性化学伤损伤较重，预后较差。眼化学伤的患者必须急诊处理，眼部受损程度与化学物的性质、浓度、剂量，眼部组织接触的时间，伤口急救处理措施等有关，严重者可引起视功能损失而致盲。

【临床表现】

根据酸碱烧伤后的组织反应，可分为轻、中、重三种程度烧伤。

（1）轻度

多由弱酸或稀释的弱碱引起。眼睑与结膜轻度充血、水肿，角膜上皮有点状脱落或水肿。数天后水肿消失，上皮修复，不留瘢痕。

（2）中度

可由强酸或较稀的碱性物质引起。眼睑皮肤可起水疱或糜烂；结膜水肿，出现小片缺血坏死；角膜有明显混浊、水肿，上皮层完全脱落或形成白色凝固层。治愈后可遗留角膜云翳或斑翳，影响视力。

（3）重度

大多为强碱引起。结膜出现广泛的缺血性坏死；角膜全层混浊甚至呈瓷白色。角膜基质层溶解，造成角膜溃疡或穿孔。碱渗入前房，引起葡萄膜炎、继发性青光眼和白内障等。晚期可出现眼睑畸形、眼睑外翻、眼睑内翻、睑球粘连及结膜干燥症等。

【辅助检查】

（1）常规检查

血、尿、粪便常规均正常（WBC 9.5×10^9/L），肝、肾功能检查正常，乙肝表面抗原（−），艾滋病抗原（−），凝血4项检查正常，X线胸片及心电图检查未见异常。

（2）专科检查

右眼视力手动/眼前，左眼视力光感。双眼球各方向运动自如，双眼睑红肿，上皮浑浊为轻度雾浊，上皮表层点状糜烂，角膜缘无缺血，双眼泪点位正，泪道冲洗通畅，双眼结膜充血。双眼眼压正常。

【治疗原则】

（1）现场急救。争分夺秒地在现场彻底冲洗眼部，是处理酸碱烧伤最重要的一步。及时彻底冲洗能将烧伤减低到最小的程度。应立即就地取材，用大量清水反复冲洗。冲洗时应翻开眼睑，转动眼球，暴露穹隆部，将结膜囊内的化学物质彻底洗出。无清水时用其他水源均可。应至少冲洗30分钟。送至医疗单位后，根据时间早晚也可再次冲洗，并检查结膜囊内是否还有异物存留。

（2）局部和全身应用大量维生素C。维生素C可抑制胶原酶，促进角膜胶原合成，可在碱烧伤后结膜下注射，每次2ml，每天1~2次。全身可大量口服及静脉输入。

（3）切除坏死组织，防止睑球粘连。如果球结膜有广泛坏死或角膜上皮坏死，可早期切除。球结膜缺损较多时可做黏膜或对侧球结膜移植。每次换药时应用玻璃棒分离睑球粘连，或安放隔膜，以防止睑球粘连。

（4）应用胶原酶抑制剂防止角膜穿孔。可滴用 10% 枸橼酸钠；或 2.5%~5% 半胱氨酸点眼；全身应用四环素类药物，每次 0.25g，每天 4 次。

（5）应用抗生素控制感染。

（6）用 0.5%EDTA（依地酸钠）可能促使钙质排出，可用于石灰烧伤病例。

（7）用 1% 阿托品每天散瞳。

（8）局部或全身使用皮质类固醇激素，以抑制炎症反应和新生血管形成。

（9）其他，如点自身血清、纤维连接蛋白等。

（10）晚期治疗针对并发症进行，如手术纠正睑外翻、睑球粘连，进行角膜移植术等。

【护理评估】

（1）健康史

询问患者致伤经过，有无化学物质接触或进入眼部，了解化学物的性质、浓度、剂量，以及与眼部组织接触的时间，是否有伤口急救处理等。

（2）身体状况

患者表现为不同程度的眼痛、畏光、流泪、眼睑痉挛以及视力下降。轻者眼睑皮肤潮红、水肿、结膜充血、角膜上皮脱落、轻度混浊。重者眼睑高度水肿，皮肤组织糜烂，结膜苍白坏死，角膜严重混浊、溃疡，甚至穿孔。

（3）心理-社会状况

评估化学伤对患者工作、学习及家庭经济的影响，以及家庭的支持情况、评估患者的心理状况，常常会有焦虑情绪。

【护理诊断】

（1）疼痛：眼痛

与化学物质进入眼内有关。

（2）感知受损：视力下降

与化学物质引起的眼内损伤有关。

（3）组织完整性受损：角膜组织受损

与化学物质接触角膜有关。

（4）恐惧

与眼部视力突然下降、眼部刺激症状明显或担心眼部外形变化和治疗效果有关。

（5）潜在并发症

睑球粘连、眼睑外翻或内翻、结膜干燥症、角膜溃疡、虹膜睫状体炎、继发性青光眼、并发性白内障、眼球萎缩等。

【护理措施】

（1）术前护理

①急救处理：到达医院后，用生理盐水冲洗结膜囊，迅速彻底清除化学物质，特别是穹隆部和睑板下沟处。也可根据致伤物质性质用中和液冲洗：酸性物质用3%碳酸氢钠溶液；碱性物质用3%硼酸溶液；氢氧化钙烧伤用0.37%依地酸二钠溶液；冲洗液不应少于1000ml。

②结膜损伤严重者，做放射状球结膜切开，进行冲洗。必要时给予前房穿刺。

③预防睑球粘连：指导患者做眼球运动，拉下眼睑使眼球向左上、右上运动；拉上眼睑使眼球向左下、右下运动；每天3次，每次10分钟；每次换药时用玻璃棒分离睑球粘连或安放隔膜，并在结膜囊内涂大量抗生素眼药膏，预防睑球粘连。

④1%阿托品滴眼或眼凝胶充分散瞳孔。

⑤遵医嘱局部给予滴眼液抗感染治疗。

⑥根据手术适应证做急诊手术准备。

⑦稳定患者及其家属情绪，耐心细致解释病情、治疗方法和预后，使患者能够面对现实，积极配合治疗与护理。

（2）术后护理

①眼化学伤可伴有全身的损伤，甚至可危及生命，故应严密观察患者的伤情变化及生命体征变化。密切观察眼部情况，如敷料有无松脱及渗出、术眼疼痛程度等；并监测体温变化，注意有无其他全身症状，必要时遵医嘱应用镇静药或镇痛药镇痛。

②遵医嘱及时给予镇痛、止血、降眼压、抗感染、维生素、糖皮质激素等药物治疗。

③换药、点眼药时要严格无菌操作，动作轻柔，避免按压眼球。

④提供安静舒适的睡眠环境，减少陪护和探视人员，保证患者的睡眠及减少感染的概率。

⑤预防并发症的发生，包括预防感染、控制眼压、防止组织溶解粘连等。向患者及其家属介绍术后预防感染等的重要性，并教会患者及其家属正确的点眼药方法。

⑥饮食：术后2天内应进食清淡、易消化的半流食，以后可进食高蛋白质、高维生素的软食。避免进食需用力撕咬、咀嚼的硬质食物，以免用力咀嚼牵拉肌肉影响伤口愈合。

⑦根据视物障碍程度，给予相应的协助，满足患者最基本的生活需要，并帮助患者制定和实施改变生活方式的计划，提高其自理能力。

⑧给予心理支持，减轻患者及其家属的焦虑和恐惧心理。做好疾病相关知识方面的教育，增强自理能力和战胜疾病的信心。

【健康教育】

（1）指导患者遵医嘱正确用药，嘱患者定期门诊随访，指导患者如何观察并发症等。

（2）宣传眼化学伤现场急救知识，一旦发生立即充分冲洗眼部，再送医院，减轻化学伤的损伤程度。

（3）宣传安全生产知识，从事化工工业的工作人员应掌握防护知识，规范操作，佩戴防护镜，防止意外事件的发生。生产或使用酸碱性物质的工厂或车间应加强通风，及时排出化学物质。

（4）遵医嘱按时点抗生素眼药水，以免感染；避免碰撞术眼，以免伤口愈合不良而裂开；不可过度用眼，注意用眼卫生，勿用力揉擦双眼。

（5）少吃辛辣食物及禁酒，饮食要清淡，多吃含粗纤维素的食物，常吃新鲜的蔬菜，保持大便通畅，预防便秘。

（6）避免患眼受伤，外出时可用纱布或眼镜遮挡。

（7）出院后按时复查，如发现眼睛有任何不适感，请立即到就近的医院检查。

（8）在公共场合时注意保护术眼；洗澡及洗漱时应遮挡术眼。

第六节　眼部热烧伤患者的护理

眼部热烧伤是指高温液体如铁水、沸水、热油等溅入眼内或火焰喷射眼部引起的烧伤。

【临床表现】

沸水、沸油的烧伤一般较轻。眼睑发生红斑、水疱，结膜充血水肿，角膜轻度混浊。热烧伤严重时，如铁水溅入眼内，可引起眼睑、结膜、角膜和巩膜的深度烧伤，组织坏死。组织愈合后可出现眼睑瘢痕性外翻、闭合不全、角膜瘢痕、睑球粘连甚至眼球萎缩。

【辅助检查】

同眼化学伤的辅助检查。

【治疗原则】

防治感染，促进创面愈合，预防睑球粘连。

（1）轻度灼伤

局部滴用散瞳剂和抗生素眼药水。

（2）重度灼伤

去除坏死组织，局部滴用抗生素眼药水。

（3）角膜坏死

行羊膜移植或带角膜缘上皮的全角膜板层移植术。

（4）晚期

积极治疗并发症。

【护理评估】

（1）健康史

了解发生热烧伤的过程，以及诱发因素，发病应如何处理，有无药物过敏史，有无原发疾病。

（2）身体状况

了解患者眼部受伤情况，轻者表现为眼睑红斑、水疱，结膜充血水肿，角膜轻度混浊；重者引起眼睑、结膜、角膜、巩膜的深度烧伤，组织坏死。眼部组织愈合后常出现瘢痕性睑外翻、睑闭合不全、角膜瘢痕、睑球粘连等。

（3）心理-社会状况

评估热烧伤患者对工作、生活、学习的影响。了解患者及家属对预后的认知程度。评估患者的心理状况。

【护理诊断】

（1）疼痛：眼痛
与角膜上皮脱落有关。

（2）感知改变：视力下降
与冷热刺激眼部组织损伤有关。

（3）焦虑
与视力下降和治疗效果有关。

（4）知识缺乏
缺乏眼热灼伤的防治知识。

（5）有外伤的危险
与视力下降有关。

（6）潜在并发症
角膜穿孔、睑球粘连、眼睑外翻、眼睑内翻、眼睑闭锁等。

【护理措施】

1. 术前护理措施

（1）急救护理

由于热烧伤常伴有全身尤其是面、颈、胸、四肢的广泛烧伤，所以患者入院后马上向其本人或家属了解致伤物的性质。眼的损伤程度取决于高温作用时间的长短。因此，患者入院后迅速用大量生理盐水冲洗降温，边冲洗边用蘸有眼膏的棉签将眼内异物清除干净，操作时动作轻柔，避免压迫眼球，以免引起眼睑皮肤裂伤及角膜穿孔，冲洗时间要长而持续，冲洗压力勿大。如果冲洗不当极易造成上皮脱离，增加治疗的难度。应避免操作带来的进一步损伤，这一阶段的急救处理将影响眼的痊愈率，所以早期眼部冲洗至关重要。

（2）心理护理

①明确告诉患者及其家属此病的治疗方法、并发症及预后，让患者了解眼热烧伤的病程长，预后差，以及积极配合治疗的重要性，以取得他们的谅解和配合。

②多与患者谈心，消除患者心中的顾虑，给予安慰，让患者逐渐转变角色，接受现实。

③向患者多介绍成功病例，使其消除不良情绪，保持良好的心态，树立信心，提高其自我保健康复的意识。

④家属的支持和关心对病情的转归起着十分重要的作用，多向家属讲解相关知识，让家属多关心患者，尽量解除其家庭牵挂，一心一意地配合治疗。

（3）生活护理

①主动巡视病房，为患者提供不能自理部分的帮助。

②将常用物品放在患者易于取放的位置，尽量定位放置。

（4）安全管理

①告知患者呼叫器的使用方法，有困难寻求帮助。

②患者睡觉时床挡保护，夜间休息时打开夜灯。

③嘱患者下床前先坐床上休息 5～10 分钟再下床，如厕久蹲后拉好扶手。

④规范病室环境，活动空间不留障碍物。

（5）眼部准备

①应用抗生素滴眼液 3 天。

②指导患者注意眼部卫生，勿用力揉搓、挤压眼部。

（6）术前常规准备

①对高血压、心脏病患者纠正病情后方可手术，以免引起术后不良反应。

②协助完善相关术前检查：心电图、输血全套、凝血试验、生化和血、尿常规等。

③术晨穿清洁病员服，带上标识腕带，排空大小便。嘱咐患者取下眼镜、手表、活动性义齿、金属饰物等。

④为了保证手术的安全性，术晨建立静脉通道，术前口服苯巴比妥镇静。

⑤与手术室工作人员进行交接。

2. 术后护理措施

（1）伤口观察及护理

①观察伤口有无渗血、渗液，保持敷料的清洁与干燥，如有污染及时更换

②换药时观察术眼有无红肿、渗液、渗血、疼痛、敷料气味及眼球运动等情况，并密切观察羊膜移植片的贴附情况、移植片的色泽、上皮是否完整、有无新生血管生长、移植片下有无积血与积液及植片感染、糜烂、溶解等。

（2）眼痛护理

①评估患者疼痛情况，了解疼痛的性质及程度，及时告知医生给予正确的处置。

②疼痛较轻、随时间的延长而消失或缓解，多为手术刺激引起的眼痛，可安慰患者、给予解释，加强观察。

③眼痛剧烈伴分泌物、眼睑肿胀、结膜充血明显、前房 KP、AR，应高度考虑眼部感染，按医嘱积极予以抗感染治疗，为患者提供整洁、安静、舒适的医疗环境。

（3）基础护理

加强巡视，保持床单元及患者的个人卫生。

（4）其他护理

术后患者应进半流质饮食，避免摄入过硬食物，以免影响切口愈合，多食用新鲜蔬菜，忌辛辣饮食。为排便不畅者应用通便药物，以免用力排便引起切口出血。

【健康教育】

（1）指导患者正确滴用散瞳剂和抗生素眼药，并包扎患眼，嘱患者勿用手揉眼，防止角膜上皮损伤。

（2）做好职业防护指导，介绍眼部热烧伤产生的常见原因，进行生活与生产安全教育。

第七节　辐射性眼外伤患者的护理

辐射性损伤是指电磁波谱中各种辐射造成的损害，包括电离辐射损伤和非电离辐射损伤。电离辐射伤包括远紫外线、X 线、核辐射等，非电离辐射伤包括近紫外线、可见光、红外线、微波等。本节介绍最常见的因紫外线引起的电光性眼炎。电光性眼炎指眼部被大剂量紫外线长时

间照射而引起的损伤。常见有电焊光、紫外线灯、高原及雪地反光、强太阳光等发出的紫外线。

【临床表现】

电光性眼炎（又称雪盲）的潜伏期长短取决于吸收紫外线的总能量，以 3~8 小时多见。发病急，常在晚上或夜间发生，且多双眼同时发生。

（1）症状

表现为明显的眼红、眼痛、畏光、流泪、眼睑痉挛。

（2）体征

眼部紫外线损伤主要是累及角膜和结膜，表现为结膜充血、角膜上皮点状荧光素着色，严重者角膜上皮大片剥脱、知觉减退。

【治疗原则】

主要是对症处理，减轻疼痛。抗生素眼膏涂眼，一般 1~2 天后症状消失。

【护理评估】

（1）健康史

询问患者从事何种职业（是否电焊工人、沙漠及海面工作者），近期是否外出旅游、有无接触紫外线等，了解患者有无辐射性物质接触，明确何种物质及接触时间。

（2）身体状况

电光性眼炎主要表现为剧烈眼痛、异物感、畏光、流泪、眼睑痉挛、结膜充血、角膜上皮点片状剥脱、瞳孔缩小、视力下降。

（3）心理-社会状况

由于突然发病后产生疼痛、畏光、流泪等不适影响患者的工作、学习，患者容易出现焦虑、恐慌等情绪。

【护理诊断】

（1）疼痛：眼痛	（2）组织完整性受损：角膜上皮受损
与角膜上皮脱落有关。	与紫外线照射导致眼部组织损伤有关。

（3）潜在并发症	（4）焦虑	（5）知识缺乏
角膜炎、角膜溃疡。	与担心视力下降和治疗效果有关。	缺乏眼辐射伤的防治知识。

【护理措施】

（1）疼痛的护理	（2）眼部护理
指导患者眼部冷敷，严重者遵医嘱滴地卡因眼药水等表面麻醉性质的眼药水消除疼痛，如无感染一般经 6~8 小时可自行缓解，24~48 小时完全消退。	涂抗生素眼膏，并包扎双眼，嘱患者勿用手揉眼，防止角膜上皮损伤。

【健康教育】

（1）指导患者正确滴眼药水和使用眼药膏的方法，并包扎患眼。	（2）做好职业防护指导，电焊工电焊时应佩戴防护面罩或眼镜预防；在沙漠、海边、雪地作业或旅游时注意配戴眼镜，防止灼伤。

第十七章　眼部肿瘤患者的护理

第一节　角结膜皮样瘤患者的护理

角结膜皮样瘤来自胚胎性皮肤，是一种类似肿瘤的先天性异常，肿物内由纤维组织和脂肪组织构成。属典型的迷芽瘤，是儿童角膜病致盲的主要原因之一。病变一般侵及角膜实质浅层，偶尔可达角膜全层甚至前房内。

【临床表现】

肿物出生就存在，随年龄增长和眼球发育略有增大。肿物多位于角巩膜颞下方，少数可侵犯全角膜。肿物外表颜色如同皮肤，边界清楚，可有纤细的毛发存在。较大者常可造成角膜散光、视力下降。中央部位的皮样瘤可造成弱视。

【辅助检查】

（1）肿物小完全不影响视力检查，应以视力、眼压裂隙灯、眼底检查为主。

（2）肿物大需手术者，应包括眼部超声和病理取活检检查。

【治疗原则】

治疗以手术切除为主，最理想的手术方式是肿物切除联合板层角巩膜移植，手术前后及时配戴眼镜矫正视力。若视力矫正不良，应配合弱视治疗，以达到功能治愈。

【护理评估】

（1）健康史

是一种类似肿瘤的先天性异常，肿物内由纤维组织和脂肪组织构成，来自胚胎性皮肤属于典型的迷芽瘤，是儿童致盲的主要原因之一。

（2）身体状况

角结膜皮样瘤，属先天性异常，随年龄增长和眼球发育略有增大，肿物多位于角巩膜颞下方，少数可侵犯全角膜。

（3）心理-社会状况

了解疾病对患者的工作、学习、生活的影响，以及患者和家属对疾病的认知度。

【护理诊断】

（1）感知改变：视力下降

与肿物侵犯角膜有关。

（2）知识缺乏

缺乏角结膜皮样瘤防治的相关知识。

【护理措施】

（1）心理护理。向患者及家属解释角结膜皮样瘤的相关知识、治疗方法和预后等，使患者增强治疗信心。

（2）手术治疗患者参照角膜移植手术护理。

【健康教育】

角结膜皮样瘤患者如果肿瘤较小、不影响视功能和外貌可暂时观察。如果肿瘤较大，可手术切除，术后应注意抗炎、防感染，定期随诊。

第二节　皮样和表皮样囊肿患者的护理

皮样和表皮样囊肿为先天性皮样新生物，由于胚胎期发育异常，外胚叶部分断裂被埋于皮下或结膜组织下而成。易发生于眼睑之内或外侧部，发生部位与眶骨缝有关，常起源于这类骨缝。也可以发生于眉弓、眶及结膜。形状为圆形或卵圆形，大小不一，一般不超过核桃大，质软，囊之张力大时硬度增加如肿瘤样。囊肿之周围有结缔组织包膜，表面光滑，境界清楚，略有弹性，一般不与皮肤粘连，但与骨膜常常粘连，因系先天性者故易早期发现。有时合并有眼睑缺损、畸形等先天异常。

【临床表现】

该囊肿为先天性肿物，增长缓慢，好发于外上眶缘，触诊为圆形肿物，表面光滑，无压痛。如囊肿压迫眼球可引起屈光不正。囊肿如位于眼眶深部，常表现为渐进性眼球突出并向下移位。

【辅助检查】

CT 检查可见低密度占位性病变，伴有眶壁凹陷改变。

【治疗原则】

手术摘除，囊肿较深者有时与脑膜粘连，因而手术剪除时应小心谨慎勿伤及脑膜。

【护理评估】

（1）健康史
询问病史及患者的发病时间以及临床表现。

（2）身体状况
由于囊肿为先天性肿物，多发于外上眶缘，如果囊肿压迫眼球可引起屈光不正。如果侵袭眶壁，可使眶顶或外壁缺损，并容易沿着骨壁向眶内或颞窝蔓延。

（3）心理-社会状况
评估患者及家属对疾病的认知度，评估该病对患者日常生活、学习、工作的影响。

【护理诊断】

(1) 焦虑	(2) 知识缺乏	(3) 潜在并发症
与担心疾病预后有关。	缺乏相关疾病知识。	感染、出血等。

【护理措施】

(1) 向患者讲解疾病的相关知识，指导患者保持稳定的情绪，积极乐观地面对生活，树立战胜疾病的自信心，并做好围术期的护理。

(2) 对患者进行各种治疗和护理前，均应告知患者治疗和护理的方法、目的及注意事项，如教会患者和家属手术前后的自我护理知识。

(3) 加强巡视，密切观察病情变化及生命体征的变化。如有异常，及时通知医师处理。

【健康教育】

术后患者应注意防止感染，要定期随诊。

第三节　眼睑基底细胞癌患者的护理

基底细胞癌是眼睑最常见的恶性肿瘤，占 85%～95%。多发生于中老年人，男性略多于女性，好发于下眼睑内眦部。本病恶性程度低，常缓慢地在局部向周围组织浸润，很少发生转移。只要及时治疗，预后较好。

【临床表现】

眼睑基底细胞癌病变由眼睑皮肤表面的基底细胞开始，也可从皮肤的附件如毛囊发生。多在下睑内眦部睑缘移行部，即皮肤与黏膜交界处。早期典型者呈半透明珍珠样小结节状隆起，中央有小窝，一般呈肉红色，有的含色素近似黑痣。质地较硬，周围可有曲张的血管围绕，颇似乳头状癌及疣。一般生长极慢、不痛、渐向四周扩展，经数周或数月后中央破溃形成浅在性溃疡，溃疡边缘不整齐如蚕食状，故又叫蚕食性溃疡。溃疡的特点是边缘高起，质硬，且向内卷（潜行期），这是由于溃疡边缘部分的皮肤鳞状上皮向下增生之故。溃疡常附有痂皮，取之易出血，溃疡一般向平面发展，但也可向深部侵袭，晚期病例可破坏眼睑、鼻窦，面部、眼眶及眼球等组织而丧失视力。

【辅助检查】

（1）超声检查：于病变表面直接检查，可见形状不规则的占位病变，边界不清，内回声中等分布不均匀，可见肿瘤内部血液丰富。

（2）CT检查：眼睑不规则增厚，边界不清，均质。

（3）活检病理检查。

【治疗原则】

（1）手术治疗

早期者可手术彻底切除之。

（2）放射疗法

基底细胞癌对放射治疗敏感，可用于距睑缘较远和面积小的肿瘤，或是两种疗法结合使用。

（3）冷冻疗法

用于肿瘤面积较小者。血卟啉衍生物-激光光动力疗法：效果良好。

（4）免疫疗法

细胞因子、TIL、LAK细胞局部注射治疗效果良好。肿瘤较大，可先手术切除，同时给予本法局部治疗。

【护理评估】

（1）健康史

询问患者有无家族遗传史、发病时间。

（2）身体状况

本病好发于下睑近内眦部，表面可见毛细血管扩张，质地坚硬，且生长缓慢，患者无痛感，数月或数月后可形成侵袭性溃疡，少有转移。

（3）心理-社会状况

评估患者及家属对疾病的认知程度，由于该病属于恶性肿瘤，护士应评估患者的心理压力。

【护理诊断】

（1）焦虑/恐惧

与患者担心眼睑功能受损、容貌改变、肿瘤扩散、危及生命等有关。

（2）知识缺乏

缺乏眼睑基底细胞癌的相关知识。

【护理措施】

（1）心理护理。向患者讲解疾病的相关知识，指导患者保持良好的情绪，树立战胜疾病的信心。

（2）手术治疗患者做好手术期的护理。

【健康教育】

（1）此肿瘤对放疗敏感，故早期切除后，再行放射治疗。
（2）术区切口皮肤注意清洁、干燥，防止感染。
（3）合理膳食，保证营养均衡。
（4）定期随诊。

第四节　脉络膜黑色素瘤患者的护理

脉络膜黑色素瘤为葡萄膜中常见的恶性肿瘤，是成年人最常见的眼内恶性肿瘤，多见于50~60岁年龄段，常为单侧性，与性别或左右眼无关，可以发生于脉络膜的任何部位，但常见于眼的后极部。主要起源于葡萄膜组织内的色素细胞和痣细胞。

临床上其生长有两种方式：①局限性：在巩膜与脉络膜之玻璃膜间局限性生长，呈扁平椭圆形。因受巩膜和玻璃膜的限制，生长较慢，如穿破玻璃膜，则在视网膜下腔内迅速扩大，形成基底大、颈细头圆的蘑菇状肿瘤。②弥漫性：特点是广泛弥漫性浸润，瘤细胞循血管及淋巴管鞘浸润，并沿脉络膜平面扩展，所以病程较局限性者长，发展慢。眼底除有不规则色素散布外，余无显著的高起。

【临床表现】

（1）症状

肿瘤在周边部者，可以因为无视力异常而易被忽略，发生于后极部或虽在周边部、但已波及后极部者，可以有眼前闪光、视物变形、视物变小、中心暗点、视野缺损等症状。视力障碍程度因视网膜受损害程度而异。

（2）眼底改变

局限性者早期可以看到眼底有局部隆起，视网膜上可看到灰白色—青灰色—棕黄色—黑褐色的扁平形肿块。一旦肿瘤突破玻璃膜进入视网膜下将出现视网膜脱离，最初为实性脱离，呈半球状、蘑菇状，周围境界清楚，周围视网膜有皱纹出现，晚期视网膜脱离显著扩大。弥漫性者早期眼底无明显高起，由于玻璃膜大多完整，视网膜很少受影响，所以眼底有时仅有数个陈旧性视网膜脉络膜病灶，很易被忽略。

视网膜脱离的程度与肿瘤的大小及发育时期不一定平行，而原则上没有裂孔。

（3）眼压

开始时正常或偏低，随着肿瘤的增大，晶状体、虹膜被肿瘤推向前，阻塞前房角，引起房水循环障碍、眼压升高，发生继发性青光眼。

（4）炎症

因肿瘤组织毒素的刺激，可以发生葡萄膜炎及视神经炎等。

（5）血管

在增大的肿瘤头部有时可以隐约地看见瘤组织内有扩大的血管。有时可以出现自发性球内出血。

（6）眼外转移

由于肿瘤增大可侵袭巩膜之薄弱处，如沿巩膜上的血管、神经导管等向球外转移到眼眶内致眼球突出，进而侵犯邻近组织。

【辅助检查】

（1）荧光素眼底血管造影。
（2）吲哚青绿脉络膜血管造影。

（3）超声波检查。

（4）CT 检查。

（5）MRI 检查。

【治疗原则】

小的肿瘤可随访观察或做局部切除、激光光凝和放疗。眼球摘除术仍是主要的治疗选择，适用于肿瘤继续发展、后极部的肿瘤累及视神经。近年来有人统计行眼球摘除者更容易加快肿瘤转移，而且随访结果显示，不手术者的生存率并不低于手术者，因此主张对一眼因其他原因已失明时，建议暂不手术，给予免疫治疗。

【护理评估】

（1）健康史

询问病史、家族史，进行大致的全身和眼底部检查。

（2）身体状况

临床上多见单侧性，位于黄斑区肿瘤较早出现视物变形或视力减退；周边部肿瘤早期自觉症状不明显，肿瘤较大时出现视力下降甚至失明。

（3）心理-社会状况

评估患者及家属对疾病的认知度，由于脉络膜黑色素瘤属恶性肿瘤，预后差，护士应评估疾病对患者的心理压力。

【护理诊断】

（1）焦虑/恐惧

与对手术的恐惧、担心预后有关。

（2）感知紊乱

与视力下降、立体视力消失及眼球摘除有关。

（3）自我形象紊乱

与眼球摘除后眼眶凹陷、容貌改变有关。

（4）知识缺乏

缺乏脉络膜恶性黑色素瘤的相关知识。

【护理措施】

1. 肿瘤部分切除术的护理

（1）术前护理

1）心理护理：脉络膜黑色素瘤为眼部恶性肿瘤，不仅可能致盲，还可能毁容甚至因全身转移而致命。患者认为自己患上绝症，因而产生紧张、恐惧、焦虑的情绪。应加强与患者沟通，建立良好的护患关系，介绍本病的治疗方法、治疗效果，介绍本病治疗的成功病例，使患者能够正确认识疾病，摆脱错误认识。耐心向患者解释手术过程和手术前后可能出现的问题及注意事项，并教会患者如何配合手术。做好家属的思想工作，多给患者鼓励与支持，树立战胜疾病的信心，积极主动配合各种检查和治疗。

2）术前准备：术前予局部点抗生素眼药液，配合医师并协助患者做好眼部及全身检查，如巩膜透照检查，眼部、腹部 B 超，眼底荧光血管造影，CT 或 MRI 等检查以明确脉络膜肿瘤的大小、位置及有无全身转移。向患者解释术前检查的重要性和必要性，特别要注意指导患者戒烟、戒酒，预防感冒、咳嗽，避免术中、术后眼内出血及术后切口裂开，加强术前血压监测以利于全身麻醉后形成控制性低血压，减少术中出血。术前晚上给予镇静剂，保证充足和良好的睡眠。

（2）术后护理

1）饮食护理：术后 1~2 天宜进食高蛋白、高维生素等营养丰富的流质、半流质食物，避免进食硬的食物，减少咀嚼肌运动，以免加重眼部伤口疼痛或影响伤口愈合，术后 3 天后可多食纤维素含量高的蔬菜，如芹菜、韭菜等，多食水果，以促进肠蠕动，防止便秘。

2）敷料的观察护理：术后予绷带加压包扎 4~5 天，以达到眼球制动，预防切口裂开、眼内出血，要保持绷带固定良好及眼部敷料清洁干燥，如绷带松脱、敷料渗湿应及时更换。

3）疼痛的观察护理：术后因手术创伤，早期可有眼睑肿胀、结膜水肿、患眼疼痛及偶见恶心、呕吐等症状，向患者及家属做好解释工作，注意观察术后眼痛发生的时间、性质，评估疼痛是由于术中牵拉眼外肌、角膜上皮损伤、缝线触及角膜引起还是由于绷带加压包扎造成的不适，根据疼痛的原因及时调整绷带或应用镇痛药物缓解疼痛。如术后 3 天后眼痛加剧，要警惕眼内出血等并发症的发生，应及时报告医师及时处理。

4）并发症的观察护理：眼内出血及继发性视网膜脱离是最主要的并发症。因此术后要认真观察，并做好预防护理措施。①密切了解患者有无眼前红色影子飘动、视力下降等情况，如出现上述玻璃体积血症状时，应立即让患者取半坐卧位，使视网膜下血液由于重力作用向下方积聚，防止黄斑区视网膜前膜形成并改善视野范围，并嘱患者减少眼球转动，防止视网膜下活动性出血，并注意血压的变化。按医嘱应用中西医药物给予止血、活血化瘀治疗。②如出现眼前固定黑影、闪光、视力急剧下降，应警惕继发性视网膜脱离的发生。嘱患者除进食、如厕及必要的检查外应多卧床休息，注意术眼的保护，勿晃动头部、揉碰术眼，协助患者做好各项生活护理。

2. 眼球摘除术的护理

（1）术前护理

1）心理护理：患者手术前的心理均比较复杂，一般不愿意接受眼球摘除这一事实，同时对手术不了解，顾虑重重。护理人员应细心关心患者，劝慰患者和家属理智地面对现实，告诉患者眼球摘除术后眼眶内植入义眼台，不仅可以带动义眼片活动，还可以使患者恢复良好容貌，提高生存的质量。

2）术前准备：做好眼科常规检查，术前测血压、脉搏、呼吸、体温。指导患者配合手术，练习用舌尖顶压上腭抑制咳嗽和打喷嚏，防止引起术中及术后伤口震裂。为避免术后感染，术前1周用抗生素眼液点眼，每天4次。术前一晚冲洗泪囊及结膜囊，用碘伏消毒眼睑周围皮肤，全麻患者禁食、禁水。

（2）术后护理

1）生活护理：患者安静卧床休息，头部不要活动过多，防止感冒，鼓励患者进食高维生素、高蛋白、易消化食物，多喝水、多吃新鲜水果，提高机体抵抗力。

2）换药护理：术后第二天换药，护士操作应严格无菌，动作轻柔。换药时先用75%酒精消毒眼睑，然后用棉签分开上、下眼睑，注意观察伤口有无渗血或裂开、结膜囊内分泌物情况，以氯霉素眼药水冲洗结膜囊后涂碘伏预防伤口感染。继续用油纱条填塞结膜囊加压包扎，敷料绷带包扎不宜过紧。

3) 术后反应的护理：注意观察各项生命体征，全麻患者应密切注意呼吸、脉搏变化。义眼台植入术后最常见的反应为结膜水肿，用30%硫酸镁溶液浸润纱布后敷于患眼，每天2次，每次20分钟，可消除结膜水肿。

【健康教育】

（1）术后放疗、化疗指导

告知患者术后放疗、化疗以及生物治疗的必要性，并指导患者回院进行放疗、化疗或免疫治疗的具体时间，指导患者合理饮食，宜进高蛋白、高碳水化合物、高维生素、清淡、易消化的食物，加强营养，积极锻炼身体，增强体质，提高抵抗力，有利于疾病的康复。

（2）出院指导与随访

指导患者出院1周后回院复查，进行视力、眼压、眼底等检查，定期眼部、腹部B超检查，判断肿瘤有无复发、转移。嘱患者注意术眼卫生，勿碰撞术眼，1年内避免剧烈运动及重体力劳动，出现视力下降、眼前闪光、黑影要立即到医院就诊。术后随访至少不短于5年，最好能做到终身随访，并建立随访档案，通过电话、通信等方法做到定期随访，尽可能详细了解患者情况，解决存在问题，提高其生存质量。

（3）指导患者做好义眼片的保养及佩戴

患者眼球摘除后都比较难以接受这一事实，同时又对安装义眼抱有过高的期望。护理人员要帮助患者树立生活的信心，坦然面对现实，正确认识安装义眼的意义，告诉患者目前安装义眼是修复眼球摘除后产生缺陷的最好办法，能达到美容效果，但义眼不可能具备天然眼的功能。

①在安放前清洗双手，把义眼片清理干净。

②安放时，拿住义眼片的鼻侧部位（义眼片的短边），打湿，轻拉上、下眼睑，将义眼片推进眼睑内，轻轻按压移动义眼片排出空气。

③取出义眼片时，眼睛向上看，下压下眼睑致义眼片底部脱出，推动义眼片底部，向下取出。

④配戴期间，嘱患者向鼻梁方向揉眼或揩眼泪，以免义眼片翻转或脱出。

⑤配戴初期，患眼可能有异物感，多数患者几秒钟后即可适应，少数患者持续时间稍长，可出现结膜充血、水肿、流泪等不适，需取下义眼片，以抗生素眼药水点眼，待患眼恢复后再重新配戴。

⑥新的义眼片应干燥保存；取下的义眼片应保存于冷开水中，以免分泌物变干而形成刺激物。避免用腐蚀剂清洗。使用 3~5 年后需更换新的义眼片。

第五节　视网膜母细胞瘤患者的护理

视网膜母细胞瘤（RB）是婴幼儿眼病中性质最严重、危害性最大的一种恶性肿瘤，有遗传型和非遗传型。前者具有家族遗传倾向，多发生于 3 岁以下儿童；后者多为体细胞突变所致，发病时间相对较晚。本病易发生颅内及远处转移，常危及患儿生命，因此早发现、早诊断及早治疗是提高治愈率、降低死亡率的关键。

【临床表现】

根据肿瘤的表现和发展过程一般可分四期。

（1）眼内生长期

开始在眼内生长时外眼正常，因患儿年龄小，不能自述有无视力障碍，因此本病早期一般不易被家长发现。当肿瘤增殖突入到玻璃体或接近晶体时，瞳孔区将出现黄光反射，故称黑蒙性猫眼，此时常因视力障碍而瞳孔散大，出现白瞳症或斜视家长才发现。

眼底改变：可见圆形或椭圆形，边界清楚，单发或多发，白色或黄色结节状隆起，表面不平，大小不一，有新生血管或出血点。肿瘤起源于内核层者，向玻璃体内生长者叫内生型，玻璃体内可见大小不等的白色团块状混浊；起源于外核层者，易向脉络膜生长者叫外生型，常使视网膜发生无裂孔性实性扁平脱离。裂隙灯检查示前房内可能有瘤细胞集落，形成假性前房积脓、角膜后沉着物，虹膜表面形成灰白色肿瘤结节，可为早期诊断提供一些临床依据。

（2）青光眼期

由于肿瘤逐渐生长体积增大，眼内容物增加，使眼压升高，引起继发性青光眼，出现眼痛、头痛、恶心、呕吐、眼红等。儿童眼球壁弹性较大，长期的高眼压可使球壁扩张，眼球膨大，形成特殊的所谓"牛眼"外观、大角膜、角巩膜葡萄肿等，所以应与先天性青光眼等鉴别。

（3）眼外期

①最早发生的是瘤细胞沿视神经向颅内蔓延，由于瘤组织的侵袭使视神经变粗，如破坏了视神经孔骨质，则视神经孔扩大，但在X线片上即使视神经孔大小正常，也不能除外球后及颅内转移的可能性。

②肿瘤穿破巩膜进入眶内，导致眼球突出；也可向前引起角膜葡萄肿或穿破角膜在球外生长，甚至可突出于睑裂之外，生长成巨大肿瘤。

（4）全身转移期

转移可发生于任何一期，例如发生于视盘附近之肿瘤，即使很小，在青光眼期之前就可能有视神经转移，但一般讲其转移以本期为最明显。转移途径：

①多数经视神经或眶裂进入颅内。

②经血行转移至骨及肝脏或全身其他器官。

③部分是经淋巴管转移到附近的淋巴结。

【辅助检查】

（1）X线片

可见到钙化点，或视神经孔扩大。

（2）B超检查

可分为实质性和囊性两种图形，前者可能为早期肿瘤，后者代表晚期肿瘤。

（3）CT检查

①眼内高密度肿块；②肿块内钙化斑，30%~90%病例有此发现可作为诊断根据；③视神经增粗，视神经孔扩大，说明肿瘤向颅内蔓延。

（4）荧光眼底血管造影

早期即动脉期，肿瘤即显荧光，静脉期增强，且可渗入瘤组织内，因荧光消退迟，在诊断上颇有价值。

（5）前房细胞学检查

应用微型离心沉淀器房水涂片，吖啶橙染色，在荧光显微镜观察下，瘤细胞呈橙黄色，阳性检出率高。现已作为光化学治疗前明确诊断及治疗后疗效观察的指标。经长期观察未见瘤细胞由角膜穿刺伤口播散。

（6）尿化验

尿中香草扁桃酸（VMA）和高香草酸（HVA）24 小时排泄增多。故当尿中 VMA 和 HVa 阳性时有助于诊断，但阴性仍不能排除肿瘤。

（7）乳酸脱氢酶（LDH）的活力测定

当房水内 LDH 值高于血清中值，二者之比大于 1.5 时，提示视网膜母细胞瘤的可能性极大。

（8）其他

尚可做放射性核素扫描、巩膜透照法、癌胚抗原等。

【治疗原则】

（1）手术疗法

是目前较好的治疗方法。如是单眼、肿瘤尚局限于眼球内时，要早期行眼球摘除术。

（2）放射疗法

①如肿瘤已达眼外期、且大者，可先做放疗，使肿瘤缩小后再行眶内容物剜除术，术后继续进行放疗。

②如双眼均有肿瘤时，除对较严重的一眼进行手术外，较轻的一眼尽量争取做放疗和（或）化疗。近年来利用电子加速器产生的高能 X 线比 ^{60} 钴高，而且还可产生高能电子束，用它照射肿瘤，尚可通过电子计算机计算出达到眼球及眼眶的放射剂量分布情况，及时核对治疗参数，使肿瘤接受一致的高剂量。亦可在小的肿瘤处植入氡子。还可用 ^{106} 钌或 ^{106} 锗施用器局部贴敷，亦可收到较好疗效。

（3）冷冻疗法

对位于赤道部以前的视网膜周边部孤立的较小的肿瘤，可行冷凝术，温度在 $-90 \sim -100℃$，冷冻至肿瘤变为冰球，1 分钟完全融化，立即再冻，每点重复 3 次。一般治疗后 2~3 周肿瘤消失，脉络膜萎缩，视网膜色素沉着，有时有钙化斑块。

（4）光凝疗法

仅用于小而孤立的肿瘤（3mm 直径），黄斑部及视神经大血管附近的肿瘤不能用本法，以免视力及血管损伤。

（5）化学疗法

仅能起到辅助治疗的目的，三乙烯三聚氰胺可以口服，肌内注射和颈动脉内注射。常与放疗、光凝、冷凝等疗法合并应用，以提高疗效。在应用中应常复查血常规，白细胞低于 $4×10^9/L$ 应停药。

（6）光动力疗法（血卟啉衍生物 HPD-激光）

HPD 静脉注射（2.55mg/kg），2 天后用氩离子泵浦染料激光全眼球扫描照射，波长 625～640nm 之间，光斑 200μm，功率密度 200～300mw/cm^2，时间 45～60 分钟，每天 1 次，共 2 次，疗效良好。

（7）免疫疗法

目前认为本病与免疫改变有关，故设想采用免疫抑制剂治疗，噻替哌等，以控制肿瘤的增殖。也可用特异性 Rb 转移因子、基因工程 Rb 单克隆抗体及其生物导弹，细胞因子（rIL-2、rIFN、rTNF）、TIL、LAK 细胞等联合治疗，可获较好效果。

【护理评估】

（1）健康史

了解患者家族史。由于肿瘤发生于婴幼儿，早期不易发现。往往因白瞳症或表现为视力障碍、内斜视或外斜视被家长发现才来医院。

（2）身体状况

视网膜母细胞瘤是儿童最常见的原发性眼内恶性肿瘤，视网膜上仅有单个病灶，不易发生第二恶性肿瘤，约 60% 的病例属非遗传型，发病较晚，多为单眼。少数患者有体细胞染色体畸变，可出现智力低下、发育迟滞及其他发育畸形。

（3）心理-社会状况

掌控患儿家属对视网膜母细胞瘤的认知度，不良的预后给家长的心理带来很大压力，护士应评估患儿家长的心理压力。

【护理诊断】

（1）焦虑/恐惧

患者家长对癌症的恐惧、担心预后。

（2）外观的改变

眼球摘除或眼眶内容物剜除后容貌受损。

（3）潜在并发症

眼胎暴露等。

（4）有暴露性角膜炎的危险

与眼球突出、眼睑不能闭合有关。

【护理措施】

（1）术前护理

视网膜母细胞瘤一经确诊应及时进行治疗。肿瘤瘤体较小的可采用激光光凝术、巩膜冷凝术及化疗。肿瘤瘤体较大、保存视力无希望者，手术摘除眼球是挽救患儿的有效方法。

①按内眼手术前护理常规。

②全麻手术的按全麻手术前护理常规。

③心理护理：视网膜母细胞瘤是一种恶性肿瘤，一旦确诊，大多数患儿家属难以接受，有的失声痛哭，极度悲伤与焦虑，及时地提供人文关怀和有力的心理支持，帮助患儿家属做好心理调适，积极配合患儿的治疗非常重要。向患儿家属介绍疾病的知识，治疗的目的、方法及效果，手术前后配合的知识。多给安慰、鼓励，减轻患者家属的思想负担。

④安全护理：提供安全舒适的住院环境，向患儿家属进行安全教育，要看管好自己的小孩，慎防患儿跌倒、坠床、迷路走失。

（2）术后护理

①患儿麻醉清醒后回病房卧床休息，继续观察生命体征。

②饮食护理半流饮食 1 天，可进食粥、面条、牛奶，避免进食硬质食物，以免咀嚼肌过度运动影响切口愈合。

③术后绷带加压包扎术眼 4~5 天（眼球摘除者），要观察敷料有无渗血、渗液，绷带有无松脱、移位。患儿可由于术后眼痛或绷带加压包扎不适而哭闹，指导家属耐心地哄好小孩，避免患儿用手的 4 指揉擦术眼，防止缝线松脱及切口裂开。

④眼部护理：保持眼部清洁，拆除绷带后用生理盐水清洁眼睑及周围皮肤，嘱家属不要用不清洁的毛巾、手帕擦洗眼部，以防止切口感染。

⑤术后发现视神经有侵犯或可疑眶内扩散的患儿，按医师建议进行化疗和放射治疗。注意补充营养，进食优质蛋白、高热量、高维生素食物。按化疗或放射治疗护理。

【健康教育】

（1）眼球摘除加义眼台植入术者于出院 3 周后回院做好义眼片。注意义眼片的清洁卫生。每天晚上睡前取下义眼片，用温开水冲洗浸泡。遵医嘱滴抗生素眼液。

（2）若发现义眼台暴露、分泌物增多，及时回院就诊。

（3）出院后要定期回院复诊，第一次复诊时间为出院后 1 周。一般出院后 3 个月、半年各复查 1 次。以后每年定期检查患眼有无复发及有无出现全身转移，一直观察到患儿 9 岁为止。

（4）此病有遗传倾向，如有肿瘤家族史或双眼患病，其父母、兄弟姐妹应来院做散瞳检查。

（5）进行科普教育，提倡优生优育，开展遗传咨询，对有遗传倾向的家庭要定期眼部体检，以便早发现，早治疗。

第十八章　视功能障碍患者的护理

第一节　盲和低视力患者的护理

盲和低视力是指一种视觉状态，根据 WHO 于 1973 年提出的盲和视力损伤的分类标准，低视力指双眼中视力较好眼的最佳矫正视力<0.3，但≥0.05，盲指双眼中视力较好眼的最佳矫正视力<0.05 或视野<10°者。

主要致盲原因为白内障、角膜病、沙眼、屈光不正和弱视、葡萄膜视网膜病、青光眼、儿童盲等。白内障是我国致盲的首要原因，而老年性白内障盲是一种可治盲，因此大力开展白内障复明手术，可以大大降低我国盲的患病率。

【临床表现】

（1）世界卫生组织（WHO）于 1973 年提出了盲和视力损伤的分类标准，将盲和视力损伤分为 5 级。我国于 1979 年第二届全国眼科学术会议上决定采用这一标准，具体见表 1-18-1。

表 1-18-1　视力损伤的分类（WHO，1973）

视力损伤		最好矫正视力	
类别	级别	较好眼	较差眼
低视力	1 级	<0.3	≥0.1
	2 级	<0.1	≥0.05（CF/3m）
	3 级	<0.05	≥0.02（CF/1m）
盲	4 级	<0.02	LP
	5 级	NLP	

注：如中心视力好而视野缩小，以注视点为中心，视野半径≤10°而>5°者为 3 级盲，如半径≤5°者为 4 级盲。

（2）世界上不同国家采用不同的诊断盲的标准。如有些国家采用下列标准：①经济盲者：双眼中较好眼的视力<0.1，但≥0.05者；②社会盲者：双眼中较好眼的视力<0.05者。

【辅助检查】

根据其原发疾病选用，常用的检查方法有视力、验光、视野、对比敏感度检查，可以确定不同程度的盲和低视力。

（1）视力检查

由于患者视力较差，其远视力检查可采用低视力专用视力表，也可使用标准对数视力表。对于儿童，2岁以上利用各种图形视力表；不足2岁的可使用视动圆筒或视动带；婴幼儿则可通过观察其眼睛能否随着目标移动和追逐目标的能力，初步了解有无视力异常。近视力检查需在远视力矫正下进行。

（2）验光

可采用检影验光、插片主觉验光法。

（3）视野

准确的视野检查可了解患者的病变程度，同时可为低视力助视器的选择提供依据。常用的方法有Amsler表、弧形或球形视野计。

【治疗原则】

应用手术复明、药物治疗、改善环境卫生等手段积极治疗可治盲，如白内障，尽可能保存和恢复患者视力；对于虽然经积极治疗但仍处于盲或低视力状态的患者，应积极采取康复措施如助视器等来提高残余视力。

【护理评估】

（1）健康史

询问患者眼部疾病史、治疗史，了解有无引起盲和低视力的原发性疾病。询问患者全身健康状况，了解有无家族史。

（2）身体状况

低视力患者的主要临床表现为视功能减退，如视力低于正常，还可能有视野缩小或对比敏感度功能异常。部分视网膜疾病致低视力患者还可伴色觉、暗适应障碍等。

（3）心理-社会状况

视力丧失是让患者最难以接受的，往往会表现出很多的心理问题，如悲观、焦虑等。低视力和盲人群生活大多难以自理，且存在社会活动障碍，给家庭和社会带来较大负担，较易带来封闭、自卑心理，需要眼科护士正确评估并予以相应心理护理。

【护理诊断】

（1）感知紊乱：视力丧失

与各种眼病引起的视力损害有关。

（2）自理能力下降

与视力丧失有关。

（3）意外受伤的危险

与视力丧失、对危险的识别能力降低有关。

（4）自卑、焦虑

与视觉障碍引起社会关注受限有关。

（5）知识缺乏

缺乏盲的相关保健知识。

【护理措施】

1. 积极治疗可治性盲，提高视力

如白内障和角膜病可通过手术复明；沙眼可通过手术治疗、抗生素治疗、清洁脸部和改善环境卫生（SAFE 防治策略）等手段控制其发病和严重程度；角膜炎患者应积极治疗和预防，适时行角膜移植术来提高视力；对于青光眼、糖尿病性眼病等不可逆致盲眼病应强调早发现、早治疗，避免发展到盲的状态；加强孕期保健、优生优育宣传，减少儿童盲的发生。

2. 提高自我护理能力

对于已经发展到盲的患者，应协助患者尽快适应盲人生活，提高其自我护理能力，减少各种受伤的危险。如患者生活和居住地环境没有障碍物；生活用品和家具等固定摆放、不随意更改位置；外出时有人陪伴或正确使用盲杖等。

老年盲人可对其进行以上训练。年轻的盲人则需要进一步进行生活、教育、工作等比较全面的训练，如教授盲文、学习一技之长，使其能够适应社会生活。

对于确实不能自我护理的患者，应教会其正确寻求他人帮助的方法，如寻求家属、医护人员的帮助，告知其电话号码等。

3. 低视力康复训练

对于仍有部分视力的盲人和低视力患者，应对其进行低视力康复训练，采用助视器等方法来提高他们的视力，使他们能够利用残余视力工作和学习，以获得较高的生活质量。

（1）助视器类型

助视器可分为光学性助视器和非光学性助视器。光学性助视器又分远用和近用两种。常用的光学性助视器有眼镜助视器、手持放大镜、立式放大镜、望远镜等，还有近年来推出的闭路电视（CCTV）和电脑软件。最常用的是眼镜助视器。非光学助视器包括大字体印刷读物、改善照明系统设备、有声设备等。

低视力患者因工作、生活及学习的不同要求，常需要一种以上的助视器。

（2）助视器选用步骤

①验光，确定患眼屈光度数以及最佳矫正远视力及最佳近视力；②确定目标视力；③计算所需的放大倍率；④提供不同类型的助视器给患者试用，确定最适合患者的助视器。

（3）低视力康复训练方法

①告知患者助视器的作用及正确使用方法，使其积极配合训练；②将和目标材料大小相类似或稍大的材料提供给患者训练。训练应从简单到复杂，从静止到运动。

（4）儿童低视力康复训练

儿童处于器官发育期，任何生理缺陷必将对儿童的身心健康带来不利影响。视觉器官是获得信息的最主要来源，视觉缺陷对儿童的身心发育影响很大。对于儿童低视力患者，早发现、早治疗、早接受康复训练非常重要。

适用于儿童的常用远用助视器有眼镜式助视器、单筒或双筒望远镜式助视器；近用助视器有眼镜式助视器、手持式放大镜、立式放大镜或闭路电视系统。

（5）老年低视力康复训练

对老年低视力患者进行康复训练的目的是通过学习和使用助视器来提高其生活自理能力，增强其自信心，使其尽可能独立生活。训练方法主要是通过验光配镜和配戴助视器。患者对助视器的选择目的必须明确。对于知识型老人，首先是解决阅读和书写问题，而且要求不同距离、不同环境下的视力改善和增进。如果老人患病前就极少阅读，则助视器只要能满足其家庭日常活动即可。

适用于老人的常用助视器有眼镜式助视器、手持式助视器和立式放大镜。

【健康教育】

向患者和家属介绍低视力和盲情况，以及开发残余视力的必要性和可能性。着重阐明低视力不等于"瞎子"，很多患者经过恰当的助视训练和辅以助视器械，生活不但能够自理，还能参与社会活动，帮助他人。

第二节　色觉障碍患者的护理

色觉是视网膜锥体细胞的一种功能，可识别自然光谱中的各种颜色。色觉障碍是指对颜色的分辨能力部分或全部丧失。视网膜视锥细胞具有感受强光和辨别颜色的作用，视锥细胞主要位于黄斑区，一旦视网膜发育不良或损伤，即会引起色觉障碍。

【临床表现】

（1）先天性色觉障碍：包括色盲、色弱和色觉疲劳

①色盲又可分为部分色盲或全色盲：全色盲是指色觉的完全缺陷，为视锥细胞的完全性功能障碍。典型的全色盲患者视物只有明暗之分，

而无色彩之别，常觉红色发暗，蓝色发亮；并伴有低视力、昼盲、畏光、中心暗点、眼球震颤等。非典型性全色盲则仅有色觉的完全丧失。全色盲较少见。

部分色盲指对色彩不能正确分辨，患者有色彩感，但所感受到的颜色与正常人不同。可分为红色盲、绿色盲、蓝色盲。红色盲患者光谱为蓝色、黄色，表现为对红色的不识别，混淆红绿色，对单色光敏感性下降；绿色盲患者表现为对绿色的不识别，主要为不能分辨绿色与紫红色；蓝色盲患者光谱为红色、绿色，表现为对蓝色的不识别。

②色弱：患者能够分辨颜色，但对颜色的感觉不同于正常人，往往能够分辨色调鲜明、饱和度高、亮度高的颜色，对暗色调、低饱和度、低照度的颜色则分辨困难。有红色弱、绿色弱、蓝色弱以及红绿色弱等，其中红绿色弱最常见。

③色觉疲劳：检测色觉时，患者开始时能迅速辨别颜色，但如果辨色时间较久，或颜色复杂，对比强烈、耀眼炫目时就不能辨认或否定开始时辨认结果。休息片刻后又能辨认。

（2）后天性色觉障碍	（3）色视症
如球后视神经炎、铊中毒等，常为红绿色觉障碍，患者对红色和绿色物体混淆，不能正确辨别。也见于视网膜和脉络膜病变，常为黄蓝色觉异常。	患者仿佛戴有有色眼镜，对不应有色泽的物质也看成各种颜色。多见于屈光间质改变引起的光学变化或药物等物质的化学性毒副作用，主要有蓝视、红视、黄视、绿视等。

【辅助检查】

进行色觉检查，可应用假同色图（色觉检查图）、FM-100 色彩试验、色觉镜等，以便确诊色觉障碍和了解色觉障碍的程度、性质。

【治疗原则】

（1）红色增色仪：刺激视细胞的色觉功能提高。

（2）色觉矫正仪：包括色盲矫正图表和色盲矫正附镜（非普通色盲镜），通过对各种颜色的分辨、识别转换练习，提高色觉功能。

（3）色盲经络按摩仪：选择能疏通经络、调节肾水、荣卫神目的穴位，达到提高色觉功能。

（4）要治好后天的色觉障碍，首先要治好眼病。

【护理评估】

了解有无家族史或伴有全身性疾病。根据引起色盲的原因不同分为先天性和后天性色觉障碍。

【护理诊断】

感知障碍：色觉障碍

与视锥细胞功能有关。

【护理措施】

（1）先天性色盲有遗传性，应做好优生优育宣传教育工作。

（2）后天性色盲应积极治疗原发疾病，减少视锥细胞的损伤，避免或减缓色觉障碍发生。

（3）患者通过色觉检查，了解自己色觉障碍的类型和程度，指导患者如何借助周围环境条件尽可能地辨色。如红绿色盲患者在过马路时，通过观察周围人的停行来辨别红绿灯，以保证安全。

【健康教育】

（1）随着医学科学的进步，色觉功能性疾病多可能治疗，并且可以治愈，列举成功案例，以提高患者治疗信心。

（2）建议患者多食含维生素 A、维生素 C、含钙及碱性食物，多食含核黄素高的食物。

第三节　夜盲患者的护理

夜盲是指患者暗适应能力较差，在暗环境下或夜晚不能视物或视物不清、行动困难，而在明亮环境视力仍然比较好或可保持正常的一种症状。

【临床表现】

根据发病原因可分为三种：①先天性夜盲：患儿出生后即可表现出夜盲症状。但视力、视野和眼底检查均可正常；②后天性夜盲：由于视网膜视杆细胞病变，降低或失去合成视紫红质的功能，常见于青光眼、视神经炎、高度近视等；③全身疾病引起的夜盲：早期即发生夜盲，继而发生结膜角膜干燥，严重者甚至角膜糜烂、溃破和穿孔。患者可同时有全身性疾病表现，如消瘦、慢性胃肠道炎症、营养不良等。

【辅助检查】

暗适应检查可确诊夜盲和了解夜盲的程度。

【治疗原则】

病因治疗，如治疗原发性疾病、补充维生素 A 等。对先天性夜盲，一般无特殊治疗。

【护理评估】

（1）健康史

了解有无家族史或有无全身性疾病。

（2）身体状况

早期视野慢慢缩窄，晚期可成管状视野。眼底检查最初视网膜周边部有骨细胞样色素堆积，以后渐渐向中央部扩散，最后波及黄斑区而失明。

（3）心理-社会状况

了解夜盲症患者工作、生活、学习常带来的影响，以及患者及家属对夜盲上的认知度，由于在暗环境下就无法正常视物，易产生焦虑、恐惧，护士应做患者的心理安慰。

【护理诊断】

（1）感知障碍

夜间视力下降与视杆细胞功能下降有关。

（2）意外受伤的危险

与夜间视力下降有关。

（3）知识缺乏

缺乏夜盲相关的防治知识。

【护理措施】

（1）先天性夜盲

具有遗传性，注意优生优育的宣传教育，并做好孕妇早期保健护理。

（2）后天性夜盲

患者可采取针对疾病的治疗，降低或减少视杆细胞受损，预防或减缓夜盲症状的发生。如青光眼可采用降眼压措施，视神经炎者可使用免疫抑制剂、激素等治疗，高度近视者可使用眼镜、手术等方法。

（3）对于维生素 A 缺乏导致的夜盲

可通过饮食来补充维生素 A，预防和改善夜盲症状。症状重者，可服用浓缩鱼肝油，但需注意适量，防止因为过量引起中毒现象。服用鱼肝油的适当剂量是每个月 5 万~10 万国际单位，分 5~10 天服完。

（4）营养指导

指导患者多摄入富含维生素 A 的食物，如胡萝卜、动物肝脏、鸡蛋以及芹菜、菠菜等黄绿色蔬菜，预防夜盲的发生。

（5）外出指导

嘱患者夜间尽量减少外出，如一定要外出应有人相伴，并可带照明度强的手电筒。

【健康教育】

（1）多食一些含维生素 A 的食物。

（2）对婴儿和发育时期的青少年发现夜盲症，应建议食品需多样化，以确保营养素的均衡获得。

（3）多做户外活动，多接触阳光，注意卫生，预防全身性疾病。

（4）对于病情严重的避免外出活动，尽量卧床休息。

第四节　眼疲劳患者的护理

眼疲劳是眼科常见的一种症状，是一种常在用眼后发生的眼部和眼眶周围的感觉模糊但又确实存在的不适感。

【临床表现】

眼干涩、异物感、眼皮沉重感，视物模糊，畏光流泪，眼胀痛及眼部充血，严重者还可以出现头痛、头昏、恶心、精神萎靡、注意力不集中、记忆力下降、食欲不振以及颈肩背酸痛和指关节麻木等全身症候群。少数可出现复视、立体视觉障碍、眼压升高、角膜损害；青少年可出现近视眼，或加深原有眼镜度数，有青光眼，眼表面或眼前节疾患者可加重原有眼病。

【辅助检查】

（1）查视力。

（2）眼底检查。

（3）验光。

（4）视野。

（5）三棱镜检查：如果有复视时，做此项检查。

【治疗原则】

（1）外涂人工泪液，可保持眼睛湿润和舒眼，不易产生干眼症。

（2）合理膳食，多食含较多维生素 B、钙、磷的食物，如黑豆、牛奶、蜂蜜、核桃仁等。枸杞子、桑椹子、银耳、鸡肝等滋补肝肾增进视力。

（3）家庭按摩：①两手示指沿着眉骨轻轻按压直到太阳穴，对太阳穴稍加用力，再由太阳穴往下按压下眼眶直到与鼻梁交界处。②两手手掌互相摩擦至发热，将发热的手心遮住双眼并将眼球上、下、左、右转动。③眼睛闭上，两手示指沿着鼻梁、鼻翼两侧，上、下来回搓揉，并用示指用力按压鼻翼两侧凹陷处。

【护理评估】

(1) 健康史

询问患者有无屈光不正病史，有无隐斜视、眼外的麻痹疾病，有无眼部疾病，如青光眼、眶上痛。

(2) 身体状况

患者可出现头痛、流泪、眼刺痛、视物模糊、复视、畏光、恶心、眼沉重。

(3) 心理-社会状况

了解视疲劳对患者工作、学习、生活的影响以及患者对视疲劳认知度，由于视疲劳除眼部症状还有头痛、恶心等极易引起患者焦虑，护士应做好心理疏导。

【护理诊断】

舒适改变：眼痛、眼胀等

与眼部疾病、全身疾病、心理或环境因素有关。

【护理措施】

(1) 注意保护眼睛，避免强光、高温刺激，使用能提供明暗对比的柔和灯光，减弱电脑屏幕的光线，让屏幕的亮度降低。

(2) 保证休息，看书、看电视或电脑屏幕不可时间过长，连续用眼 1 小时，应让眼充分休息 10~15 分钟。

(3) 读书写字、操作电脑保持正确的姿势，书本和眼睛保持约 30cm 的距离。

(4) 常做眼保健操。

(5) 禁用阿托品类抑制腺体分泌的药物。

(6) 注意饮食和营养的平衡，平时多吃些粗粮、蔬菜、薯类、豆类、核桃、枸杞、猪肝、水果等含有维生素、蛋白质和纤维素的食物；间断补充鱼肝油丸等。

（7）如眼干症状较重，可经眼科医师同意后适当使用人工泪液或1%甲基纤维素滴眼。

（8）如为屈光不正引起，应嘱患者及时配戴合适的眼镜，以解除眼过度调节引起的眼疲劳。

【健康教育】

（1）生活要有规律，休息、睡眠要充分。

（2）改善生活、工作环境，光线应明暗适中。

（3）注意用眼卫生，坐姿要端正，视物要保持适当距离。

（4）多食富含维生素 A、维生素 B 食物，如胡萝卜、牛奶、韭菜、菠菜、动物肝脏等。

（5）定期体检，尽早发现相关疾病，及时治疗。

（6）缓解疲劳的眼药水一定要在医师指导下使用。

（7）全身四肢性疾病、心理疾病的患者要及时到专科诊治。

第二篇

眼科专科护理技术操作

第一章 眼部给药

第一节 滴眼药水法

【目的】

（1）眼病患者需滴用眼药水进行治疗。

（2）滴用表面麻醉剂或散瞳剂、缩瞳剂等进行眼科检查。

【用物】

治疗盘、眼药水、消毒棉签。

【操作方法】

（1）核对患者姓名、眼别、药名、剂量、浓度、时间、方法。

（2）评估患者全身一般情况及眼部情况，了解合作程度。

（3）向患者解释操作目的、方法、注意事项，取得配合。

（4）洗手，戴口罩。

（5）患者取舒适坐位或仰卧位，头向后仰并向患侧倾斜，眼向上方注视。护士站在患者的头后或床旁。

（6）左手持棉签擦去患眼分泌物，换新棉签拉开患眼下睑，暴露下结膜囊。

（7）右手持眼药水瓶，挤出 1 滴药水，距眼 2~3cm 处将药液滴入下穹隆结膜囊内，轻轻提起上睑皮肤，使药液在结膜囊内充分弥散。

（8）用干棉签擦去眼周流出的药液。

（9）嘱患者轻轻闭眼 1~2 分钟。

（10）如果滴用散瞳或缩瞳眼液，应用干棉球压迫泪囊 3~5 分钟，尤其是儿童更应特别注意。

（11）观察药物反应。

（12）用酒精棉球消毒左手，再次核对，并签名。

（13）整理用物。

【注意事项】

（1）滴用眼药前认真核对眼药名称、浓度，如为液体制剂，要检查有无沉淀、变色等现象，再查对患者姓名、眼别。

（2）滴用眼药时，动作应轻柔，勿压迫眼球。

（3）药液应滴在结膜囊内，不可直接滴在角膜上，尤其是有角膜溃疡和角膜伤口的患者。

（4）滴用阿托品、毒扁豆碱等散瞳或缩瞳药物等，应于滴药后即刻按压泪囊区 2~3 分钟，以免药液经泪道进入鼻腔黏膜吸收，引起全身中毒反应。

（5）滴入散瞳药后，因瞳孔放大，患者会出现畏光、视近模糊等现象，应事先向患者做好解释工作。

（6）易沉淀的眼药水（如可的松）滴前应先充分摇匀再用。

（7）滴用多种眼药时，每种药物间隔不少于 5 分钟。

第二节　涂眼药膏法

【目的】

将眼膏涂入结膜囊内，达到消炎、散瞳、缩瞳、润滑等作用。

【用物】

治疗盘、眼药膏、消毒棉签。

【操作方法】

（1）核对患者姓名、眼别、药名、剂量、浓度、时间、方法。	（2）评估患者全身一般情况及眼部情况，了解合作程度。
（3）向患者解释操作目的、方法、注意事项，取得配合。	（4）洗手，戴口罩。
（5）患者取舒适坐位或仰卧位，头向后仰并向患侧倾斜，眼向上方注视。护士站在患者的头后或床旁。	（6）左手持棉签擦去患眼分泌物，换新棉签拉开患眼下睑，嘱患者眼球上转。
（7）涂管状眼药膏时，右手先挤去一小段，再将药膏挤入下穹隆结膜囊，轻提上睑，嘱患者闭眼，轻轻按摩眼睑，或嘱患者轻轻转动眼球，使眼药膏均匀地分布在结膜囊内。	（8）涂盒状眼药膏时，用玻璃棒蘸少许眼药膏，将玻璃棒连同眼药膏平放于穹隆部，轻提上睑，嘱患者闭眼，旋转玻璃棒自颞侧轻轻抽出，轻轻按摩眼睑，或嘱患者轻轻转动眼球，使眼药膏均匀地分布在结膜囊内。
（9）用消毒棉签拭去溢出的药膏，嘱患者闭眼1~2分钟。	（10）必要时用纱布包扎患眼。
（11）观察药物反应。	（12）用酒精棉球消毒双手，再次核对，并签名。 （13）整理用物。

【注意事项】

（1）涂管状眼药膏时，管口勿触及睫毛及睑缘，以免污染。

（2）如用玻璃棒涂药膏，应先检查玻璃棒是否光滑、有无破损，若发现有破损应停止使用，以免损伤结膜和角膜。

（3）使用玻璃棒时不要将睫毛随同玻璃棒卷入结膜囊内，以免刺激角膜引起不适。

（4）做睑球分离时，先将药膏挤入结膜囊内，再用玻璃棒在下穹隆部轻轻分离。

（5）对角膜溃疡或眼球贯通伤患者操作手法要轻，忌按摩、按压眼球，以免造成角膜穿孔等严重后果。

（6）眼睑闭合不全者，眼药膏应均匀涂满角膜。

（7）眼药水与眼药膏同时使用时，应先滴眼药水后涂眼药膏。

（8）指导患者闭眼休息，勿揉眼。

（9）注意观察用药后的不良反应及用药后的效果，告知如有不适应及时通知医护人员。

第三节　结膜下注射法

【目的】

将药物注射在球结膜或穹隆部结膜下，可使药物在房水、前葡萄膜、晶体以及玻璃体的前部获得较高的浓度，增强并延长药物作用时间。常用于治疗眼前部炎症、化学性烧伤早期、角膜炎和角膜斑翳等各种眼病，也用于眼球手术的局部浸润麻醉。

【用物】

表面麻醉药（0.5%爱尔凯因）、消毒棉签、1ml 注射器、4~6号注射针头、注射药物（抗生素、糖皮质激素、散瞳合剂、自体血清等）、消毒棉签、眼罩、胶布、无菌纱布，必要时准备开睑器。

【操作方法】

（1）核对患者姓名、眼别、药名、浓度、剂量。

（2）评估患者全身一般情况及眼部情况，了解合作程度。

（3）向患者解释操作目的、方法、注意事项，取得配合。

（4）洗手，戴口罩。

（5）患者取舒适坐位或仰卧位，头向后仰。

（6）妥善固定患者头部，嘱患者勿转动眼球。

（7）用表面麻醉药滴眼2~3次，每次间隔2~3分钟。

（8）再次查对。左手拉开患者下睑，选择注射部位，一般选择下穹隆部球结膜嘱患者向上固视，右手持抽好药物的注射器，将针尖斜面朝上、针头与角膜切线平行或呈 $10°\sim15°$ 的夹角、避开血管刺入结膜下。选上方注射点时，嘱患者眼球向鼻下方固视，在距角膜缘约 4mm 的上方穹隆部结膜进针。

（9）缓慢注入药物 $0.3\sim0.5ml$，使结膜呈鱼泡状隆起。若注药部位有较多瘢痕形成，如长期多次注射形成术后瘢痕时，推注药物阻力较大，不易形成鱼泡状隆起，可更换注射部位。

（10）注射完毕轻轻还纳下睑，嘱患者轻闭眼休息，勿按压，包扎纱布。

（11）观察患者反应，特别注意有无出血情况。

（12）用酒精棉球消毒双手，再次核对，并签名。

（13）整理用物。

【注意事项】

（1）对不合作患者可用开睑器或拉钩分开眼睑，以便操作。

（2）嘱患者头部及眼球不要转动，以防刺伤角膜及眼球。对不能固视的眼球震颤者，可用固定镊固定眼球后，再行注射。

（3）注射部位应选择在球结膜的下部或颞侧，离角膜稍远，避开血管和手术切口、伤口。如有出血，可用无菌棉签压迫数分钟。

（4）注射时不要用力过猛，尽量避开血管，避免损伤角膜。

（5）对于多次注射者，应更换注射部位，以免形成瘢痕。

（6）在结膜面进针时，注射器针头应平行于角膜缘方向，同时嘱患者不要转动眼球，以免划伤角膜。进针时如有阻力，不可强行推进。

（7）注射悬混液或黏稠药物时应选择合适的注射器和针头。

（8）注射 5-氟尿嘧啶等有毒性药物时，应在注射后立即用大量生理盐水冲洗结膜囊，以免药物渗漏损伤角膜。

（9）为减少局部疼痛，如无药物配伍禁忌，可在治疗药物中加入利多卡因。

（10）对于结膜有明显感染者、出血倾向者，或眼球有穿通伤口未进行缝合者不宜进行结膜下注射。

（11）刺激性强的药物不宜进行结膜下注射，容易造成局部组织坏死。

第四节　球旁注射法

【目的】

提高眼部药物浓度，达到消炎、抗感染治疗眼部疾病目的。

【用物】

注射盘、治疗卡、2ml 或 5ml 注射器、5 号针头、注射药物、2%碘酊、75%酒精溶液、消毒棉签、治疗卡。

【操作方法】

（1）核对患者姓名、眼别、药名、浓度、剂量。

（2）评估患者全身一般情况及眼部情况，了解合作程度。

（3）向患者解释操作目的、方法、注意事项，取得配合。

（4）洗手，戴口罩。

（5）患者取坐位或仰卧位，头略后仰。

（6）选择注射部位：眶下缘中、外 1/3 交界处。

（7）消毒下睑周围皮肤。

（8）消毒注射部位的皮肤及操作者左手拇指和示指皮肤。

（9）嘱患者注视鼻上方，勿转动眼球。

（10）左手示指绷紧进针处皮肤，右手持抽有药物的注射器，针头斜面向上，紧贴眶缘垂直进针 1~2cm。

（11）固定好针头，轻轻抽吸无回血后缓慢注入药液，同时观察患者病情以及倾听患者主诉。

（12）缓慢拔针，用干棉签按压进针点，拔针后继续按压 10 分钟。

（13）观察注射药物反应。

（14）用酒精棉球消毒双手，再次核对，并签名。

（15）整理用物。

【注意事项】

（1）注射时妥善固定患者头部，嘱患者勿转动眼球。

（2）操作时注意"三慢"，即进针慢、注射慢、拔针慢。

（3）掌握正确的进针方向，进针时如有抵抗感不可强行进针，可稍稍拔出针头，略微改变方向后再次进针。

（4）密切观察患者情况，如突然出现眼睑肿胀、眼球突出，提示可能为球后出血，应立即拔针，用绷带加压包扎或垫上眼垫用手按压止血。

（5）注射完毕按压 10 分钟，以防出血。如出现皮下淤血，可嘱患者热敷，一般 1~2 天后可吸收。

第五节　球后注射法

【目的】

将药物注入球后壁组织内，用于眼内手术的睫状神经节阻滞麻醉，眼后部的炎症如球后视神经炎、脉络膜炎、视网膜炎和视网膜中央动脉阻塞的治疗。青光眼剧痛者亦可作为局部治疗的给药途径。

【用物】

皮肤消毒剂、麻醉药（利多卡因、0.1% 的普鲁卡因）、需注射的药物、无菌棉签、注射器、球后注射针头、无菌棉球、抗生素眼膏、无菌纱布、胶布。

【操作方法】

（1）核对患者姓名、眼别、药名、浓度、剂量。

（2）评估患者全身一般情况及眼部情况，了解合作程度。

（3）向患者解释操作目的、方法、注意事项，取得配合。

（4）洗手，戴口罩。

（5）患者取仰卧位，以75%酒精消毒下眼睑外侧眶缘皮肤。

（6）嘱患者向内鼻上方注视，并保持眼球不动。

（7）操作者站在患者的头顶，左手用消毒棉签固定消毒区域皮肤，右手持球后注射器于眶下缘中外1/3交界处进针，针头沿眶缘垂直于皮肤刺入1~1.5cm后，此时稍有抵抗感即到眶隔，穿过眶隔，有落空感，再将针头转向鼻上方倾斜，向眶尖方向进针，总长3~3.5cm。即可达到肌肉圆锥内，固定针头抽吸无回血后，即缓慢注入药物。

（8）经结膜囊注射时，先滴表面麻醉剂1~2次，注射时从下穹隆中外1/3处进针，方法与皮肤进针相同。

（9）注射完毕，嘱患者闭眼，消毒棉球压迫局部3~5分钟。

（10）观察有无出血，涂抗生素眼膏于结膜囊内。

（11）纱布固定，观察有无渗血、渗液，渗血较多者需绷带加压包扎。

（12）用酒精棉球消毒双手，再次核对，并签名。

（13）整理用物。

【注意事项】

（1）注射针头穿过眼睑再继续进针时应无阻力，不可用力过猛，以免损伤巩膜组织。

（2）进针深度不可超过3.5cm，以免伤及神经组织。

（3）注射后可出现短暂的复视，是因为药物麻醉眼外肌或者动眼神经，常可在半小时左右缓解。

（4）指导患者观察注射眼有无渗血、渗液。

（5）嘱患者注射后2小时拆开纱布，按医嘱滴眼药。

第六节　玻璃体腔注射法

【目的】

将药物注入玻璃体腔内，达到消炎、抗新生血管生长的作用。常用于眼内炎、眼底病变的患者。

【用物】

眼科手术包 1 个、皮肤消毒剂、麻醉药（利多卡因、2% 普鲁卡因）、需注射的药物、无菌棉签、注射器、22 号注射针头 1~2 个、无菌棉球、开睑器、眼药膏、无菌纱布、胶布、培养瓶、涂片用的玻片。

【操作方法】

（1）核对患者姓名、眼别、药名、剂量、浓度、时间、方法。	（2）评估患者全身一般情况及眼部情况，了解合作程度。
（3）向患者解释操作目的、方法、注意事项，取得配合。	（4）洗手，戴口罩。
（5）患者平躺于手术床上，滴表面麻醉剂 1~2 次，每 3~5 分钟一次，冲洗结膜囊，患眼消毒铺创巾，开睑器撑开眼睑。	（6）再次查对，手术部位可选择颞上、颞下象限，局部球结膜下注射利多卡因，注射器抽取药液。

（7）在角膜缘外 3~4mm 处垂直进针，经巩膜进入玻璃体腔，因玻璃体内压力可见玻璃体流入针头内，可取玻璃体做培养或涂片，向眼球中心进针 1cm，更换有药液的注射器，缓慢推注 0.2~0.3ml 药液，然后缓慢拔出针头，进针点用无菌棉签压迫数秒，防止药液渗出。

（8）涂眼药膏于结膜囊内。	（9）用无菌纱布包扎患眼。	（10）用酒精棉球消毒左手，再次核对，并签名。	（11）整理用物。

【注意事项】

（1）操作时动作轻柔，取得患者合作，操作时嘱患者勿转动眼球，防止损伤。	（2）注入药物的浓度应严格控制，以免因浓度过大引起视网膜坏死。
（3）推注药液应缓慢。	（4）更换注射器时应固定好针头。

第七节　颞浅动脉旁皮下注射法

【目的】

治疗眼部疾病，提高眼部药物浓度。

【用物】

注射盘、治疗卡、2ml注射器、注射药物、2%碘酊、75%酒精、消毒棉签、纱布、污物盒。

【操作方法】

（1）核对患者姓名、眼别、药名、浓度、剂量。

（2）评估患者全身一般情况及眼部情况，了解合作程度。

（3）向患者解释操作目的、方法、注意事项，取得患者配合。

（4）洗手，戴口罩。

（5）患者取仰卧位，头偏向健侧。

（6）选择注射部位：沿患者眉梢和外眦角画两条延长线，在其相交处附近可触及皮下动脉搏动感，即为颞浅动脉。以搏动最明显处为中心，消毒周围3.5cm。

（7）避开动脉搏动最明显处约0.5cm，将针头与皮肤呈15°~30°角刺入皮下约1cm。回抽注射器无回血后缓慢注入注射液，可见皮肤隆起。

（8）拔针，用无菌小纱布压迫注射点5分钟，避免药液外流，防止出血。

【注意事项】

（1）注射部位应避开颞浅动脉，进针朝向眼球方向，进针深度不超过1cm。

（2）注射速度缓慢，注意观察病情和倾听患者主诉。

（3）注射部位如形成硬结，可在注射后进行局部按摩，或者采用热敷法，2次/天。

第二章　眼部清洁

第一节　结膜囊冲洗法

【目的】

（1）清除结膜囊内异物、酸碱化学物质和脓性分泌物。

（2）手术前清洗结膜囊。

【用物】

洗眼壶或吊瓶及输液装置一套、受水器、治疗巾、冲洗液（视病情准备生理盐水、3%硼酸、2%碳酸氢钠液等）、消毒棉签、眼睑拉钩、表面麻醉药。

【操作方法】

（1）核对患者姓名、眼别。

（2）评估患者全身一般情况及眼部情况，了解合作程度。

（3）解释操作目的、方法、注意事项，取得患者配合。

（4）洗手，戴口罩。

（5）患者取舒适坐位或仰卧位，头向后仰并向患侧倾斜，双眼注视前方。操作者站在患者的头后或旁边。

（6）将冲洗液倒入冲洗壶或将输液器插入液体，悬挂备用。

（7）将治疗巾垫在冲洗侧的头颈部，患者持受水器紧贴面颊部皮肤，以接收流下的液体。取坐位的患者，受水器紧贴患眼侧颊部；取仰卧位患者，受水器紧贴患眼颞侧。

（8）左手持棉签擦去患眼分泌物，换新棉签拉开患眼下睑，暴露结膜囊。

（9）右手持洗眼壶或吊瓶皮管端，先冲洗眼睑皮肤使患者适应，然后冲洗患眼结膜囊。

（10）嘱患者眼球上下左右转动，冲洗下结膜囊时向上方注视，冲洗上结膜囊时向下方注视，并翻转眼睑，充分冲洗结膜囊。

（11）检查冲洗是否彻底，患者眼内是否还有异物。

（12）冲洗完毕，用消毒棉签或干棉球拭去眼睑、颊部水滴，取下受水器和治疗巾。

（13）用清洁纱布包扎遮盖患眼。化学性眼外伤者，按医嘱使用抗生素眼药水或眼药膏。

（14）整理用物。

【注意事项】

（1）冲洗液温度要适宜，一般为32~37℃。

（2）冲洗时，洗眼壶距离眼3~5cm，不可接触眼睑、睫毛及眼球。

（3）冲洗动作要轻，冲洗力不宜太大，冲洗液不可直接射向患眼角膜，也不能流入健眼。

（4）边冲洗边嘱患者向上下左右转动眼球，以求彻底干净。

（5）对角膜裂伤或角膜溃疡的眼球，冲洗时勿施加压力，以防眼内容脱出。

（6）根据需要滴表面麻醉药，减少刺激。

（7）用过的受水器要消毒后备用。传染性眼病患者使用的用具一定要严密消毒。

（8）化学伤急救需分秒必争，就地取材，尽早冲洗。并应翻转眼睑，转动眼球，充分暴露上下穹隆，彻底冲洗。冲洗液的量和时间要增加，至少冲洗30分钟。如有固体物质，应先用镊子取出后再冲洗。冲洗后还应检查有无异物残留在结膜囊内。

（9）眼球穿通伤及深度角膜溃疡患者不适宜结膜囊冲洗。

第二节　泪道冲洗法

【目的】

（1）用于检查泪道是否通畅。

（2）内眼或泪道手术前常规准备。

（3）用于泪道注入抗生素治疗有手术禁忌证的慢性泪囊炎。

【用物】

5ml 注射器、泪道冲洗针头、泪小点扩张器、消毒棉签或棉球、治疗巾、受水器、表面麻醉药、抗生素滴眼液、冲洗液（常用生理盐水，治疗用可选用抗生素溶液）。

【操作方法】

（1）核对患者姓名、眼别。	（2）评估患者全身一般情况及眼部情况，了解合作程度。
（3）向患者解释操作目的、方法、注意事项，取得配合。	（4）洗手，戴口罩。
（5）患者取舒适坐位或仰卧位，头向后仰并向患侧倾斜，置治疗巾于患侧脸颊处。	（6）滴表面麻醉药 2 次于泪点处或以棉棒浸表面麻醉液后夹于上、下泪点间数分钟。
（7）用消毒棉签或左手示指拉开下睑内眦部，充分暴露下泪小点，嘱患者向上方注视。	（8）右手持已吸有冲洗液的注射器，将针尖垂直插入泪小点 1~2mm，再转水平方向，向鼻侧沿下泪小管方向推进 5~6mm，或插入至骨壁再稍后退。
（9）将下睑朝颞侧方向拉紧，然后将冲洗液缓慢注入泪道。	（10）询问患者有无水流入鼻腔或口腔，同时观察泪点处有无分泌物反流以及量、性质，推注冲洗液时有无阻力。

（11）记录冲洗情况：①冲洗液顺利地进入鼻腔或咽部，婴幼儿有吞咽动作，表明泪道通畅；②冲洗液完全从注入原路返回，为泪小管阻塞；③冲洗液自下泪小点注入，液体由上泪小点反流，提示泪总管阻塞；④冲洗有阻力，冲洗液部分流入鼻腔、部分反流，提示鼻泪管狭窄；⑤冲洗液自上泪小点反流，同时有黏液脓性分泌物，提示鼻泪管阻塞合并慢性泪囊炎。

【注意事项】

（1）泪小点狭窄者，宜先用泪点扩张器扩大泪小点，再行冲洗。

（2）有慢性泪囊炎者，冲洗前应先挤压泪囊部，排出分泌物，再冲洗。

（3）急性泪囊炎、急性泪囊周围炎患者禁止泪道冲洗、挤压泪囊部。

（4）操作中注意倾听患者主诉，操作动作要轻、稳、准，要顺泪小管方向进针，不可强行插入，以免刺破泪小管壁。

（5）如果在冲洗时患者下眼睑肿胀明显，怀疑是否有假道形成，立即停止冲洗，并给予抗感染药物，以防发生蜂窝织炎。

（6）婴幼儿冲洗时必须将头部妥善固定，以保安全。

（7）不要在短时间内反复冲洗泪道，以免引起泪道黏膜损伤或粘连，导致或加重泪小管阻塞。

第三节　剪睫毛法

【目的】

内眼手术前剪去术眼上下眼睑睫毛，使手术野清洁，利于手术操作，可防止术后感染。

【用物】

消毒眼科剪、眼药膏、抗生素眼液、棉签或棉球、盐水棉球、速干手消毒液。

【操作方法】

（1）核对患者床号、姓名、眼别、手术名称。

（2）评估患者全身一般情况及眼部情况，了解合作程度。

（3）向患者解释操作目的、方法、注意事项，取得配合。

（4）洗手，戴口罩。

（5）患者取舒适坐位或仰卧位，头向后仰。

（6）在剪刀两侧涂上眼药膏，以便粘住剪下的睫毛。

（7）右手持剪刀，左手持棉签，轻轻固定眼睑。

（8）剪上睑睫毛嘱患者眼睑放松，眼睛向下方固视，左手持棉签压住上睑皮肤，使睑缘稍外翻，右手持剪刀，在睫毛根部紧贴在上睑缘皮肤上，将睫毛剪除。

（9）剪下睑睫毛嘱患者放松，眼睛向上方固视，左手持棉签拉开下睑，使睑缘稍外翻，右手持剪刀紧贴下睑皮肤，将睫毛剪除。

（10）检查睑缘和结膜囊，如有睫毛落入，立即用生理盐水棉签拭出。

（11）患眼滴用抗生素眼液。

（12）用干棉签拭去剪刀上的睫毛，消毒剪刀备用。

（13）用速干手消毒液消毒手，再次核对并签名。

（14）整理用物。

【注意事项】

（1）剪睫毛时嘱患者安静，头部固定不动，对儿童、老人、精神紧张者应尽量取得配合。

（2）操作时动作要轻、准、稳，以防剪刀误碰角膜及皮肤。

（3）剪睫毛时尽量绷紧皮肤，防止损伤眼睑。

（4）嘱患者剪睫毛后勿用力搓揉眼。告知患者剪睫毛后有轻度不适感，如症状明显应及时告知医护人员。

第三章 眼 部 按 摩

第一节 眼肌按摩法

【目的】

解除眼外肌麻痹。

【用物】

开睑器 1 个、表面麻醉剂、玻璃棒 1 根、有齿镊 1 把。

【操作方法】

（1）核对患者姓名、眼别。	（2）评估患者全身一般情况及眼部情况，了解合作程度。
（3）向患者解释操作目的、方法、注意事项，取得配合。	（4）洗手，戴口罩。
（5）患者取仰卧位，为患者滴表面麻醉剂。	（6）用开睑器轻轻牵开眼睑，嘱患者向所需按摩直肌相反的方向注视使眼球固定。
（7）用无菌玻璃棒按摩直肌附着处，沿直肌方向由上至下按摩反复进行至 100 次左右。	（8）用有齿镊夹住直肌沿直肌方向由上至下牵拉，反复进行至 10 次左右，眼球随之运动。
（9）轻轻取下开睑器，为患者滴入消炎眼药水。	（10）嘱患者每天进行眼球运动，方向为所按摩直肌相同的方向。

【注意事项】

（1）先用玻璃棒进行按摩，后用有齿镊进行牵拉。

（2）按摩部位要准确，有齿镊一定要夹住直肌，否则达不到牵拉效果。

（3）眼肌按摩一个疗程为10天，如患者结膜充血较重，可嘱患者休息1~2天再继续治疗。

第二节　睑板腺按摩法

【目的】

睑缘炎、慢性结膜炎引起的睑板腺排泄管阻塞分泌物潴留而形成的睑板腺阻塞。

【用物】

表面麻醉剂，棉棒数根，纱布两块，HOTZ氏板，红霉素眼膏，抗生素眼药水。

【操作方法】

（1）核对患者姓名、眼别。

（2）评估患者全身一般情况及眼部情况，了解合作程度。

（3）向患者解释操作目的、方法、注意事项，取得配合。

（4）洗手，戴口罩。

（5）患者取仰卧位，滴表面麻醉剂2~3次。

（6）在HOTZ板上涂上红霉素眼膏，起润滑作用。

（7）嘱患者向所按睑板相反方向注视，HOTZ板一端轻轻放入眼睑内，在皮肤与HOTZ板接触处垫上纱布，向下按压HOTZ板使HOTZ板将眼睑撑起。用棉棒从睑缘下方向睑缘处进行积压按摩，将潴留于导管内的分泌物压出，使睑板通畅。

（8）按摩后取出HOTZ板，点消炎眼药水。

【注意事项】

嘱患者半小时之内不要揉眼，以免引起角膜内皮擦伤。

第三节　眼球按摩法

【目的】

（1）促进房水排出，降低眼压。

（2）抗青光眼术后，促进滤泡形成。

【操作方法】

（1）核对患者姓名、眼别。

（2）评估患者全身一般情况及眼部情况，了解合作程度。

（3）向患者解释操作目的、方法、注意事项，取得配合。

（4）洗手。

（5）患者取坐位或仰卧位。

（6）嘱患者轻闭双眼，向下方注视。

（7）护士双手示指尖置于患者上睑皮肤上下移动，或由外向内、以水平方向轻轻按摩。

（8）测量眼压。

【注意事项】

手法正确，动作轻柔。

第四章　眼部热敷法

【目的】

（1）使局部血管扩张，促进局部血液循环，使炎症消退。

（2）促进药物吸收，增强药效。

【用物】

（1）湿热敷法

纱布、手帕、毛巾等易吸收水分的布类、凡士林软膏、45～50℃热水。

（2）干热敷法

热水袋或空塑料输液袋、纱布。

（3）熏热敷法

热水瓶、广口瓶或茶杯。

【操作方法】

（1）核对患者姓名、眼别。

（2）评估患者全身一般情况及眼部情况，了解合作程度。

（3）向患者解释操作目的、方法、注意事项，取得配合。

（4）湿热敷法

①眼睑表面垫一层干净纱布。

②将小毛巾放置于45～50℃热水中浸湿并拧干。

③将小毛巾放在纱布上，直接热敷。热毛巾的温度以眼部皮肤能忍受为宜。为防止烫伤眼睑，可先在眼部涂上凡士林软膏。

④小毛巾可重复加热，每天热敷2～3次，每次5～10分钟。

（5）干热敷法

①先于眼睑皮肤上垫一层清洁纱布。

②用热水袋或塑料输液袋装热水2/3满，外裹多层纱布，将它直接

放在眼部。

③温度一般约 40℃，每天可热敷 3~4 次，每次 15~20 分钟。为保证温度，应经常更换热水袋中的热水。

（6）熏热敷法

①将热水倒入热水瓶、广口瓶或茶杯内，温度 38~42℃。

②在热水瓶口覆盖一层消毒纱布，嘱患者将患眼靠近瓶口处，使热气熏到眼睛，并嘱患者不停地睁眼、闭眼。

③温度以患者眼部皮肤能忍受为宜。每天可热敷 3~4 次，每次 15~20 分钟。

④热水内可放入桑叶、菊花、金银花等清热消炎的中药，不仅可以理疗热敷，还有清热明目的作用。

【注意事项】

（1）不管用哪一种方法都应注意防止烫伤，尤其是儿童、昏迷患者、老年人以及有瘫痪、糖尿病、肾炎等血液循环不好或感觉不灵敏的患者，使用热敷时应随时检查局部皮肤的变化，如发红起泡时，应立即停止。

（2）热敷作为配合疗法适用于初起的疖肿、睑腺炎（麦粒肿）、肌炎、关节炎、痛经、风寒、引起的腹痛及腰腿痛等。但是，当急腹症未确诊时，如急性阑尾炎、面部、口腔的感染化脓，各种内脏出血，关节扭伤初期有水肿时，都禁用热敷。

（3）热敷疗法在应用中首先应注意温度的掌握，以免烫伤。其次热敷所用中药一般用量大，药物毒性大，千万叮嘱患者不得误服，以免药物中毒。

第五章 眼部标本采集

第一节 眼部分泌物标本采集法

【目的】

采集眼部细菌培养标本，以协助诊断与治疗。

【用物】

棉签、0.9%氯化钠溶液、无菌培养试管（或培养皿）、酒精灯。

【操作方法】

（1）核对患者姓名、眼别。

（2）向患者解释操作目的、方法、注意事项，取得配合。

（3）洗手，戴口罩。

（4）患者取坐位或仰卧位。

（5）妥善固定患者头部，嘱患者勿转动眼球。

（6）试管法

①点燃酒精灯，护士左手持试管，右手持已蘸0.9%氯化钠溶液的消毒湿棉签。

②护士左手轻轻拉开患者的下睑，暴露下穹隆部。在下穹隆部近内眦处用湿棉签轻轻擦拭，并360°旋转。角膜溃疡患者，可在角膜病灶上蘸取分泌物。

③打开试管在酒精灯火焰上旋转，以消毒试管管口，将蘸有分泌物部分的棉签小心折入试管，尽量不碰试管内壁，拧紧瓶塞。

（7）培养皿法

①护士右手持已蘸湿的棉签，左手轻轻拉开患者的下睑，暴露下穹

隆部，在下穹隆部近内眦处，用棉签蘸取分泌物。角膜溃疡患者，可在角膜病灶上蘸取分泌物。

②在离培养皿 30cm 范围内点燃酒精灯后，打开培养皿盖子一小部分，用截取好分泌物的棉签在培养基上划几道线，立即盖好。

（8）立即将标本送检。

【注意事项】

（1）采集标本时间以患者晨起或午睡后、洗脸之前最佳；采取标本量尽可能多些，以提高培养阳性率。

（2）操作动作要轻，对于角膜溃疡患者切勿加压眼球，以免造成角膜穿孔。

（3）注意无菌操作，消毒棉签和已灭菌的试管口不可被接触，以免污染。

（4）采集标本后应立即送检。

第二节 角膜刮片法

【目的】

采集角膜标本，检测感染的致病菌种类，为角膜炎的诊断和治疗提供依据。

【用物】

生理盐水、抗生素眼药水、0.5%爱尔凯因眼液、开睑器、无菌棉签、载玻片（或培养皿）、15#圆刀片。

【操作方法】

（1）核对患者姓名、眼别，查对医嘱上角膜刮片位置。

（2）向患者解释操作目的、方法、注意事项，取得配合。

（3）洗手，戴口罩。

（4）患者取舒适坐位。

（5）结膜囊滴用 0.5% 爱尔凯因眼液2~3 次后，嘱其轻闭眼 2~3 分钟。

（6）若病变处分泌物多时，先用灭菌生理盐水湿棉签将分泌物拭去。

（7）用开睑器撑开眼睑，嘱患者注视前方。

（8）在角膜溃疡的边缘或基底部用 15# 刀片的背面沿着角膜的弧度轻轻刮取标本。

（9）眼部滴抗生素眼液。

（10）做标本涂片：将刮取的标本涂片立即送检。

（11）做标本培养：将刮取的标本接种在培养基上后送检。

【注意事项】

（1）动作轻、稳、准，不要在病变组织的同一部位反复刮取，切勿用力过度，以防角膜穿孔。严重角膜溃疡有穿孔倾向者忌做。

（2）尽量在未使用抗生素之前刮取标本，以提高阳性检查率。

（3）采集标本时严格无菌操作；标本送检时，避免污染。

第六章　眼科小手术

第一节　结膜结石剔除术

【目的】

在睑结膜面上（及睑板上缘）有质硬的黄白色小突起为结石，当其突出结膜面时摩擦角膜，有异物感症状者，可行结石剔除术。

（1）解除患者眼部异物感，使患者感觉舒适。	（2）防止擦伤角膜。

【用物】

裂隙灯、0.5%爱尔凯因眼液、抗生素眼药水、无菌 7 号针头或注射器、棉签。

【操作方法】

（1）核对患者姓名、眼别。	（2）评估患者全身一般情况及眼部情况，了解合作程度。
（3）向患者解释操作目的、方法、注意事项，取得配合。	（4）洗手，戴口罩。
（5）患者取舒适坐位或仰卧位。	（6）滴 0.5%爱尔凯因眼液 2~3 次，每次间隔 3 分钟，嘱患者轻闭眼休息 3~5 分钟。
（7）摆好患者的头位，嘱其勿动。	（8）剔除上睑结膜结石时嘱患者双眼凝视下方，并翻转上睑。剔除下睑结膜结石时嘱患者双眼凝视上方。

（9）护士左手按压睑缘皮肤，右手持针头，用针尖刺破结膜，向外上轻提，使结石破溃而出，用棉签剔除。

（10）局部滴入抗生素眼药水或药膏，并以眼垫遮盖。

（11）嘱患者用手掌稍用力压迫2～5分钟，以压迫止血。第二天将眼垫取下，自上消炎眼药水或药膏。

（12）整理用物，交代注意事项。

【注意事项】

（1）剔除结石时尽量避开血管丰富处的结膜，以免出血。

（2）结石多而成堆时只剔除突出的，尽量减少结膜的损伤。如结石位置较深，不可在门诊剔除，以免引起疼痛及大量出血。

（3）眼结膜结石易复发，告知患者应定期复诊。

（4）麻醉过后术眼可能有疼痛感或异物感，但多能忍受，若有特殊不适应及时就诊。

（5）告知患者应遵医嘱用药。

第二节　角膜异物剔除术

【目的】

（1）取出角膜异物，防止由于异物引起角结膜感染或严重的眼内感染。

（2）消除患者眼部不适。

（3）防止视力受损。

【用物】

裂隙灯、1ml注射器针头或异物针、0.5%爱尔凯因眼液、抗生素眼药水（或生理盐水）、抗生素眼药膏、消毒棉签、消毒纱布、异物针、开睑器、敷料、胶布。

【操作方法】

（1）核对患者姓名、眼别、查对医嘱上的异物部位。

（2）评估患者全身一般情况及眼部情况，了解合作程度。

（3）向患者解释操作目的、方法、注意事项，取得配合。

（4）洗手，戴口罩。

（5）患者取舒适坐位。

（6）抗生素眼药水或生理盐水冲洗结膜囊。

（7）滴0.5%爱尔凯因眼液2~3次，每次间隔3分钟，嘱患者轻闭眼。

（8）用开睑器撑开上下眼睑，充分暴露异物处。

（9）摆好患者的头位，调整裂隙灯光线，勿直接照射角膜，以减少刺激。

（10）嘱患者固视，避免眼球向各个方向转动。护士右手持注射器针尖或异物针朝外剔除异物，针尖与角膜约15°角。

（11）位于深层的异物可在结膜下浸润麻醉后取出或由专科医师手术取出。

（12）结膜囊内涂抗生素眼药膏。

（13）敷料遮盖术眼24小时后按医嘱用药。

（14）观察患者，询问患者主观感受，嘱患者第二天复诊。

（15）整理用物。

【注意事项】

（1）操作前向患者说明配合治疗的重要性。告知患者异物剔除后24~36小时内会出现眼部异物感，如48小时后眼部仍有疼痛或疼痛剧烈要及时复诊。

（2）护士操作应轻、稳、准，防止损害正常角膜。如异物是铁锈，锈斑应剔除干净；腐蚀较深者，可分多次剔除。

（3）操作过程中注意观察患者反应，如发现其面色苍白、大汗淋漓时应立即停止操作。让患者休息，待恢复后再操作。

第三节　睑腺炎（麦粒肿）切开引流术

【目的】

通过手术切开引流出脓液，有利于睑腺炎的愈合。

【用物】

5%聚维酮碘溶液、棉签、11#刀片、橡皮引流条、眼垫、抗生素眼药膏、0.5%爱尔凯因眼液、消毒棉签、无菌纱布2～3块、胶布。

【操作方法】

（1）核对患者姓名、眼别、查对医嘱。	
（2）评估患者全身一般情况及眼部情况（内睑腺炎或外睑腺炎），确定术式。了解合作程度。	（3）向患者解释操作目的、方法、注意事项，取得配合。
（4）洗手，戴口罩。	（5）患者取仰卧位。
（6）外睑腺炎（外麦粒肿）切开方法 ①通常不需要麻醉，必要时可用2%利多卡因做局部浸润麻醉。 ②用5%聚维酮碘溶液常规消毒操作区域皮肤。 ③护士左手固定病灶两侧的眼睑皮肤，右手持11#刀片在脓肿波动感的低位处切开，排出脓液，用棉签拭净。注意切口在皮肤面，与睑缘平行。 ④根据脓腔大小及深浅留置合适的橡皮引流条。	（7）内睑腺炎（内麦粒肿）切开方法 ①表面麻醉：滴0.5%爱尔凯因眼液2～3次，每次间隔3分钟，嘱患者轻闭眼。 ②翻转眼睑，用左手拇指固定睑缘。 ③护士右手持11#刀片切开脓点，排出脓液，用棉签拭净。注意切口在睑结膜面，与睑缘垂直。
（8）术毕涂抗生素眼药膏，盖眼垫，压迫数分钟至无活动性出血。	（9）换清洁纱布包盖患眼。　　（10）整理用物。

【注意事项】

（1）睑腺炎脓肿未成熟时禁忌切开。

（2）切开后不可挤压，防止感染扩散，引起眼睑蜂窝织炎。

（3）根据病情嘱患者 24 小时后打开术眼敷料点药或到医院换药。

（4）避免在睫毛根部做切口，以防术后发生倒睫。

（5）如有全身症状或伴有其他部位的感染，应全身使用抗生素。

第四节　睑板腺囊肿切除术

【目的】

（1）排除分泌物，减轻不适。

（2）剔除囊壁或剪掉肉芽，防止复发。

【用物】

注射器、手术包 1 个（内装柳叶刀 1 把、睑板腺囊肿夹 1 个、刮匙 1 把）、麻醉药（0.5%的普鲁卡因、利多卡因）、消毒棉签、抗生素眼膏、纱布 2~3 块、胶布、无菌剪刀。

【操作方法】

（1）核对患者姓名、眼别。

（2）评估患者全身一般情况及眼部情况，了解合作程度。

（3）向患者解释操作目的、方法、注意事项，取得配合。

（4）洗手，戴口罩。

（5）患者取平卧位。

（6）术眼滴 0.5%普鲁卡因。

（7）术眼周围皮肤做常规消毒。

（8）2%利多卡因在囊肿周围皮下及穹隆结膜下做浸润麻醉（0.5~1ml）。

（9）用睑板腺囊肿夹夹紧囊肿，翻转眼睑，用小尖刀垂直睑缘做 1~2mm 的切口。伸入小刮匙彻底刮除囊腔内容物和部分囊壁，必要时用剪刀剪除肉芽组织及囊壁。

（10）取出囊肿夹，用示指、拇指扪诊，检查是否有硬结。

（11）用无菌纱布覆盖术眼再用手指压迫眼睑 2~5 分钟。

（12）涂抗生素眼膏后包扎术眼。

（13）整理用物。

【注意事项】

（1）注意将分泌物彻底刮除。

（2）术眼包扎 24 小时后拆开，遵医嘱滴抗生素眼液。

（3）必要时 48 小时后予局部热敷。

第七章　眼部换药、拆线

第一节　眼部换药

【目的】

（1）保护术后创口，清除眼部分泌物，预防眼部伤口感染和上药治疗。	（2）通过换药观察眼部分泌物的质和量，了解眼部创口愈合情况。

【用物】

皮肤消毒液、速干手消毒液、无菌平镊、无菌棉签、无菌纱布、生理盐水、胶布、绷带、抗生素眼膏、弯盘、污物桶、无菌换药碗、治疗牌。

【操作方法】

（1）核对患者姓名、眼别。	（2）评估患者全身一般情况及眼部情况，了解合作程度。
（3）向患者解释操作目的、方法、注意事项，取得配合。	（4）洗手，戴口罩。
（5）患者取平卧位或坐位，操作者站在患者的头后或床旁，打开换药碗。	（6）再次核对，操作动作轻柔，去除包扎，轻轻揭去胶布和敷料，如敷料与创口粘连紧密，可先用生理盐水湿润敷料后再取下。
（7）观察患眼情况，用湿棉签轻轻拭去眼部分泌物和残留在睑缘的眼药膏，嘱患者睁开眼睛，检查创口和病变情况。	（8）根据医嘱上药，用棉签拭去多余药液，盖上眼垫，用胶布固定。

（9）用消毒液消毒周围皮肤，覆盖敷料，包扎。

（10）用速干消毒液消毒手，再次核对并签名。

（11）整理用物并记录结果。

【注意事项】

（1）操作动作要轻柔，如果敷料与皮肤、睫毛粘连者，先用生理盐水湿润后揭开，不能强行拉下。

（2）如使用多种眼药时，每两种眼药间应间隔5分钟，以利于药物吸收。

（3）换药时眼膏滴管避免接触患眼造成污染，同时保证眼膏准确涂入结膜囊。

（4）换药要在清洁的环境中进行，注意无菌操作，操作时避免酒精流入患眼。

第二节　眼部绷带包扎法

【目的】

（1）保护患眼，杜绝外界光线进入眼内，减轻患眼的刺激和细菌侵袭，使患眼得到充分的休息。

（2）手术、外伤后保持局部清洁，避免感染，并使伤口平整，促进愈合。

（3）加压包扎，为了止血及治疗虹膜脱出。

（4）青光眼滤过术后，预防和治疗术后无前房。

（5）角膜溃疡软化，预防穿孔。角膜知觉麻痹和兔眼症，避免眼球组织暴露和外伤。

（6）新鲜视网膜脱离术前包扎，为促使视网膜部分复位。

【用物】

皮肤消毒液、速干手消毒液、无菌平镊、无菌棉签、无菌纱布、生理盐水、胶布、消毒眼垫、绷带、眼药膏、弯盘、污物桶、治疗单。

【操作方法】

（1）核对患者姓名、眼别。

（2）评估患者全身一般情况及眼部情况，了解合作程度。

（3）向患者解释操作目的、方法、注意事项，取得配合。

（4）患者取仰卧位或坐位。

（5）单眼绷带包扎法

①遵医嘱涂眼药膏后覆盖眼垫，用医用胶布固定。

②在健眼眉心放置一条长约20cm长绷带纱条。

③以绷带卷从健侧耳上在前额缠绕一圈后，拉紧至患侧耳上，斜经后头枕部，由患侧耳下经患侧斜至健侧前额2~4圈，再经前额水平缠绕，如此重复至绷带将尽时，做水平缠绕固定。

④绷带末端以小块胶布固定。

⑤结扎眉心部的短绷带。

（6）双眼绷带包扎法

①遵医嘱用药后覆盖眼垫，用医用胶布固定。

②按"8"字形绷带包扎法包扎双眼。其起端为耳上部（左右均可），如以右侧耳上为起端，先绕头两周以固定起端，然后由前额向下过左眼，由左眼下方向后经过枕骨粗隆下方绕至右耳下方，向前出于面部，经右眼绕至左耳上方，由左耳上方经过粗隆下方及右耳上部过左眼，呈"8"字形状，如此连续数周后再绕头两周固定。如以左侧起端时，其绷带行径路线恰与此相反。

（7）加压绷带包扎法

包封患眼时应多加几层敷料，如纱布、眼垫，使略高于眼眶缘。然后依单眼或双眼绷带包扎法缠绕绷带。

【注意事项】

（1）包扎前必须涂眼药膏。

（2）虽为加压包扎，却也不可过紧，以免局部循环障碍，引起头痛、头晕和不适。

（3）绷带勿加压于耳郭及鼻孔。

（4）层次要分明，绕至后头部一定要固定在枕骨结节之上，避免患者仰卧或侧卧时引起头部不适或摩擦造成绷带松脱。

（5）包扎后一定要牢固、美观。

第三节 眼部皮肤拆线法

【目的】

拆除皮肤缝线，促进伤口愈合。

【用物】

0.5%爱尔凯因眼液、5%聚维酮碘溶液、生理盐水、棉签、纱布、胶布、抗生素眼药膏、眼药水、消毒眼科剪、眼科有齿镊。

【操作方法】

（1）核对患者姓名、眼别。查对病历上记录的应拆除的缝线根数和部位。

（2）评估切口的愈合情况，明确拆线日期。评估患者对拆线的理解与配合程度。

（3）向患者解释操作目的、方法、注意事项，取得配合。

（4）洗手，戴口罩。

（5）患者取坐位或仰卧位。

（6）0.5%爱尔凯因眼液滴眼1~2次，用5%聚维酮碘溶液棉签消毒缝线处皮肤。结痂较多者，用生理盐水湿润痂壳，撕痂时动作轻柔，避免用力过度引起出血。

（7）从内向外拆线，护士左手用眼科镊轻夹缝线，右手持眼科剪剪断缝线，左手用眼科镊轻轻抽出缝线。

（8）用眼药膏涂抹患处，根据情况局部用纱布遮盖。

（9）检查伤口愈合程度，必要时请医师会诊。

（10）在病历上做好记录并签字。

（11）整理用物。

【注意事项】

（1）拆线前注意查对缝线部位及需拆针数。

（2）注意无菌操作，暴露于皮肤外面的线段不应经皮下组织抽出，以免污染皮下组织。

（3）动作轻柔，尽量避免缝线牵拉，以免引起患者疼痛不适。

第四节　角膜、结膜拆线法

【目的】

（1）根据患者角结膜伤口的恢复情况拆除缝线，促进结膜伤口完全愈合。

（2）防止感染，解除患者由于缝线存在眼内引起的异物感。

【用物】

裂隙灯、1ml 注射器、开睑器、显微无齿镊、生理盐水、0.5%爱尔凯因眼液、无菌棉签、无菌弯盘、抗生素眼药水、眼药膏、无菌纱布。

【操作方法】

（1）核对患者姓名、眼别，查对医嘱拆除缝线的根数和部位。

（2）了解伤口愈合情况及拆线日期。

（3）评估患者对结膜拆线的理解与合作程度。

（4）向患者解释操作目的、方法、注意事项，取得配合。

（5）洗手，戴口罩。

（6）患者取舒适坐位或仰卧位。

（7）抗生素眼药水清洁结膜囊。

（8）滴 0.5%爱尔凯因眼液 2~3 次，每次间隔 3 分钟，嘱患者轻闭眼。

（9）固定患者头部，用开睑器撑开眼睑，充分暴露球结膜或角膜。

（10）根据要拆除缝线的部位，嘱患者双眼注视相反方向，勿转动眼球。

（11）护士右手持注射器，针尖斜面朝外，用针尖侧面挑断缝线，再用无齿显微镊夹出缝线。连续缝线从中间剪短，用镊子分别夹住两端线头抽出缝线。

（12）嘱患者向各个方位转动眼球，详细检查缝线有无残留和遗漏。

（13）滴抗生素眼药水，涂抗生素眼药膏，包扎患眼。

（14）在病历上做好记录并签字。

（15）整理用物。

【注意事项】

（1）严格无菌操作，操作前须核对病历上记录的确切缝线部位及根数。

（2）动作轻、稳、准，避免损伤角膜，如出现针尖刺透角膜应及时处理。

（3）拆线过程中注意观察患者全身反应，如发现其面色苍白、大汗淋漓时应立即停止操作，让患者休息，待恢复后再操作。同时注意拆线部位有无出现伤口裂开等情况。

第八章　倒睫护理操作

第一节　倒睫拔除

【目的】

拔除稀疏或零散的倒睫毛，缓解和消除角膜刺激症状。

【用物】

裂隙灯、消毒睫毛镊、无菌镊、抗生素眼药水、表面麻醉药、生理盐水棉球、消毒棉签。

【操作方法】

（1）核对患者姓名、眼别、查对医嘱的倒睫位置。	（2）评估患者全身一般情况及眼部情况，了解合作程度。
（3）向患者解释操作目的、方法、注意事项，取得配合。	（4）洗手，戴口罩。
（5）患者取舒适坐位或仰卧位，并固定好头位，根据需要滴表面麻醉药。	（6）调节裂隙灯至适宜亮度，尽量减少光线对角膜的刺激，以免引起患者眨眼、闭眼反应。
（7）嘱患者头部勿动，上睑倒睫嘱患者往下注视，下睑倒睫嘱患者往上注视；护士用无菌镊夹取棉球拿于左手，并用手指轻压睑缘，使之轻度外翻，右手持睫毛镊夹紧倒睫根部迅速拔除。	（8）将拔除的倒睫放在生理盐水棉球上，仔细检查睫毛是否完整拔除。
（9）观察局部有无出血，再往结膜囊内滴入抗生素眼液。	（10）用干棉签拭去外溢的泪液及药液。 （11）整理用物。

【注意事项】

（1）向患者做好解释，并告知日后原处睫毛仍可能再长出来，必要时可手术治疗。

（2）操作时动作应快、稳、准，以减轻患者疼痛，并注意勿损伤睑缘。

（3）对十分纤细的倒睫拔除时光线要充足，必要时用强光或放大镜下拔除。

（4）倒睫应尽量一次拔尽，如中间断开遗留半截在睑内，不但更加刺激角膜，且再拔困难。

（5）操作时应一根一根分别拔除，以免拔断而未拔除，不要误拔正常睫毛。

（6）如倒睫掉入结膜囊内，应立即取出。

第二节　倒睫电解

【目的】

（1）用于少数散在的、不伴有睑内翻的倒睫。

（2）通过破坏毛囊结构，促使倒睫脱落，解除患者的痛苦。

【用物】

裂隙灯、治疗碗内盛生理盐水和纱布、干纱布、弯盘、抗生素眼药膏、0.5%爱尔凯因眼液、5%聚维酮碘溶液、棉签、针灸银针、电解器、睫毛镊。

【操作方法】

（1）核对患者姓名、眼别，查对医嘱的倒睫位置。

（2）评估患者全身一般情况及眼部情况，了解合作程度。

（3）向患者解释操作目的、方法、注意事项，取得配合。

（4）洗手，戴口罩。

（5）患者取仰卧位，操作者站在患者头侧。	（6）滴 0.5% 爱尔凯因眼液 2～3 次，每次间隔 3 分钟，嘱患者轻闭眼，或在倒睫附近皮下做局部麻醉。
（7）消毒患者睑缘皮肤。	（8）下睑倒睫嘱患者往上注视，上睑倒睫嘱患者往下注视。
（9）检查电解器，选择 2mA 电流，将睫毛电解器的阴极相连的小锌板或铜片用生理盐水纱布包裹，放在患者面颊部，再将阳极连细针。	（10）调整好光照，操作者用左手手指轻压眼睑，使眼睑轻度外翻，右手持针顺倒睫方向刺入毛囊 2～3mm。
（11）接通电源 10～20 秒，待针周围出现白色泡沫关闭电源，退针。	（12）用睫毛镊轻轻拔出倒睫毛，若不易拔除说明毛囊未被破坏，应再电解一次。
（13）手术完毕，用生理盐水棉签擦去睑缘上电解后的排出物，局部涂少许抗生素眼膏，无菌镊夹取纱布覆盖，胶布固定。	（14）整理用物。

【注意事项】

（1）检查电解器的性能是否正常，连接阴阳极时勿颠倒。	（2）操作时必须将睑缘固定，动作要稳，避免刺伤眼球。
（3）针尖刺入位置必须与睫毛方向一致，确保进入毛囊，如与睫毛呈一角度容易中断睫毛而未破坏毛囊，可致术后睫毛再生。	（4）电解内眦部睫毛时勿损伤泪小管。

（5）倒睫较多者可分次进行电解，以免长时间疼痛引起患者不适。如发生皮下血肿，可压迫片刻，必要时需压迫包扎 1 天。治疗完毕应检查有无遗漏的倒睫。

第九章　巴氏异物定位法操作

【目的】

推测异物在眼球内的位置。

【用物】

巴氏定位器、无菌直镊、表面麻醉剂、消炎眼药水。

【操作方法】

（1）核对患者姓名、眼别，查对医嘱的倒睫位置。	（2）评估患者全身一般情况及眼部情况，了解合作程度。	（3）向患者解释操作目的、方法、注意事项，取得配合。
（4）洗手，戴口罩。	（5）患者取坐位或仰卧位。	

（6）将患眼上眼睑向上牵拉，嘱患者患眼向下方注视，暴露上穹隆部，将巴氏定位器上部放入上穹隆部，松开上眼睑，同时将下眼睑向下牵拉，嘱患者患眼向上注视，暴露下穹隆部，再将巴氏定位器下部放入下穹隆部。使整个定位器完全进入眼内，定位器的内环与角膜缘相吻合，调整定位器上四个点的位置，使之位于3、6、9、12点。	（7）嘱患者勿转动眼球、勿用力闭眼、挤眼、揉眼，立即前往放射科拍片。

（8）患者拍片完毕后，患眼滴入表面麻醉剂一次。	（9）嘱患者向下注视，用拇指或示指向上牵拉上眼睑并固定于上眼眶，将巴氏定位器上部暴露，用无菌直镊夹住巴氏定位器上部，同时嘱患者向上注视，随着眼球转动的力量将定位器取出。
（10）为患者滴消炎眼药水。	（11）整理用物。

【注意事项】

(1) 定位器上的4个点定位一定要准确，分别为3、6、9、12点。

(2) 操作过程中动作要轻柔，避免损伤角膜。

(3) 嘱患者30分钟内勿揉眼，以免引起角膜上皮擦伤。

第十章 泪道探通操作

【目的】

（1）检查和通开泪道，治疗泪道狭窄。

（2）婴儿泪囊炎炎症消退后行泪道探通。

（3）慢性泪囊炎决定手术时，术前需行一次泪道探通术以求探通，有时可避免手术。

【用物】

0.9%氯化钠溶液、2ml注射器、冲洗针头、表面麻醉药、泪点扩张器、泪道探通针、无菌纱布、妥布雷素（托百士）眼药膏、治疗碗、弯盘、棉签。

【操作方法】

（1）核对患者姓名、眼别。

（2）评估患者全身一般情况及眼部情况，了解合作程度。

（3）向患者解释操作目的、方法、注意事项，取得配合。

（4）洗手，戴口罩。

（5）患者取舒适坐位或仰卧位，头向后仰。

（6）滴表面麻醉药——0.5%爱尔凯因眼液，嘱患者轻闭眼。

（7）选择适当粗细的探针，嘱患者眼向上看，左手示指和中指轻压下睑内眦部皮肤，以充分暴露泪点，右手持探针自泪点垂直插入1~2mm，后转入水平方向，朝鼻侧推进，在触及骨壁后稍向后退，以针头为支点将探针竖起（即向上转90°）与睑缘呈90°角，再向下插入12~15mm，直抵泪囊下部鼻泪管入口，轻轻旋转探针，进入鼻泪管后稍转向外后向下探入 20~30mm 即可。

（8）探通后留针 10~20 分钟，退针后涂眼药膏。	（9）协助患者恢复舒适体位，整理用物。

【注意事项】

（1）婴幼儿做泪道探通时必须取仰卧位，并妥善固定头部，按压双手和全身，以确保安全。	（2）操作时动作勿粗暴，探针方位准确，避免损伤泪囊周围软组织。
（3）探针如遇阻力应记录阻力所在部位和所用探针号数。	（4）探针首选 3 号，以免探针头过细损伤泪道造成假道。
（5）冲洗时如出现泪囊局部皮肤肿胀、疼痛，泪点处冒血珠、鼻腔出血，则证明探通时损伤泪道黏膜或形成假道，应停止冲洗，并给予局部热敷和口服抗生素，预防感染。	（6）慢性泪囊炎有黏液、脓液时，急性泪囊炎、急性鼻窦炎、急性鼻炎、过敏性鼻炎发作期不宜做探通术，冠心病患者、出血和凝血机制障碍及精神过度紧张者忌用探通术。
（7）探通术后第二天必须行泪道冲洗，用含 1‰ 盐酸肾上腺素 2~3 滴加生理盐水 10ml 为冲洗液。	（8）证明泪道探针进入鼻泪管的方法：探针垂直下探后放开持针后指，如果探针直立，说明探针已进入鼻泪管；如倾斜倒下，说明仅在泪囊内，须重新探插。
（9）探通后当天不宜行泪道冲洗，避免炎症扩散。	

第十一章　暗室试验操作

【目的】

在暗室中瞳孔生理性扩大，虹膜根部拥挤于房角贴紧小梁，使房水不能与小梁面相接而导致眼压升高。可用于协助早期诊断原发性青光眼，并为观察临床治疗效果提供依据。

【用物】

绝对暗室（或纱布包盖双眼）。

【操作方法】

（1）核对患者姓名、眼别。

（2）评估患者全身一般情况及眼部情况，了解合作程度。

（3）向患者解释试验的目的、方法、注意事项，取得配合。特别告知被检查者，若试验期间出现头痛、眼痛等不适症状，应立即报告医护人员，并出暗室。

（4）嘱患者排空大小便，完全放松。

（5）在自然光线、清醒状态下静待半小时后测量眼压，并记录。

（6）患者进入绝对暗室内（或包盖双眼），清醒状态下静待 1~2 小时后，在暗光（或红光）下迅速测量眼压，并记录。

（7）判断结果。比较患者试验前后的两次眼压。如果相差≥8mmHg 或绝对值大于 30mmHg 为阳性。

【注意事项】

（1）嘱被检查者试验期间必须保持清醒状态。如果入睡，瞳孔生理性缩小，则影响试验结果。

（2）清醒状态下静待时间：年轻人的瞳孔反应比较灵活，一般 1 小时即可。老年人的瞳孔较小，而且多处于强直状态，瞳孔不易散大，一般以 2 小时为宜。对于高度可疑为青光眼的年轻人也可做 2 小时试验，以助诊断。还可以根据周边前房的深度来选择暗室试验时间的长短。周边前房为 1/4~1/2 角膜厚度者可用 2 小时，小于 1/4 角膜厚度者先用 1 小时，如为阴性再做 2 小时暗室试验。2 小时试验的阳性率比 1 小时者高。

（3）为避免误差，试验前后的两次眼压必须在同一台仪器上同一护士测量。	（4）试验前患者必须停各种抗青光眼药物 48 小时。
（5）在试验过程中患者感觉不适，应提前测量眼压。	（6）对眼压升高者，滴 1% 毛果芸香碱，可迅速降低眼压。

第 三 篇

眼 科 检 查

第一章 眼科常规检查

第一节 视 力 检 查

视力检查是对视敏锐度的检查，是辨别最小物像的能力，反映的是黄斑部中心小凹的视功能，又称中心视力。

一、远视力检查

【目的】

检查远视力。

【用物】

标准视力表、遮眼板、灯箱、指示杆。

【操作方法】

（1）视力表检查法

①将视力表挂于距被检查者5米处；若置平面反光镜，则视力表距离镜面为2.5米，视力表的1.0一行与被检眼平行。②检查时双眼分别

进行，一般为先右后左，先健眼后患眼。非检查眼用遮眼板或手掌遮盖，但不要压迫眼球。如受检者戴镜应先查裸眼视力，再查戴镜视力。③嘱被检者辨认 E 字符缺口方向，用手势表示出该视标的方向，从最大视标开始，自上而下逐行检查，找出被检者的最佳辨认行，将能辨出的最小的视标记录为该眼的远视力。如至第 7 行不能辨认，则其视力为 0.6。如辨认至第 7 行其中 2 个，则记为 0.6^{+2}。④低于 0.1 的视力检查：患者向前走近视力表，直至看清第 1 行为止。每前进 1 米，从 0.1 减去 0.02。向前走进 3 米才能看清 0.1 的第 1 个大字，其视力为 $0.1-3×0.02=0.04$，以此类推。⑤向前走到视力表前 0.5 米仍辨认不出 0.1 大字符的开口方向及视力小于 0.01 者，则检查指数。

（2）指数（CF）视力检查法

适用在 1 米处不能辨认最大视标者。嘱患者背光而坐，护士伸出手指，嘱患者说出手指数目，记录能辨认手指的最远距离。如相距 50cm 能正确数出，视力记为指数/50cm。

（3）手动（HM）视力检查法

如果患者在眼前 5cm 仍不能辨认护士手指数目，则查手动。检查时，护士的手在患者眼前晃动，记录能辨认手动的最远距离。如相距 20cm 处能正确分辨手的摆动，则记录视力为手动/20cm。

（4）光感（LP）、光定位（光投射）检查法

对于不能辨认手指或手动的患者，应在暗室内进一步检查光感及光定位。检查在暗室进行，护士将手电筒或烛光放在 5 米处，让患者用一只眼辨认光源，另一眼完全遮盖，记录能看见光源的最远距离。如在 4 米处能辨认出有亮光，视力记为光感/4m；放在眼前也不能辨认者，则为无光感。

对于有光感的患者还需要检查视网膜的视敏度，即检查光定位（光投射）。嘱患者向正前方注视，保持头部和双眼不动，护士在距眼 1 米处分别将灯光移向左上、左中、左下、中上、正中、中下、右上、右中、右下 9 个方向，并不断询问是否看见灯光，记录能辨认亮光处记为"+"，不能辨认处记为"－"。记录方法如下：

+	+	+
－	+	+
－	－	+

【注意事项】

（1）在检测视力之前，应先教会被测者如何辨认和手势，再进行视力检查。

（2）婴幼儿及学龄前儿童的视力表可采用简单的图形、玩具或手指检查，结果只供参考。

（3）检查时，每个字母辨认时间为2~3秒。

（4）测视力时，遮眼板应确实可靠地遮盖而不压迫非检查眼，检查次序为先右后左。受检者头位要正，不能歪头用另一只眼看，也不能眯眼。

（5）若为戴矫正眼镜者，应先查裸眼视力，再查戴镜视力。

（6）遮眼板应严格消毒，避免交叉感染。

（7）检测视力的室内灯光要求采用自然光或人工照明要求为500Lux左右，但要避免眩光。

二、近视力检查

【目的】

检查近视力。

【用物】

标准近视力表或 Jaeger 视力表、遮眼板、指示杆。

【操作方法】

（1）核对患者姓名、眼别。

（2）评估患者全身一般情况及眼部情况，了解合作程度。

（3）向患者解释操作目的、方法、注意事项，取得配合。

（4）洗手，戴口罩。

（5）测量可以正确辨认近用视力表上最小一行的字符开口方向；或

以改变检查的距离，以能看清最小字母为结果，以小数法记录。如将视力表放到眼前 10cm，方能看清近用视力表上最小的一行字符的开口，记录为 1.0/10cm。

【注意事项】

参考远视力检查。

第二节　视网膜视力检查

【目的】

（1）客观判断黄斑的功能状态。

（2）为白内障等手术患者的术后视力提供参考。

【用物】

散瞳药、视网膜视力仪。

【操作方法】

（1）核对患者姓名、眼别。

（2）评估患者全身一般情况及眼部情况，了解合作程度。

（3）耐心向患者讲解检查目的、方法、注意事项，取得配合。若患者配合不到位，可影响检查结果。

（4）充分散大瞳孔，在暗室环境下进行。

（5）被检者取坐位，固定头部，嘱其向前平视。

（6）向各个方向轻微转动视网膜视力仪手柄，直至看见角膜上红色反光点。

（7）嘱被检者说出或用手势表示出红灯内线条的方向，即"横、竖、左斜、右斜"。

（8）从刻度盘上的 0.06 开始转动，并逐步增加线条的细度，不断改变条纹的方向，患者所能辨认的最细条纹所对应的视力即为视网膜视力。

（9）记录在病历上，并注明是否散瞳。

【注意事项】

（1）要充分散瞳，瞳孔的大小可影响结果的准确性。

（2）检查前，患者的眼睛不能接受强光刺激，如检眼镜、裂隙灯等，也不能在术后过早进行测量，以免影响测量结果。

（3）检查中，患者注意力要集中，先查视力相对好的眼，使患者熟悉检查要领后再测量视力相对较差的眼，检查持续时间不能过长，以免患者产生疲劳感，影响检查结果。

（4）每次检查前认真检查仪器电量是否充足，如果光源亮度不够会增大假阴性率。

第三节　色觉检查

【目的】

确定有无色觉异常，鉴别色觉异常的类型及程度。

【用物】

色觉检查图。

【操作方法】

（1）核对患者姓名。

（2）评估患者全身一般情况及眼部情况，了解合作程度。

（3）向患者解释操作目的、方法、注意事项，取得合作。

（4）患者在习惯矫正视力下，将检查本放在检查者面前 0.5 米处，在自然照明下请逐图认读。

（5）先查右眼再查左眼，每图应在 5 秒内认出，记下对每图的认读结果。

（6）根据辨认情况检查答案记录色觉检查结果。

【注意事项】

（1）确保患者了解色觉检查图各图的用法及意义。

（2）在明亮弥散光或日光灯下进行。

（3）被检眼距离图面 60~80cm。

第四节 眼 压 检 查

一、指压测量法

【目的】

粗略估计患者眼压高低，协助诊断。

【操作方法】

（1）核对患者姓名、眼别。	（2）向患者讲解测眼压目的、方法、注意事项，取得配合。
（3）洗手、戴口罩。	（4）患者与检查者相对而坐，嘱受检者眼睑放松，双眼尽量向下看。
（5）检查者以双手示指尖由上眶缘下、上睑之上部（即睑板上缘之上方）轻触眼球，双手的中指和四指可以支持在患者的额部和颞部。	（6）使用检查脓肿波动的方式，两指尖交换轻压眼球，即以一指固定在眼球，同时以另一指尖压迫眼球，借传达到固定指尖的波动感就可以估量眼球的硬度。如果愿意同时比较两眼的压力时，也可用两手的示指与中指同时分别触诊两眼。

（7）判断并记录患者眼压，T+1~T+3 表示眼压最高，T-1~T-3 表示眼压降低，共分以下 7 档：

T+3	眼球硬如石头，眼压约 60mmHg 以上
T+2	眼球中等硬度
T+1	眼球稍硬于正常
Tn	眼球软硬适中，眼压正常
T-1	眼球稍软于正常
T-2	眼球中等软度
T-3	眼球软如豆腐，眼压约 5mmHg 以下

【注意事项】

（1）指测法测量眼压为极常用的眼压检查法，结果虽不能十分精确，但如果熟练有经验以后，在临床上则非常有用。

（2）嘱被测量者放松，以免眼睑紧张影响眼压检测。

（3）按压时要轻触、轻压，不要过分按压眼球。

（4）测量次数一般不超过 3 次，以免产生按摩效应。

（5）同一被检者可进行左右眼比较，必要时可与正常人相比较。

二、Goldmann 压平式眼压计测量法

【目的】

了解患者眼压情况，协助诊断。

【用物】

Goldmann 眼压计、裂隙灯、75% 酒精棉球、0.5% 爱尔卡因滴眼液、荧光素钠试纸、棉签、抗生素眼药水。

【操作方法】

（1）核对患者姓名、眼别。

（2）向患者讲解测眼压目的、方法、注意事项，取得配合。

（3）洗手、戴口罩。

（4）患者取坐位，用 0.5% 爱尔卡因滴眼液滴眼 2~3 次。

（5）用消毒荧光素钠试纸轻轻接触被测眼下睑的内表面 2~3 秒后取出，瞬目 2~3 次后，使角膜表面泪膜染色。

（6）根据患者身高调节升降台，患者将下颌放在裂隙灯下颌托上，前额抵住额托。

（7）将压平式眼压计刻度尺先暂设置在 10~20mmHg 之间，裂隙灯显微镜放大率调整为 10~16 倍，将裂隙灯照明从患者颞侧 45°~60° 方向以宽光带投射。

（8）将压平测压头对准患者的角膜中央，让患者瞬目几次后睁大眼睛直视前方。

（9）将测压头逐渐接近角膜，微调测压头位置，直到在视野中央水平分割线上下出现内面相接的两个同等大小的半绿环。

（10）移开测压头，再次检查角膜，用酒精棉球擦拭眼压计测压头。

（11）记录眼压读数、检查时间和检查方法。

（12）测试完毕，结膜囊内滴抗生素眼药水，并嘱患者不要揉擦眼球，以免角膜上皮脱落。

【注意事项】

（1）测压头使用前要消毒，使用后要认真清洗，以备用。

（2）测压头不可触及被测眼的睑缘及睫毛，以免患者眨眼无法配合完成检查。

（3）测眼压时因测压头位置高低不适当，致使中心垂直偏移，产生压平角膜面的两个半圆不等大时，则影响所测眼压值。

（4）每次测量时间不得超过半分钟，否则可使角膜上皮干燥，造成测量不准确，但可重复测量。一般连续测量 3 次，差值在 1mmHg 内，取其平均值为眼压值。

（5）有角膜病变（如水肿、炎症、瘢痕等）、角膜增厚或不平时均会影响测量结果，因而不能用本类型眼压计测量。

（6）测压时应注意患者头部固定，避免向后退缩，否则测压头不能持续与角膜接触而不可测得眼压值。

（7）用压平式眼压计检查后，如需用其他眼压计测量眼压，必须间隔 3~5 分钟以后再行测量。

三、非接触式眼压计测量法

【目的】

非接触式眼压计测量法是利用可控的气体脉冲力量压平角膜一定面积，根据其压平所需的时间转换为眼压值，有台式及手持式之分。用于了解患者眼压情况，协助诊断。

【用物】

非接触式眼压计、75%酒精棉球、消毒棉签。

【操作方法】

（1）核对患者姓名、眼别。

（2）向患者解释操作目的、方法、注意事项，取得配合。

（3）消毒额托和下颌托。

（4）受检者坐于非接触式眼压机之前，根据患者身高调节升降台。

（5）用无菌棉签拭去眼部分泌物或眼泪。

（6）嘱患者将下颌放在下颌托上，前额抵住额托。

（7）根据患者脸型长短使用"CHIN REST"键调节下颌托，使患者外眦角对齐眼压计的尺度。

（8）调节调焦手柄，将眼压计测压头对准待测眼，眼压计监视屏上自动显示待测眼别。

（9）嘱患者睁大被检眼，注视测压头内的绿色注视灯。

（10）调节眼压计，使角膜反光点落在测量范围内。

（11）在控制板上选择"AUTO"，系统自动测压，监视屏上显示出三次眼压值和平均值。

（12）如选择"MANUAL"则需手动对焦，使角膜反光点与两个圆圈重叠，按"START"键进行测量。

（13）选择"R/L"键，换另一只眼进行测量。

（14）将测量结果输入电脑，保存并打印。

【注意事项】

（1）对高度散光、角膜浑浊、角膜移植术后及固视不良者不宜用此法。

（2）眼睛睁不大者，可用棉签轻轻拉开眼睑，注意不能压迫眼球，以免眼压增高。

（3）如遇急性结膜炎的患者应避免测眼压，如病情需要可选用非接触式眼压计测量。

（4）眼压的准确性对<8mmHg 及>40mmHg 者误差较大。

（5）只能坐位测量，不能用于卧位患者。

四、压陷式眼压计测量法

【目的】

压陷式眼压计测量法是根据一定重量的压针对角膜的压陷深度进行测量，而间接确定眼内压力，眼压计刻度标尺上每一格刻度相当于0.05mm 的角膜压陷深度，由压陷深度示值查眼压换算表，获得眼压值。用于了解患者眼压情况，协助诊断。

【用物】

压陷式眼压计、75%酒精棉球、棉签、0.5%爱尔凯因眼药水、砝码、抗生素眼药水。

【操作方法】

（1）核对患者姓名、眼别。

（2）向患者解释操作目的、方法、注意事项，取得配合。

（3）在做检查前，须先在试板上试验眼压计的灵敏度及准确度，指针应很灵敏地指在"0"刻度。然后用75%酒精溶液消毒眼压计足板后备用。

（4）患者取仰卧低枕位。

（5）眼部表面麻醉可滴0.5%的爱尔凯因眼药水2~3次。

（6）嘱患者注视屋顶某一指定点或患者自己的一个伸出的示指（如果在测量患者唯一有视力的一只眼时，因为另一只失明的眼不能固定注视其他目标，由于对自己的手指仍有位置觉，因而在检查有一只眼是失明者时仅能用注视自己的手指之方法，才能使被检眼固定，以达到使角膜面与屋顶平行为度）。

（7）检查者右手持眼压计，左手拇指及示指分开上下睑固定于眼眶缘上，不可使眼球受压，将眼压计底板垂直放在角膜中央，开始测量时先以 5.5g 固定砝码测量，若刻度值小于"3"时，改用 7.5g 砝码；若刻度值仍小于"3"时再改用 10g 砝码，以此类推。

（8）将所测结果用分数记录法，即砝码重量/指针刻度，以 mmHg 为单位。查眼压换算表，得到眼压数值。例如 5.5g 砝码重量，测得刻度为 5 时，记录为 5.5/5＝17.3mmHg。

（9）测毕，结膜囊内滴抗生素眼药水，并嘱被检查者不要揉擦眼球，以免角膜上皮脱落。

（10）将眼压计足板用酒精擦干保存。

【注意事项】

（1）眼压计足板要认真清洗与消毒。

（2）测量过程中不要对眼球施加任何压力或被检查者用力闭眼。眼压计不要触及睫毛，以免眨眼。

（3）在眼球壁硬度显著异常时，如高度近视应用两个砝码测量后查校正眼压。所以测出的数值受到眼球壁硬度的影响。角膜的曲率半径亦影响眼压值。

（4）角膜、结膜有病变时不可用此法测量。

五、24 小时动态眼压测量法

【目的】

了解患者昼夜眼压波动情况，以协助诊断和用药指导。

【用物】

非接触式眼压计、75%酒精棉球、消毒棉签。

【操作方法】

（1）核对患者姓名、眼别。

（2）向患者解释操作目的、方法、注意事项，取得配合。

（3）给患者安排床位，并嘱患者安静休息。

（4）告诉患者眼压测量时间：5Am、7Am、10Am、2Pm、6Pm、10Pm。

（5）按"非接触式眼压测量操作"法，给患者测量眼压。

（6）将每次测量时间及结果记录在患者门诊病历上。

（7）结果判断：24小时眼压波动不应>5mmHg，若≥8mmHg，则认为是病理性眼压波动。

【注意事项】

（1）为保证眼压测量的准确，需保持安静环境和患者处于自然放松状态。

（2）为减少误差，要求使用同一台测量仪和同样测量方法。

第五节　裂隙灯显微镜检查

【目的】

主要用于检查眼前节，也包括晶体和前部玻璃体。

【用物】

裂隙灯显微镜。

【操作方法】

（1）检查前先调整仪器，避免长时间用强光照射患眼。检查时尽量使患者头部舒适的固定于颌架上。医师右手调节显微镜的手柄、裂隙的宽度和隔板的孔洞，左手可撑开患者的眼睑。使光线来自患眼的颞侧，光线角度与显微镜约呈40°角，也可随检查的需要调整角度。先嘱患者闭眼，在上睑皮肤上调节照明光线的焦点至清晰，再让患者睁眼进行检查。

（2）检查方法

①弥散光照射法：将裂隙充分开大，用弥散光低倍镜进行观察。用于眼睑、结膜、巩膜的一般检查和角膜、虹膜、晶状体的全面观察。

②直接焦点照射法：为最常用的检查方法。照射光线的焦点与显微镜的焦点完全一致。裂隙光照射在透明的角膜和晶状体上，可见一境界清楚的乳白色、透明的光学六面体。可以观察到角膜、晶状体各层和前房中的病变。根据检查的需要可分为宽光照射、窄光照射和圆锥光照射。

③后部反光照射法：将光线聚焦在目标的后方，借后方反射的光线检查组织的病变。用此方法易于查出角膜上皮水肿、角膜实质层病变、角膜内皮及晶体病变等。

④镜面反光照射法：将光线从角膜颞侧照射，在角膜光带的颞侧有一反光区，将角膜光带的内皮面与此区重合，即可出现镜面发光。镜面反光照射法用于观察角膜内皮细胞和晶体前囊、后囊。

⑤角膜缘分光照射法：利用光线通过角膜组织的全反射，将光线从侧面照射角膜缘，使对侧角膜缘出现明亮的光晕。聚焦在角膜上可清晰观察角膜的各种病变。

⑥间接照射法：将光线聚焦目标旁侧，借光线的折射观察目标的病变，用间接照射法可检查出病变的深度。

⑦应按顺序检查角膜、前房、虹膜、晶体和前玻璃体。加用相应附件可进行压平眼压、前房深度、前房角、后部玻璃体和眼底检查。记录病变的位置、大小、形状、颜色、透明度及与周围组织的关系。必要时绘图表示。

【注意事项】

（1）应尽量缩短患眼曝光时间。

（2）一般检查时不宜超电压使用裂隙灯（正常裂隙灯电压为 6V），也不可持续使用时间太长，以免裂隙灯灯泡烧坏。

（3）检查完毕务必关闭电源。

（4）注意保持仪器的清洁。

（5）检查完毕应拭净遗留在裂隙灯的泪液及药液。

第二章　眼科专科检查

第一节　眼底检查

眼底检查常用的方法有三种：直接检眼镜法、间接检眼镜法和裂隙灯显微镜眼底检查法。最常用的是直接检眼镜法。

一、直接检眼镜检查法

【目的】

直接检眼镜是检查玻璃体和视网膜病变最常用的工具。所见眼底为正像，放大约为 16 倍。检查在暗室内进行。

【用物】

检眼镜。

【操作方法】

（1）核对患者姓名、眼别。

（2）评估患者全身一般情况及眼部情况，了解合作程度。

（3）向患者解释操作目的、方法、注意事项，取得配合。

（4）洗手，戴口罩。

（5）患者取坐位，必要时散大瞳孔。

（6）检查右眼时，检查者站在被检查者右侧，用右手持检眼镜，右眼观察。检查左眼时相反。先将镜片拨到 +8～+10D，距被检眼 10～20cm，将检眼镜灯光摄入瞳孔，嘱患者上下左右转动眼球，检查屈光间质有无混浊。然后将转盘拨到 0 处，让患者双眼平视前方，将检眼镜移近至被检眼前约 2cm 处，检查者自颞侧用检眼镜灯光射进患者的瞳孔区，看到眼底的红光反射，拨动转盘直到能清晰地看到视网膜的结构。

（7）记录结果

①病变的描写：a. 位置：以视盘、黄斑或某一血管做标准，并说明在视网膜血管第几分支之前后上下左或右；b. 大小：以视盘直径或某一血管为标准；c. 高度：以检眼镜之镜片屈光度为标准；d. 颜色；e. 形状；f. 边缘；g. 如有寄生虫时应记录有无蠕动。

②必要时绘图或照相。

【注意事项】

（1）在直接检眼镜下，一个视野里只能看到视网膜的一小部分，故需逐区检查，并将观察到的影像综合成一个完整的眼底形态。检查时先找到视盘，位于注视点的鼻侧，看到由视盘发出的视网膜中央动静脉的大分支。然后沿着颞上、颞下、鼻上、鼻下四支大血管将视网膜分为四个区域，自中心向周边部逐区检查，最后检查黄斑区。

（2）青光眼或有发生青光眼之可能者，检查完毕应测量眼压，如眼压增高应予以缩瞳。

二、双目间接检眼镜检查法

【目的】

（1）各类原发性继发性视网膜脱离。

（2）各类眼底疾患所致之隆起不平者，如肿物、炎症、渗出和寄生虫等。

（3）屈光质透明之球内异物，尤其是睫状体平坦部异物。

（4）屈光质欠清或高度屈光不正，用直接检眼镜观察眼底困难者可试用。

【用物】

双目间接检眼镜由光源及目镜组成的头灯和物镜两部分及附件组成。间接检眼镜放大的倍数小，可见范围大，所见为倒像，具有立体感。

【操作方法】

(1) 核对患者姓名、眼别。

(2) 评估患者全身一般情况及眼部情况，了解合作程度。

(3) 向患者解释操作目的、方法、注意事项，取得配合。

(4) 洗手，戴口罩。

(5) 患者取平卧或坐位。

(6) 物镜的使用

右眼检查者以左手拇指及示指或中指持镜，小指做支点固定于受检眼之眶缘，使物镜与眼表面距离约5cm，物镜的凸面向检查者。根据患者屈光情况、病变高度及检查者屈光情况等微微前后移动，以调节影像的清晰度。

(7) 观察眼底的方法

检查者围绕患者，辅以受检眼向各方向转动，按直接检眼镜眼底检查顺序检查眼底，以防遗漏。远周边部，需用巩膜压迫器在眼睑外顺序、正确压迫检查，力量要轻缓，力的方向向检查者，使光源、物镜、压迫的部位三点保持在一直线上方可看到。

(8) 绘图

因所见之物像为倒像，图纸方向与患眼上、下相反。将检查者观察之影像直接绘于同侧图纸上，如此所得眼底图即为眼底实际情况。绘图采用国际统一标准颜色表示：

视网膜动脉、出血	红色
视网膜静脉	蓝色
正常视网膜	淡红色
脱离之视网膜	淡蓝色
视网膜裂孔	蓝色轮廓，内涂红色
视网膜变形	蓝色线条
视网膜变薄	蓝色表示范围，其间画红线
视网膜色素	黑色
脉络膜病变	棕色
渗出	黄色
屈光质混浊	绿色

（9）检查完毕，首先将物镜放入盒内，再摘头灯。

【注意事项】

（1）检查前用后马托品或阿托品滴眼液充分散瞳。

（2）戴头灯并调整好目镜的瞳距，经平面反光镜将光束照在被检眼内。

（3）物镜为非球面镜，有+20D 及+28D 两种，其物像的放大倍率和视野各不相同。一般常用+20D 物镜。瞳孔不能散大，需查之病变范围大或偏远周边部者可用+28D 物镜。

（4）严禁手指或各种纺织物触及擦拭镜面，以防磨损物镜。

三、裂隙灯显微镜眼底检查法

【目的】

用裂隙灯显微镜检查眼底需联合不同的物镜，常用的有前置镜和接触镜。传统的前置镜为-55~58.6D 的平凹镜，装置于裂隙灯上、被检眼前方。前置镜所检眼底为立体正像，视野小，放大倍率高。仅适用于观察眼底的后极部及靠近眼球中央轴的玻璃体。接触镜中常用的为 Goldmann 三面镜，三面镜中央为凹面镜，所见为正像，三面镜反射镜的斜度分别为 59°、67°、75°。用中央部可观察眼底的中央部分，用三个反射镜分别可观察前房角和眼底及周边部、赤道部至周边部、眼底 30° 内至赤道部的视网膜。

【用物】

前置镜、接触镜。

【操作方法】

（1）检查前应用短效散瞳剂充分散瞳。

（2）患者的位置同裂隙灯检查。

（3）先在裂隙灯上调整好前置镜装置，并注意投射光轴与视轴间的角度在30°以内。将裂隙灯显微镜向被检眼方向推进，直至光线聚焦在视网膜上。

（4）三面镜的安装方法同前房角镜。检查时投射光轴与视轴间的角度也应在30°以内。先用中央部分检查，然后用三个反射镜分别旋转一周检查不同部位的眼底。

【注意事项】

（1）检查前不可用眼膏涂眼。

（2）检查时禁忌强光炫目。

（3）每次观察时间不宜过长。

（4）如被检眼刺激症状明显，可滴少量眼部表面麻醉药。

（5）询问被检者检查时有无不适，如有不适及时处理。

第二节　视野检查

【目的】

视野是指当眼球向正前方固视不动时所看见的空间范围，亦称周边视力。一般将视野分为30°以内的中心视野和30°以外的周边视野。许多眼底病和视路疾病都可以引起视野的改变。视野是反映正常视功能的一项重要检查。检查视野的方法有对比法和视野计法。

【用物】

视野计。

【操作方法】

1. 将检查方法、目的和注意事项详尽地向被检查者介绍，让其了解如何进行检查，以得到最佳合作状态。

2. 对比法

一般为快速检查，无需特殊仪器，但一定程度上敏感度不够。检查者与患者对面而坐，眼位等高，相距1米。检查右眼时令患者右眼与检查者左眼对视，分别遮盖另一眼，检查者将手指置于与两人等距离处，在各方向由外周向中央缓慢移动，以医师所见之视野与患者做对照。这种方法可粗略地检查明显的周边视野缩小。

3. 视野计法

（1）弧形视野计

①弧形视野计用于检查距注视点30°以外的周边视野。

②检查时让患者下颌固定在托架上，受检眼与视野计中央注视点在同一水平线上，并固视中央注视点，遮盖另眼，用不同大小、颜色的视标沿视野计的弧板自周边向中心移动，记录患者能看见视标的点连接画线即为被检眼的周边视野范围。常用视标为3mm白色和红色视标。

③正常周边视野范围：白色视标，颞侧90°、鼻侧60°、上方55°、下方70°。蓝、红、绿色视野依次递减10°。

（2）平面视野计

①平面视野计用于检查距离注视点30°以内的中心视野。适于发现较小的视野缺损。对于诊断有中心视野缺损的疾病更有价值。

②受检者在距平面视野屏1米处，下颌固定在托架上，受检眼与视野屏中央注视点在同一水平线上，注视视野屏上的注视中心，遮盖另一眼。用视标在不同子午线上从周边向中央移动，记录视标消失和重新出现的位置。为放大暗点可增加检查距离或缩小视标。

③在中心视野中固视点颞侧15.5°，下方1.5°处有一竖椭圆形暗点为生理盲点，是视盘在视野屏上的投影，因视盘处仅有神经纤维、无视细胞，故在视野上呈现为一个暗点。

④视野中除生理盲点以外的任何暗点均为病理性暗点，完全看不见视标的暗点为绝对性暗点，虽能看见但感暗淡的暗点为相对性暗点。

（3）自动视野计

自动视野计能自动按照程序在视野的各个位点用不同亮度的光刺激测定光阈值，并加以记录，计算出视野丢失总量及视野缺损的深度和范围，从而增加了视野检查的准确性和敏感度。

4. 检查完毕后，应对照病情判断检查结果，若有可疑，应重复测试。

5. 储存检查结果并打印。

【注意事项】

影响正常视野检查结果的主要因素有：

（1）年龄

随年龄增加，平均光敏感度有所下降。

（2）屈光

屈光不正未矫正会使光标在视网膜上形成模糊的斑，影响检查结果。错误的矫正镜片和镜片架边缘常会造成视野的改变。屈光介质混浊、瞳孔过大或过小均会影响检查结果。

（3）视野计

动态和静态视野检查的不同，背景光和视标的不同等。

（4）环境因素

检查室应保持安静和相对暗室。

（5）其他

学习效应、固视情况和患者理解水平都对结果有影响。检查时间过长也可能导致患者疲劳，假阳性增高。

第三节　屈光状态检查

【目的】

屈光检查是使用不同的方法检测眼屈光不正的性质及程度，以了解眼屈光状态的方法。此检查可分为两大类：主观检查法与客观检查法。

【用物】

镜片箱、视力表、综合验光仪。

【操作方法】

1. 主观检查法

主观检查法是受检者在自然调节状态下，依其叙述视力情况选择最适宜的镜片，根据所用矫正透镜的性质与屈光度值来测知受检眼之屈光异常状态及其矫正视力的方法。

（1）主觉插片法（显然验光法）

为最常用的主觉屈光检查法。患者坐在距远视力表5米处，将镜架放好（注意要使试镜片的光学中心对准眼的视轴），两眼分别检查，检查一眼时用不透光遮片遮挡另一眼。为了较快地检查屈光状态，可根据被检眼的远、近视力来推断其屈光的性质，再根据视力降低的程度来估计其度数。如远视力不能达到1.0，而能看清近视力表的1.0，则可能为近视眼，此时可加凹球镜片，至视力最佳状态。如远、近视力都不好，用针孔片试之，如视力提高，则可能为远视眼，可试凸球镜片，至视力增加至最好。如只用球镜片视力不能矫正满意，再加用凹或凸柱镜片，并转动柱镜的轴位，直至达到最佳视力。如所选择的球镜片和柱镜片已将视力矫正到1.0或1.2，仍需按下述六步法加以证实：a. +0.25D 球镜片；b. -0.25D 球镜片；c. +0.25D 柱镜片轴相同；d. +0.25D 柱镜片轴垂直；e. -0.25 柱镜片轴相同；f. -0.25D 柱镜片轴垂直。循序加于镜片的前面以增减原镜片的屈光度，直至患者不再接受任何镜片为止。此方法易受调节作用的影响，不够准确，但40岁以上者调节力已减退，可使用主觉插片法。

（2）针孔片法

针孔片是中央有直径为1mm圆孔的黑色金属片。根据小孔成像的原理，用来增加物像在视网膜上的清晰度以提高视力，对眼屈光检查有一定帮助。如在判断视力减退是由屈光不正引起的还是由眼病引起的，最简单的方法是利用针孔片进行测验。如果光线充足，让针孔对准视线，则一个目标或物体的影像和针孔照相机一样，能在眼底上形成。当视力提高时，则表明被检眼必有屈光不正；如视力无明显改善，则说明被检眼患有其他眼病。

（3）裂隙片法

镜片箱内有一黑遮片，其中央刻有一长20mm、宽1mm的裂隙，此谓裂隙片。对那些低视力又不能做出满意检影的患者可使用裂隙片。检查时，在被检眼试镜架上放裂隙片，将另一只眼遮好，然后缓慢转动此片，使裂隙合于每个径线方向，记录患眼距5米远处获得最好视力的裂隙方位。

在裂隙之前用各种强弱的凸或凹球镜片矫正其视力，找出使视力提高最多的最强度凸球镜片或最弱度凹球镜片，即为此径线的屈光度数。然后将裂隙片旋转90°，再以各种镜片试之，以获得最好视力的镜片度数。这样，两个主径线的屈光不正度数即被测出来了。

2. 客观检查法

自动验光仪法为目前最常用的方法，操作简单、快捷，可迅速测定眼屈光度。检查时应注意让受检者保持头、眼位的相对不动，尽量处于松弛状态。验光时每眼连续测三次。检查者要熟练掌握操作技术，操作要力求迅速，尽量缩短测试时间，不要使受检者感到极度疲劳而影响测量的准确性。因此，其准确性会受被检者的合作程度、眼调节作用及仪器精确度等因素的影响。

【注意事项】

（1）主观屈光检查是高度个性化的检查，要结合多方面因素给予最合适的矫正度数。

（2）主观检查法易受调节作用的影响，不够准确，但40岁以上者调节力已减退，可用主觉插片法。

（3）进行主观屈光检查之前，一般先进行眼底常规检查。

（4）小孔检查是一种粗试检查，主要用于鉴别视力低下的原因。

（5）自动验光仪操作环境要求：安静整洁，避免对测试者的干扰，在白天正常自然光线下测试。

（6）自动验光仪对患者要求：患者能保持坐位，精神状态正常，能配合检查，无明显影响测量结果的眼病。

第四节　眼底荧光血管造影

一、荧光素眼底血管造影（FFA）

【目的】

荧光素眼底血管造影检查（FFA）是眼底疾病最常用、最重要的检查方法。对眼底疾病（如糖尿病视网膜病变、视网膜静脉阻塞、视网膜动脉阻塞、葡萄膜炎、中心性浆液性脉络膜视网膜病变、黄斑变性等）的诊断、鉴别诊断、治疗、预后判定有着重要意义。

【用物】

20%荧光素钠 3ml 或 10%荧光素钠 5ml 及 0.1%的荧光素钠稀释液、美多丽。

【操作方法】

（1）造影前详细询问受检查者有无过敏史，高血压、心脑血管疾病、支气管哮喘及肝、肾疾病等，有明显过敏体质、严重的全身疾病者应禁忌或慎做造影。

（2）用美多丽进行双眼充分散瞳至 8mm。

（3）准确录入患者资料，包括姓名、性别、出生年月日，调节机器至患者适合的高度，让患者端坐于造影机前，将下颌放在托架上，前额紧贴额杆，调清楚眼底图像，拍摄双眼彩色眼底图像及无赤光眼底像，若病变部位不止后极部，应拍摄周边图像。

（4）将眼底照相模式切换至造影界面，将 0.1%的荧光素钠稀释液缓缓注入患者的肘前静脉或前臂静脉，观察 30 分钟有无过敏反应。

（5）若患者无不适，可让其坐至眼底照相机前调整适当位置，固定好头部。此时将造影机镜头对准主摄眼，调节造影机焦距，使眼底图像清晰。

（6）荧光素注入前，先拍摄双眼的彩色眼底像。然后对准主拍眼，转换成蓝色激发滤光片，拍摄 1 张对照片。然后由助手在 4~5 秒内经患者肘前静脉快速注入 10%荧光素钠 5ml 或 20%荧光素钠 3ml，开始注射时即计时。

（7）在前 30 秒内每秒拍摄 1~2 张，30 秒后至 1 分钟可每秒拍摄 1 张。然后应连续拍摄对侧眼数张，一般拍摄 7~9 个视野。

【注意事项】

（1）向患者介绍造影要点，做好心理疏导工作，解除患者的顾虑及紧张情绪。交代造影过程中及其后可能出现的反应及意外，签订造影同意书。

（2）造影室应常规准备抢救设备及药品。

（3）静脉注射后，荧光素钠主要经肾脏随尿液排出。常见的不良反应有恶心、呕吐、荨麻疹，严重者出现呼吸困难、过敏性休克，但很少见。部分患者出现一过性恶心，甚至呕吐，可嘱患者做张口深呼吸，多数能继续进行拍摄。个别紧张患者发生晕厥、甚至休克时应立即停止拍摄，扶患者平卧并进行抢救。

（4）血压高于 160/95mmHg 以上；非稳定期心脏病；严重肾功能不全；血糖大于 9.0mmol/dl 等患者应慎重进行此项检查。

（5）被检查者宜先行过敏试验。

二、吲哚青绿眼底血管造影（ICG）

【目的】

荧光素眼底血管造影对视网膜血管疾病和视网膜色素上皮病变具有重要的临床价值，但对脉络膜疾病的观察却有局限性。而吲哚青绿血管造影（ICG）能很好地显示脉络膜的循环，它为眼科医师提供了更好的了解脉络膜相关疾病的病理生理改变及血流动力学变化的新技术。

【用物】

25mg 或 50mg 吲哚青绿、注射用蒸馏水 3ml 或 5ml、5ml 或 10ml 注射器、美多丽。

【操作方法】

（1）造影前详细询问受检查者有无过敏史，高血压、心脑血管疾病，支气管哮喘及肝、肾疾病等，有染料过敏史尤其是碘过敏及妊娠者应禁忌或慎做造影。

（2）用美多丽进行双眼充分散瞳至 8mm。

（3）将 25mg 或 50mg 吲哚青绿溶于厂家配制的注射用蒸馏水 3ml 或 5ml 中，用一个 5ml 或 10ml 空针抽取；若需与荧光造影同步检查，则将荧光素钠抽取在同一管空针内；另抽取 5ml 注射用蒸馏水。

（4）准确录入患者资料，包括姓名、性别、出生年月日，调节机器至患者适合的高度，让患者端坐于造影机前，拍摄双眼彩色眼底照，拍摄无赤光或红外光照片。

（5）将 5ml 注射用蒸馏水缓缓注入肘前静脉或前臂静脉，同时做造影准备。

（6）准备完毕，将配制好的吲哚青绿溶液或吲哚青绿与荧光素钠的混合液，于 5 秒内注入血管内，注射的同时计时、拍片，每拍完一段都应及时储存图像。整个过程约需 30 分钟。

【注意事项】

（1）吲哚青绿通过肝脏迅速排泄，约 5% 的吲哚青绿染料中含有碘。吲哚青绿血管造影的主要不良反应包括恶心、呕吐及染料的血管外渗漏。因此造影室应准备一些针对过敏反应的抢救药品和器材。

（2）应掌握好拍摄重点，注意采集好病变部位的早中晚各时期的图像。

第五节　Schirmer 泪液试验法

一、Schirmer 泪液试验法

【目的】

泪液能保持眼球表面的湿润。泪液过少可发生结膜及角膜干燥，过多则引起流泪。检查泪液分泌量是否正常，适用于各种疾病引起的泪液分泌障碍。

【用物】

标准滤纸。

【操作方法】

（1）核对患者姓名、眼别。

（2）评估患者全身一般情况及眼部情况，了解合作程度。

（3）向患者解释操作目的、方法、注意事项，取得配合。

（4）洗手。

（5）患者取坐位。

（6）用宽 5mm、长 35mm 的条状标准滤纸，将其一端（距离 5mm 处）折叠。

（7）以示指放在患眼下睑中央向下牵拉，嘱患者向上看，将折叠的条状标准滤纸一端挂以下睑外侧 1/3 结膜部，另一端悬垂于下睑之外。

（8）嘱患者轻闭双眼，5 分钟后取出滤纸，2 分钟后测量被浸润的长度。

（9）记录结果。记录方法如 OD 10mm/5min OS 5mm/5min，并签名。

（10）结果判断。滤纸被泪液浸湿 15mm，则表明泪液分泌量大致正常，若浸湿范围少于 5mm，则表明泪液分泌减少；大于 15mm 者视为分泌量过多。

（11）整理用物。

【注意事项】

（1）滤纸应避开角膜，否则刺激角膜影响结果。

（2）试验前眼睛不滴任何药物。

（3）流泪患者先将眼部擦干。

（4）睁眼时生理泪液流量为闭眼的两倍，因此，应嘱受检者轻轻闭目。

二、基础 Schirmer 泪液试验法

【目的】

基础 Schirmer 泪液试验可排除反射性泪液分泌，对干眼的诊断具有重要的参考价值。

【用物】

表面麻醉药（0.5%爱尔凯因）、棉签、Schirmer 试纸。

【操作方法】

（1）核对患者姓名、眼别。

（2）评估患者全身一般情况及眼部情况，了解合作程度。

（3）向患者解释操作目的、方法、注意事项，取得配合。

（4）洗手。

（5）患者取坐位。

（6）先在结膜囊内滴1~2滴爱尔凯因，5分钟后用干燥棉签吸干结膜囊和下睑等处余泪。

（7）将Schirmer试纸一端5mm处折痕后，置入于下睑外1/3处结膜部，另一端悬垂于下睑之外。

（8）患者轻闭眼，5分钟后取出试纸，从折叠处记录湿长。

（9）记录结果。记录方法如OD 10mm/5min OS 5mm/5min，并签名。

（10）结果判断：检查结果>10mm为正常，5~10mm为可疑，<5mm疑为干眼。

（11）整理用物。

【注意事项】

（1）放置时动作须轻巧，避免损伤角膜。

（2）结膜囊内滴爱尔凯因1~2滴即可，如滴入过多，反射分泌被抑制的同时部分基础分泌也被抑制。

（3）麻醉剂使用的时间应严格掌握，如遇患者多时，可同时用多个定时器依次掌握时间。

第 四 篇

常用眼药及护理

第一章　抗感染药

第一节　抗细菌类药

一、氨基糖苷类

1. 妥布霉素滴眼液/膏

中文通用名：妥布霉素滴眼液/膏

其他名称：托百士、信妥明

【药理作用】

妥布霉素主要是与细菌核糖体 30S 亚单位结合，抑制细菌蛋白质的合成。

【适应证】

用于革兰阴性菌引起的严重感染及革兰阴性和阳性菌引起的混合感染，眼局部应用适用于外眼及附属器敏感菌株感染的局部抗感染治疗。

【用法】

眼液：3~4 次/天，每次 1~2 滴；眼药膏：2~3 次/天，每次长约

1.5cm。特殊情况遵医嘱。白天用滴眼液，夜晚用眼药膏，交替使用效果更佳。

【药物护理】

（1）偶见局部刺激症状，如眼睑灼痛或肿胀、结膜红斑等，罕见过敏反应。长期应用将导致非敏感菌株的过度生长，甚至引起真菌感染。如果出现二重感染，应及时给予适当的治疗。眼药膏可能会延缓角膜损伤的愈合。

（2）长期应用本品可能导致耐药菌过度生长甚至引起真菌感染。

（3）使用过程中注意避免眼液被污染。

2. 妥布霉素加地塞米松滴眼液/膏

中文通用名：妥布霉素加地塞米松滴眼液/膏

其他名称：典必殊、典舒

【药理作用】

妥布霉素具有抗敏感微生物的活性，对葡萄球菌、链球菌、革兰阴性杆菌有效。地塞米松可抑制各种因素引起的炎症反应，同时也能延迟伤口愈合。

【适应证】

适用于眼科炎性病变及眼部表面的细菌感染或有感染危险的情况；慢性前葡萄膜炎、化学性、放射性、灼伤性及异物穿透性角膜损伤；内眼手术后减轻炎症反应和预防感染。

【用法】

眼液：3~4 次/天，每次 1~2 滴；眼药膏：1~2 次/天，每次长约1.5cm。特殊情况遵医嘱。白天用滴眼液和夜晚用眼药膏交替使用效果更佳。

【药物护理】

（1）长期应用可使眼内压升高，并可导致青光眼，偶见视神经的损害，后囊下白内障形成和伤口愈合延迟。用药过程中注意观察不良反应，发生过敏应立即停药，使用过程中注意监测眼压。

（2）长期使用可能导致角膜真菌感染或产生抗药性菌种，如发生二重感染，应给予适当的治疗。

（3）滴眼液之前应先将药液充分摇匀。

（4）勿将瓶口接触任何物体的表面，避免污染药液，用药期间不能配戴隐形眼镜。

3. 庆大霉素滴眼液

【药理作用】

庆大霉素主要作用于细菌蛋白质合成过程，使之合成异常的蛋白，阻碍已合成蛋白的释放等，引起细菌死亡。本品与 β 内酰胺类合用时，多数可获得协同抗菌作用。抗菌谱广，对革兰阴性菌和革兰阳性菌都有良好的抗菌作用，对肺炎链球菌和链球菌无效。

【适应证】

适用于大肠杆菌、绿脓杆菌、变形杆菌等引起的眼部感染。

【用法】

滴眼液每天 3~4 次，每次 1~2 滴，眼膏每天 1~2 次。特殊情况遵医嘱。

【药物护理】

（1）有过敏史患者忌用，肝功能减退患者慎用。全身用药注意耳毒性和肾毒性反应。

（2）滴眼时请勿使管口接触眼睑和睫毛，避免触及瓶口。

（3）滴药后出现充血、眼痒、水肿等症状，应停药并通知医师。

4. 卡那霉素滴眼液

【药理作用】

卡那霉素主要与细菌核糖体 30S 亚单位结合，抑制细菌蛋白质的合成。

【适应证】

适用于细菌性角膜炎、虹膜睫状体炎等。

【用法】

滴眼，3~4 次/天，每次 1~2 滴。

【药物护理】

对本品或其他氨基糖苷类过敏者禁用。卡那霉素与链霉素、新霉素有完全交叉耐药，与其他氨基糖苷类可有部分交叉耐药。

5. 新霉素加泼尼松龙滴眼液（帕利百）

【药理作用】

新霉素主要作用于细菌蛋白质合成过程，从而抑制细菌。醋酸泼尼松龙属强效的糖皮质激素药物，抗炎作用强。

【适应证】

适用于敏感革兰阴性杆菌所致的结膜炎、泪囊炎、角膜炎、眼睑炎、睑板腺炎等。

【用法】

滴眼，3~4 次/天，每次 1~2 滴。

【药物护理】

对本品或其他氨基糖苷类过敏者禁用。

6. 阿米卡星（丁胺卡那霉素）

【药理作用】

本品为半合成氨基糖苷类抗生素滴眼液，对细菌所产生氨基糖苷类钝化酶稳定。能切断耐药菌的氨基酰化酶对药物的破坏作用，对临床耐药菌的有效率较高。

【适应证】

适用于凝固酶阴性和阳性葡萄球菌、大肠杆菌、变形杆菌等革兰阴性杆菌（尤其是对其他氨基苷类抗生素耐药菌株）及淋球菌所致结膜炎、角膜炎、泪囊炎、眼睑炎、睑板腺炎等。

【用法】

滴眼，3~4 次/天，每次 1~2 滴。

【药物护理】

本品有轻微的刺激性。偶见过敏反应，出现充血、眼痒、水肿等情况。

二、大环内酯类

红霉素眼膏

【药理作用】

红霉素属大环内酯类抗生素，对葡萄球菌属、各组链球菌和革兰阳性杆菌均具抗菌活性。奈瑟菌属、流感嗜血杆菌、百日咳鲍特菌等也可对本品呈现敏感。本品对除脆弱拟杆菌和梭杆菌属以外的各种厌氧菌亦具抗菌活性；对军团菌属、胎儿弯曲菌、某些螺旋体、肺炎支原体、立克次体属和衣原体属也有抑制作用。本品系抑菌剂，但在高浓度时对某些细菌也具杀菌作用。

【适应证】

适用于细菌性角膜炎、细菌性结膜炎、沙眼、睑缘炎。

【用法】

眼膏涂眼：2~3 次/天，或每晚 1 次。

【药物护理】

（1）有过敏史患者忌用，全身用药时注意胃肠道反应，如恶心、呕吐、腹痛等，肝功能减退患者慎用。

（2）每次涂眼膏时应将前端的眼膏疑为污染而挤去少量。

（3）涂眼膏时不要触及眼睑和睫毛，避免污染。

三、喹诺酮类

1. 氧氟沙星滴眼液/膏

中文通用名：氧氟沙星滴眼液

其他名称：泰利必妥、氟嗪酸、迪可罗。

【药理作用】

抗菌谱广泛。对革兰阳性菌及革兰阴性菌引起的眼感染性疾病的致病菌有较强的抗菌作用；具有抗衣原体活性，对沙眼衣原体有抗菌作用，衣原体对本品较难产生耐药性。

【适应证】

适用于敏感菌引起的细菌性结膜炎、角膜炎、角膜溃疡、泪囊炎、术后感染等外眼感染。

【用法】

眼液：3~4 次/天，每次 1~2 滴；眼药膏：1~2 次/天，每次长约 1.5cm。

【药物护理】

（1）偶有皮疹、头痛、眩晕、失眠、肝肾功能不良。眼药膏偶可见休克样症状，如恶心、四肢冰冷、呼吸困难。

（2）对喹诺酮类抗菌剂有过敏史者禁用。肾功能不全者慎用，孕妇、儿童忌用。

（3）不宜长期使用，限制在治疗疾病所需的最少时间以内。沙眼患者一般用药 8 周，之后继续用药时应慎重。老年患者应注意减量。

2. 盐酸左氧氟沙星滴眼液

中文通用名：盐酸左氧氟沙星滴眼液

其他名称：可乐必妥、海伦、佐凯、朗悦

【药理作用】

左氧氟沙星为氧氟沙星的左旋体，其抗菌活性约为氧氟沙星的两倍。左氧氟沙星具有抗菌谱广、抗菌作用强的特点，对大多数肠杆菌科细菌有较强的抗菌活性；对部分革兰阳性菌和军团体、衣原体、支原体有良好的抗菌作用，但对厌氧菌和肠球菌的作用较差。

【适应证】

用于敏感菌引起的细菌性结膜炎、角膜炎等。

【用法】

一天 3~5 次，一次 1~2 滴。推荐疗程：细菌性结膜炎 7 天，细菌性角膜炎 9~14 天，或遵医嘱。

【药物护理】

（1）偶尔有轻微的刺激症状，如暂时性视力下降、发热、一过性眼睛灼热、眼痛或不适、畏光及咽炎，发生率为 1%~3%。如发生皮疹或其他过敏反应的症状，应立即停药并通知医师。

（2）对氧氟沙星及喹诺酮类抗菌剂有过敏史者禁用。

（3）本品应遮光、密闭、阴凉处保存。

（4）使用时避免污染容器前端和触及眼睑和睫毛。

（5）细菌性结膜炎、角膜炎患者用药期间不戴接触透镜。

3. 环丙沙星滴眼液

【药理作用】

环丙沙星为杀菌剂，通过作用于细菌 DNA 螺旋酶的 A 亚单位，抑制 DNA 的合成和复制而导致细菌死亡。抗菌谱广，对需氧革兰阴性杆菌的抗菌活性高。

【适应证】

用于敏感菌引起的结膜炎、角膜炎、角膜溃疡等。

【用法】

滴眼：一次 1~2 滴，每天 3~6 次，疗程为 6~14 天。

【药物护理】

（1）局部点眼偶有一过性轻微刺激症状，或可产生局部灼伤及异物感。

（2）少见眼睑水肿、流泪、畏光、视力减低、过敏反应。

（3）不宜长期使用。

第二节 抗 病 毒 药

1. 更昔洛韦眼用凝胶

中文通用名：更昔洛韦眼用凝胶	其他名称：丽科明、晶明

【药理作用】

是合成的核苷类抗病毒药物，在体内可抑制疱疹病毒的复制，包括单纯疱疹病毒、水痘-带状疱疹病毒、EB 病毒和巨细胞病毒等，尤以对缺乏胸苷激酶的耐药病毒株及巨细胞病毒的作用显著，对巨细胞病毒作用强。

【适应证】

适用于单纯疱疹病毒性角膜炎、急性流行性出血性结膜炎。

【用法】

涂眼，4 次/天，每次长度约 8mm。

【药物护理】

（1）患眼滴眼时有短暂刺痛、灼热感及角膜斑点。使用过程中注意观察药物的不良反应。

（2）对本品过敏者及孕妇禁用。严重中性粒细胞减少或严重血小板减少的患者禁用。

（3）在低于 10℃环境可能会有沉淀析出，升高环境温度即溶解，溶解后可正常使用。

2. 阿昔洛韦滴眼液/膏

中文通用名：阿昔洛韦滴眼液/膏

其他名称：无环鸟苷眼液/膏、正大捷普眼液/膏

【药理作用】

阿昔洛韦能被病毒编码的胸苷激酶磷酸化为单磷酸无环鸟苷，后者再通过细胞酶的催化形成二磷酸、三磷酸无环鸟苷。三磷酸无环鸟苷是单纯疱疹病毒 DNA 聚合酶的强抑制剂，它作为病毒 DNA 聚合酶的底物与酶结合并掺入病毒 DNA 中去，因而终止病毒 DNA 的合成。

【适应证】

适用于单纯性疱疹性角膜炎、结膜炎。

【用法】

眼液，每 2 小时滴 1 次，每次 1~2 滴；眼药膏，每 4 小时 1 次。

【药物护理】

（1）使用时不良反应轻，主要有眼部结膜充血、烧灼刺激感等，眼药膏可引起轻度疼痛和烧灼感，但易被患者耐受，不必终止治疗。

（2）孕妇慎用，小于 2 岁幼儿不推荐使用。

（3）使用过程中注意避免污染药物。

（4）本品在低温情况下易析出结晶，若有结晶，应将眼药瓶放置在热水中使其溶解后再使用。

3. 疱疹净滴眼液

【药理作用】

疱疹净能抑制 DNA 病毒复制，对单纯疱疹病毒、牛痘病毒、水痘病毒具有抑制作用。

【适应证】

治疗浅层单纯疱疹病毒性角膜炎、眼带状疱疹及牛痘病毒性眼病。

【用法】

滴眼：0.1%溶液，每天 3~4 次，每次 1~2 滴；3%眼膏涂眼，睡前用。

【药物护理】

（1）用药后出现畏光、局部充血、水肿、痒或疼痛等不良反应。使用过程中注意观察药物的不良反应，如有不适应立即停药。

（2）长期滴眼可引起接触性皮炎、点状角膜炎、滤泡性结膜炎。使用时限不宜超过 3 周。

（3）对碘制剂过敏的患者禁用。

（4）角膜移植治疗单纯疱疹病毒角膜炎后忌用此眼液。

4. 利巴韦林滴眼液

中文通用名：利巴韦林滴眼液

其他名称：病毒唑滴眼液、三氮唑核苷滴眼液

【药理作用】

为广谱抗病毒药，干扰 DNA 合成从而阻止病毒复制。对多种病毒（包括 DNA 和 RNA）有抑制作用。

【适应证】

适用于疱疹性、牛豆苗性角膜炎，流行性出血性结膜炎，流行性角结膜炎。

【用法】

常用滴眼液浓度为 0.1%，每小时滴 1 次，病情好转改为 2 小时滴 1 次，再逐渐递减。

【药物护理】

（1）偶有结膜炎和低血压。

（2）妊娠初 3 个月者慎用，乳母在用药期间需暂时停止哺乳，乳汁也应丢弃。

5. 干扰素滴眼液

中文通用名：干扰素滴眼液　　其他名称：滴宁、安达芬

【药理作用】

属广谱抗病毒药物，系由病毒进入机体产生诱导宿主细胞产生的一类低分子细胞信息蛋白，能够抑制病毒繁殖。

【适应证】

用于治疗各种单纯疱疹性角膜炎、牛痘性角膜炎、带状疱疹性眼病、流行性角结膜炎及其他病毒性眼病，也可治疗衣原体性眼病及预防和治疗角膜移植术后的排斥反应。

【用法】

滴眼，3~5 次/天，每次 1~2 滴；也可结膜下注射。

【药物护理】

（1）偶见一过性轻度眼结膜充血，少量分泌物，有黏涩感、眼部刺痛、痒感等症状。

（2）严重心、肝、肾功能不良和骨髓抑制者禁用。

（3）本品开启后用药时间不超过 1 周。

第三节 抗真菌药

1. 那他霉素滴眼液

中文通用名：那他霉素滴眼液　　其他名称：那特真

【药理作用】

广谱类抗真菌药，通过损伤真菌细胞膜通透性而发挥抑制真菌生长的作用。通过药物分子与真菌细胞膜中的固醇部分结合，形成多烯固醇复合物，改变细胞膜的渗透性，使真菌细胞内的基本细胞成分衰竭。

【适应证】

适用于敏感微生物引起的真菌性眼睑炎、结膜炎和角膜炎，包括腐皮镰刀菌角膜炎。

【用法】

真菌性角膜炎开始剂量为每次 1 滴，每 1~2 小时 1 次，3~4 天后改为每天 6~8 次，持续 2~3 周，或者持续到活动性真菌性角膜炎消退。

【药物护理】

（1）为乳白色混悬液，使用前充分摇匀。

（2）使用中避免污染药液。　（3）只限于眼部滴药，不能眼内注射。

2. 两性霉素 B

【药理作用】

广谱抗真菌药，通过损伤真菌细胞膜通透性而发挥抑制真菌生长的作用。敏感的真菌有荚膜组织胞浆菌、新型隐球菌、白色念珠菌等。低浓度抑菌，高浓度杀菌。

【适应证】

适用于真菌性眶蜂窝织炎、眼内炎、角膜溃疡及其他外眼真菌感染。

【用法】

滴眼：0.1%~0.3%溶液，每1~2小时1次，每次1~2滴。

【药物护理】

（1）用后可导致肾脏、肾上腺损害与溶血等毒性反应。如有不适应停药并通知医师。	（2）需避光、4℃冰箱保存，抗菌效价保持6周。
（3）需用注射用水溶解，不能用生理盐水稀释，因会引起沉淀。	（4）口服和肌注均难吸收，眼内通透性差，眼内感染须做玻璃体腔注射。

第四节　抗结核药

利福平滴眼液

【药理作用】

具有广泛抗病原微生物的活性，主要抑制 RNA 聚合酶，阻碍 mRNA 合成，从而达到杀菌作用。对麻风杆菌、结核杆菌、葡萄球菌、军团菌属、链球菌属、肺炎球菌、淋球菌、脑膜炎球菌和流感杆菌等有较强的抗菌作用，对衣原体及某些病毒也有效。

【适应证】

用于结膜炎、角膜炎、睑缘炎、巩膜炎、泪囊炎、眼内炎及沙眼等的治疗。

【用法】

滴眼，用法：4~6次/天，治疗沙眼的疗程为6周。

【药物护理】

（1）可致恶心、呕吐、食欲不佳，偶可致皮疹等过敏反应，应及时停药。

（2）肝功能不全、胆道阻塞者和孕妇禁用。

第二章　抗　炎　药

第一节　糖皮质激素

1. 地塞米松眼液

【药理作用】

抗炎作用及控制皮肤过敏的作用比泼尼松更显著，而对水钠潴留和促进排钾的作用较轻微，对垂体肾上腺皮质的抑制作用较强。

【适应证】

用于急性虹膜睫状体炎、巩膜炎及过敏性结膜炎，以及防止手术炎症和促进水肿吸收。

【用法】

滴眼，1~4 次/天，根据病情可调整至每小时 1 次。球旁（或球周）注射，每次 2.5~5mg。球后注射，每次 2.5~5mg，常与妥拉唑林合用。

【药物护理】

（1）注意观察药物的不良反应，长期使用可致激素性青光眼、激素性白内障、激素性葡萄膜炎、视神经损伤、角膜巩膜变薄甚至穿孔。

（2）长期使用激素眼液应定期监测眼压。

（3）此药过敏者禁用。

（4）用药时要注意感染的扩散与二重感染，用于感染性疾病时应与有效抗生素合用，停药时应逐渐减量。

（5）使用时避免污染眼液及容器前端。

2. 醋酸泼尼龙甲基纤维素混悬液

中文通用名：醋酸泼尼龙甲基纤维素混悬液

其他名称：泼尼松龙、百力特

【药理作用】

抗炎作用较强，可减轻炎症反应时的组织水肿、纤维沉积，抑制毛细血管扩张，吞噬细胞游走。也可抑制毛细血管的增生、胶原的沉积及瘢痕的形成。

【适应证】

外眼部及眼前部的炎症疾病（眼睑炎、结膜炎、角膜炎、巩膜炎、虹膜炎、虹膜睫状体炎、葡萄膜炎、术后炎症等）。

【用法】

每天 2~4 次，一次 1~2 滴，可根据年龄、症状适当调整。

【药物护理】

（1）本品可引起眼内压升高，从而导致视神经损害和视野缺损，因此用药期间应监测眼压。

（2）未进行抗感染治疗的急性化脓性眼部感染、急性单纯疱疹病毒性角膜炎、牛痘、水痘、其他感染性疾病、角膜及结膜病毒感染、眼结核、眼部真菌感染患者禁用。

（3）用药时要注意感染的扩散与二重感染，用于感染性疾病时应与有效抗生素合用，停药时应逐渐减量。

（4）使用前应充分摇匀。

3. 氟米龙滴眼液

中文通用名：氟米龙滴眼液

其他名称：氟美童

【药理作用】

氟米龙具有抑制机械、化学或免疫因素所诱发的炎性反应的作用。

【适应证】

适用于治疗葡萄膜炎、角膜炎、巩膜炎，抑制白内障手术中的缩瞳反应，缓解眼部外伤及手术后的疼痛、炎症反应。

【用法】

每天2~4次，一次1~2滴，可根据年龄、症状适当调整。

【药物护理】

（1）长期使用可致激素性青光眼、激素性白内障、激素性葡萄膜炎、视神经损伤、角膜巩膜变薄甚至穿孔。

（2）用药时要注意感染的扩散与二重感染，用于感染性疾病时应与有效抗生素合用，停药时应逐渐减量。

（3）使用前应充分摇匀。

（4）滴药后注意观察不良反应，如有不适及时停药。

4. 氯替泼诺混悬滴眼液

中文通用名：氯替泼诺混悬滴眼液　　其他名称：露达舒

【药理作用】

氯替泼诺具有皮质类固醇的药理作用，脂溶性高，可以增强对细胞的渗透性。同时氯替泼诺是通过对泼尼松龙类化合物进行结构改造的基础上合成，因此是没有活性的代谢产物，不良反应小。

【适应证】

治疗眼睑和球结膜炎、葡萄膜炎、角膜和眼前节的炎症；对皮质类固醇敏感的炎症；治疗各种眼部手术后的术后炎症。

【用法】

滴眼：每天 4 次，每次 1~2 滴。在用药的第 1 周，剂量可以增加，必要时每小时 1 次。

【药物护理】

（1）注意不要过早的停止用药。

（2）滴药前应充分摇匀。

（3）注意观察药物的不良反应。局部症状可能会引起视神经损害所导致的视力下降和视野缺损、后囊下白内障；继发眼部感染，以及角膜或者巩膜变薄部位的眼球穿孔；眼部刺激症状。少数患者可出现头痛、鼻炎、咽炎等症状。

（4）长期滴药可出现眼压升高，应监测眼压。

（5）避免污染药液。

第二节　非甾体抗炎药

1. 普拉洛芬滴眼液

中文通用名：普拉洛芬滴眼液

其他名称：普南扑灵

【药理作用】

本品抑制环氧化酶生成，从而抑制前列腺素生成以及稳定溶酶体膜，发挥抗炎作用。

【适应证】

适用于外眼及前节炎症，如眼睑炎、结膜炎、角膜炎、巩膜炎、虹膜睫状体炎、术后炎症等的对症治疗。

【用法】

滴眼：每天 4 次，每次 1~2 滴。根据症状可以适当增减。

【药物护理】

（1）眼部可有刺激感、异物感、眼睑发红、肿胀、眼睑炎、分泌物、流泪、结膜充血、结膜水肿、角膜炎等。

（2）本品可掩盖眼部感染，因此对于感染引起的炎症使用本品时一定要仔细观察，慎重使用。

（3）只能用于滴眼。滴眼时注意避免污染药液及瓶口。

（4）本品开封后必须避光保存。

2. 双氯酚酸钠滴眼液

中文通用名：双氯酚酸钠滴眼液　　其他名称：迪非

【药理作用】

双氯芬酸钠通过抑制环氧酶活性，从而阻断花生四烯酸向前列腺素的转化，发挥抗炎作用。

【适应证】

适用于治疗葡萄膜炎、角膜炎、巩膜炎，抑制白内障手术中的缩瞳反应，缓解眼部外伤及手术后的疼痛、炎症反应。

【用法】

滴眼；一天 4~6 次，一次 1 滴，白内障术后 24 小时开始用药，一天 4 次，持续用药 2 周。

【药物护理】

（1）滴眼有短暂刺痛、流泪等，极少数可有结膜充血、视物模糊。滴药后注意观察药物的不良反应，如有不适应立即停药。

（2）本品与缩瞳剂不宜同时使用。

（3）青光眼患者术前3小时停止使用。

（4）戴接触镜者禁用，但角膜屈光手术后暂时配戴治疗性亲水软镜者除外。

（5）使用中避免污染眼液，开启后最多可使用4周。

第三章　抗过敏药

1. 色甘酸钠滴眼液

【药理作用】

色甘酸钠是一种抗变态反应药物，其作用机制是稳定肥大细胞的细胞膜，阻止肥大细胞脱颗粒，从而抑制组胺、5-羟色胺、慢反应物质的释放，主要治疗Ⅰ型变态反应病。

【适应证】

适用于预防春季过敏性结膜炎及其他过敏性眼病。

【用法】

滴眼：一次1~2滴，一天4次；重症者可增加至一天6次。

【药物护理】

（1）滴眼后有轻微刺痛感但可耐受。用药过程中注意观察药物的不良反应，如有不适应停药。

（2）于过敏性结膜炎好发季节前2~3周使用。

（3）避免污染药液。

（4）避光保持药液，避免放置在阳光照射的位置。

2. 富马酸依美斯汀滴眼液

中文通用名：富马酸依美斯汀滴眼液　　其他名称：埃美丁

【药理作用】

依美斯汀是一种相对选择性的组胺 H_1 受体拮抗剂。实验表明，它对组胺 H_1 受体具有相对选择性的作用，缓解眼痒、眼红的症状。

【适应证】

适用于过敏性结膜炎。

【用法】

滴眼，2~4 次/天，每次 1~2 滴。

【药物护理】

（1）只用于眼部滴用，不能用于注射或口服。

（2）注意观察用药后的反应，如有不适应停药。

（3）滴药时避免污染药液，不用时应将药瓶口拧紧。

（4）如果药液变色，应停用。

3. 萘扑维 B_{12}

中文通用名：萘扑维 B_{12}　　其他名称：萘敏维、艾维多、润洁

【药理作用】

主要成分：维生素 B_{12}、马来酸氯苯那敏和盐酸萘唑林。萘唑林为拟肾上腺素药，能减少结膜血管充血；氯苯那敏具有较强的抗组胺作用，缓解眼部过敏症状；维生素 B_{12} 具有重要的亲神经性作用，与中枢及周围的有髓鞘神经纤维代谢有密切的关系，可保持上述纤维功能的完整性。

【适应证】

适用于眼疲劳、结膜充血、眼痒等。

【用法】

滴眼，3~4 次/天，每次 1~2 滴。

【药物护理】

（1）偶见瞳孔散大、结膜充血加重、眼部刺激不适、流泪、眼压升高。

（2）闭角型青光眼患者和过敏者禁用。

（3）高血压、糖尿病、甲状腺功能亢进、感染或外伤患者应慎用。

第四章　保护角膜与促进上皮生长药

1. 小牛血去蛋白提取物眼用凝胶

中文通用名：小牛血去蛋白提取物眼用凝胶	其他名称：速高捷

【药理作用】

能促进眼部组织及细胞对葡萄糖和氧的摄取与利用，可促进细胞能量代谢，从而改善组织营养，刺激细胞再生和加速组织修复，并能使过度增生的肉芽组织蜕变，胶原组织重组，减少或避免瘢痕形成。

【适应证】

用于各种原因引起的角膜溃疡、角膜损伤，由碱或酸引起的角膜灼伤、大泡性角膜炎、神经麻痹性角膜炎、角膜和结膜变性。

【用法】

每天 3~4 次，每次 1 滴，或遵医嘱。

【药物护理】

（1）为保证药物的生物活性及治疗效果，不要将眼液置于高温环境。

（2）使用时管口不要触及眼部，并于打开后 1 周用完。

2. 重组牛碱性成纤维细胞生长因子滴眼液

中文通用名：重组牛碱性成纤维细胞生长因子滴眼液	其他名称：贝复舒

【药理作用】

本品为外用重组牛碱性成纤维细胞生长因子（bFGF），对来源于中胚层和外胚层的组织具有促进修复和再生的作用。

【适应证】

适用于各种原因引起的角膜上皮缺损和点状角膜病变，如复发性浅层点状角膜病变、轻中度干眼症、大泡性角膜炎、角膜擦伤、轻中度化学烧伤、角膜手术及术后愈合不良、地图状单疱性角膜溃疡等。

【用法】

滴眼：每天 4~6/次，每次 1~2 滴。

【药物护理】

（1）本品为蛋白类药物，应避免置于高温或冰冻环境，宜置 2~8℃ 冰箱保存。开启后用药时间不宜超过 2 周。

（2）对感染性或急性炎症期角膜病患者，需同时局部或全身使用抗生素或抗炎药。

（3）避免污染药液。

3. 重组人表皮生长因子

中文通用名：重组人表皮生长因子	其他名称：金因舒

【药理作用】

本品的活性成分为重组人表皮生长因子（rhEGF），可促进角膜上皮细胞的再生，从而缩短受损角膜的愈合时间。

【适应证】

适用于各种原因引起的角膜上皮缺损，包括角膜机械性损伤、各种角膜手术后、轻度干眼症伴浅层点状角膜病变、轻度化学烧伤等。

【用法】

滴眼，3~4次/天，每次1~2滴。

【药物护理】

（1）本品需在2~8℃冰箱保存。应在开启后1周内用完。

（2）对天然和重组 rhEGF、甘油、甘露醇有过敏者禁用。

第五章 白内障用药

1. 谷胱甘肽

中文通用名：谷胱甘肽	其他名称：去白障、依士安

【药理作用】

谷胱甘肽能激活和保护各种酶，从而促进糖类、脂肪及蛋白质代谢，也能影响细胞的代谢过程。促进眼组织的新陈代谢，可抑制晶体蛋白质羟基的不稳定，防止白内障及视网膜疾病的发展。

【适应证】

适用于治疗早期各种白内障、单纯疱疹病毒性角膜炎。

【用法】

滴眼，3~4 次/天，每次 1~2 滴。

【药物护理】

（1）局部点眼勿与磺胺类和四环素类药物合用。

（2）滴眼液颗粒溶解后要在 1 个月内使用。

（3）少数患者眼部有刺痛感、痒感、结膜充血等，如出现上述症状应立即停用。

2. 吡诺克辛钠

中文通用名：吡诺克辛钠	其他名称：白内停、卡林-U、卡他灵

【药理作用】

吡诺克辛钠可以竞争性地阻碍醌型化合物与晶状体水溶性蛋白质的结合，防止晶状体内不溶性蛋白质的形成，预防老年性白内障的产生和发展。

【适应证】

用于老年性、外伤性、先天性及糖尿病性白内障。

【用法】

白内停、卡他灵需将主药片溶于所附溶媒（15～20ml）中溶解后使用，滴眼，4 次/天。

【药物护理】

（1）用后偶可有弥漫性表层角膜炎、眼睑缘炎、结膜充血、刺激感等，应立即停药。

（2）药液溶解后应避光保存，于 20 天内用完。

3. 苄达赖氨酸

中文通用名：苄达赖氨酸	其他名称：莎普爱思

【药理作用】

抑制醛糖还原酶的活性，达到预防或治疗白内障的作用。

【适应证】

适用于早期老年性白内障。

【用法】

滴眼，3 次/天，每次 1~2 滴。

【药物护理】

（1）用后偶可有一过性烧灼感、流泪等反应，但能随着用药时间延长而适应。

（2）眼外伤及严重感染暂时不可使用。

（3）经冰箱冷藏（4℃ 左右）可降低刺激性的发生率和强度。

第六章 抗青光眼用药

第一节 拟胆碱药

硝酸毛果芸香碱滴眼液

中文通用名：硝酸毛果芸香碱滴眼液	其他名称：真瑞

【药理作用】

毛果芸香碱是一种具有直接作用的拟胆碱药物，通过直接刺激位于瞳孔括约肌、睫状肌及分泌腺上的毒蕈碱受体而起作用。毛果芸香碱通过收缩瞳孔括约肌，使周边虹膜离开房角前壁，开放房角，增加房水排出。同时还通过收缩睫状肌的纵向纤维，增加巩膜突的张力，使小梁网间隙开放，房水引流阻力减小，增加房水排出，减低眼压。

【适应证】

用于急性闭角型青光眼、慢性闭角型青光眼、开角型青光眼、继发性青光眼等。

【用法】

（1）慢性青光眼：0.5%~1%溶液一次1滴，每天1~4次。

（2）急性闭角性青光眼：1%~2%溶液1次1滴，每5~10分钟滴眼1次，3~6次后每1~3小时滴眼1次，直至眼压下降。

（3）缩瞳：对抗散瞳作用，1%溶液滴眼2~3次。

（4）先天性青光眼房角切开或外路小梁切开术前，1%溶液滴眼1~2次；虹膜切除术前，2%溶液滴眼1次。

【药物护理】

（1）支气管哮喘、急性结膜炎、角膜炎或其他不应该缩瞳的眼病应慎重使用。

（2）瞳孔缩小常引起暗处适应困难，应告知患者在夜间开车或从事照明不好的危险职业时注意安全。

（3）定期检查眼压。

（4）为避免吸收过多引起全身不良反应，滴药后压迫泪囊部 1~2 分钟。

（5）长期滴眼，以防发生虹膜后粘连。

第二节 α肾上腺素受体激动药

酒石酸溴莫尼定滴眼液

中文通用名：酒石酸溴莫尼定滴眼液　　其他名称：阿法根

【药理作用】

本品主要选择作用于受体，对受体的亲和力是受体的 1000 倍，故受体激动所引起的扩瞳、血管收缩等作用明显减少。

【适应证】

用于开角型青光眼和高眼压症，预防氩激光小梁成形术后的高眼压以及无法应用 β 受体阻断剂患者。

【用法】

滴眼，每天 2 次，每次 1 滴。

【药物护理】

（1）可出现口干、烧灼感及刺痛感，倦怠、眼部过敏反应。注意观察药物的不良反应，一旦出现立即停用。

（2）严重心血管疾病、精神抑郁、大脑或冠状动脉功能不全、雷诺氏现象，直立性低血压、血栓闭塞性脉管患者慎用。

（3）个别患者可能产生疲劳/倦怠，滴药后应避免从事危险职业。

（4）避免污染药液。

第三节　β肾上腺素受体阻断药

1. 噻吗洛尔滴眼液

中文通用名：噻吗洛尔滴眼液

其他名称：噻吗心胺滴眼液、弗迪滴眼液

【药理作用】

本品为非选择性β受体阻断药，无明显拟交感活性，对心肌无直接抑制作用。其对高眼压患者及正常人均有降低眼压的作用。其作用机制不完全清楚，考虑是抑制睫状体产生房水，同时增加房水流出。

【适应证】

适用于原发性开角型及继发性青光眼、各类高眼压症及对其他药物或手术治疗无效的青光眼患者。

【用法】

滴眼，1~2次/天。使用时间为早上8点、晚上8点。切勿在睡前使用，因患者入睡时，眼内房水生成减少一半，此时使用本品，对房水分泌无抑制作用。

【药物护理】

（1）注意观察药物的不良反应，眼部可有烧灼感、刺激感；少数出现眼痒、流泪、视力减退、上睑下垂、角膜知觉减退、复视、黄斑囊样水肿、黄斑出血等。如有不适应立即停药并通知医师。

（2）本品可掩盖急性低血糖症状，故对自发性低血糖患者、接受胰岛素治疗患者及口服降血糖药物者应慎用。

（3）心功能不全、心率过缓或房室传导阻滞、哮喘或重度阻塞性肺疾患、急性虹膜炎、角膜损伤以及对本品过敏的患者禁用。

（4）本品不宜单独应用于闭角型青光眼。

（5）滴药后压迫泪囊5分钟，可减少药物的全身吸收60%以上。

（6）如原用其他药物，在改用本品治疗时，原药物不易突然停用，应自滴用本品的第二天起逐渐停用；两种药物同时使用时，应间隔至少10分钟。

2. 盐酸卡替洛尔滴眼液

| 中文通用名：盐酸卡替洛尔滴眼液 | 其他名称：美开朗 |

【药理作用】

盐酸卡替洛尔为非选择性 β 肾上腺受体阻断剂，对 β_1 和 β_2 受体均有阻断作用，主要是减少房水的生成。对高眼压和正常眼压患者均有降眼压作用。

【适应证】

用于原发性开角型青光眼及某些继发性青光眼、高眼压症，手术后未完全控制的闭角型青光眼及应用其他药物无效的青光眼可加用本品。

【用法】

1%溶液滴眼，一次1滴，一天2次；效果不明显时，改用2%溶液滴眼，一次1滴，一天2次。

【药物护理】

(1) 眼部偶有刺痛感、发痒、发干、发热等刺激性症状。长期连续用于无玻璃体眼或眼底有病变患者时，偶在眼底黄斑部出现水肿、混浊，故需定期测视力、进行眼底检查。

(2) 难以控制的心脏器质性病变、支气管哮喘、对本剂所含成分有过敏症病史的患者禁用。

(3) 对有明显心脏疾病患者用药期间应监测心率。

(4) 该药可掩盖低血糖症状，自发性低血糖患者及接受胰岛素或降糖药的患者应监测血糖。

(5) 滴后用手指压迫内眦角泪囊部 3~5 分钟。

(6) 与其他眼液联合使用时，应间隔 10 分钟以上。

(7) 用前应摇匀，避免容器前端触及眼睑和睫毛，防止眼液污染。

3. 盐酸倍他洛尔滴眼液

中文通用名：盐酸倍他洛尔滴眼液   其他名称：贝特舒

【药理作用】

本品为选择性 β 肾上腺素受体阻断药，同时具有钙离子拮抗作用，可通过减少房水的生成起到降眼压的作用，并可增加眼血流量；无细胞膜稳定作用，故不影响角膜的敏感性，且无明显心血管及肺的副作用。本药使用离子交换树脂技术，使药液点入眼睛后缓慢释放，眼睛可以充分吸收，达到缓释、控释的效果，而刺激性和副作用则大大减少（药物经鼻泪管的吸收减少）。

【适应证】

用于开角型青光眼、高眼压症、正常眼压性青光眼。

【用法】

滴眼，2 次/天，每次 1~2 滴。

【药物护理】

（1）眼部可有烧灼感、刺激感；少数出现眼痒、流泪、视力减退、上睑下垂、角膜知觉减退、点状角膜炎等。使用过程中注意观察药物的不良反应。

（2）避免污染药液。

（3）倍他洛尔不具有缩瞳作用，在控制因闭角型青光眼引起的高眼压时需与缩瞳剂同用。

（4）本品可掩盖急性低血糖症状，故对自发性低血糖患者、接受胰岛素治疗患者及口服降血糖药物者应慎用。

（5）患有窦性心动过缓、I度以上房室传导阻滞、有明显心脏衰竭的患者禁用。

4. 左布诺洛尔滴眼液

中文通用名：左布诺洛尔滴眼液　　　其他名称：贝他根

【药理作用】

本品为非选择性 β 肾上腺素受体阻断药，通过抑制房水生成起降压作用，可降低正常眼压，同时不伴有缩瞳作用。

【适应证】

适用于开角型青光眼、手术后未完全控制的闭角型青光眼和高眼压症。

【用法】

滴眼，1~2 次/天，每次 1~2 滴。

【药物护理】

（1）偶有睑结膜炎、一过性眼烧灼、心率及血压下降等。注意观察药物的不良反应。

（2）有明显心脏疾病患者应监测脉搏。

（3）难以控制的心脏器质性病变患者、支气管哮喘患者、有严重的慢性阻塞性肺部疾病患者禁用。自发性低血糖及正在应用胰岛素或降血糖药物的糖尿病患者（尤其是不稳定的糖尿病患者）慎用。

（4）配戴软性角膜接触镜者不宜使用。

第四节　拟前列腺素药

1. 曲伏前列素滴眼液

| 中文通用名：曲伏前列素滴眼液 | 其他名称：苏为坦 |

【药理作用】

曲伏前列素游离酸是一种选择性的 FP 前列腺类受体激动剂，可通过增加葡萄膜巩膜通路促使房水外流的机制来降低眼压。

【适应证】

适用于开角型青光眼或高眼压症患者升高的眼压，这些患者对使用其他降眼压药不耐受或治疗不佳。

【用法】

滴眼，每晚滴用一次。

【药物护理】

（1）避免污染眼液。
（2）一旦出现眼部症状，尤其是结膜炎和眼睑反应，应停药。
（3）用药前应取出隐形眼镜，在滴药后 15 分钟可重新戴镜。

2. 拉坦前列素滴眼液

| 中文通用名：拉坦前列素滴眼液 | 其他名称：适利达 |

【药理作用】

拉坦前列素是一种新型苯基替代的丙基酯前列腺素 F2α，为选择性 F2α 受体激动剂。它能增加房水通过眼角素层的流出量，用药量小，但促进房水流出量大，药液能渗透到眼球脉络膜上层，具有良好降眼压效果。

【适应证】

用于开角型青光眼，以及用其他药物难以治疗或耐受的眼压过高患者的局部治疗。

【用法】

滴眼：每次 1 滴，每天 1 次，滴于患眼。晚间使用效果最好。

【药物护理】

（1）注意观察药物的不良反应。偶见眼部局部充血、角膜点状浸润和虹膜颜色加深。

（2）儿童患者不推荐使用。

（3）开封前 2~8℃冷藏，避光保存。开封后可在低于 25℃室温下保存，并在 4 周内用完。

（4）每天只滴药 1 次，因为用药次数增加会削弱降眼压效果。

（5）注意在使用过程中避免污染药液。

（6）在使用本药前应告知患者眼睛颜色改变的可能性。

（7）本品与其他抗青光眼药物联合使用具有协同作用，所用其他滴眼药应至少间隔 15 分钟。

（8）配戴角膜接触镜者应先摘掉镜片，滴入药物 15 分钟后才能戴上镜片。

3. 贝美前列腺素

| 中文通用名：贝美前列腺素 | 其他名称：卢美根 |

【药理作用】

贝美前列腺素是一种合成的前列酰胺，选择性地模拟了前列腺素的作用，通过增加房水经小梁网及葡萄膜巩膜房水两条流出通路而降低眼压。

【适应证】

本品用于降低对其他降眼压制剂不能耐受或不够敏感（多次用药无法达到目标眼内压值）的开角型青光眼及高眼压症患者的眼内压。给药后 4 小时起效，8~12 小时之内作用达到最大。

【用法】

滴眼，每晚滴用 1 次。

【药物护理】

（1）注意观察药物的不良反应：结膜充血、睫毛增生、眼部瘙痒、眼周皮肤色素沉着。

（2）于 2~25℃ 室温下保存，并在 4 周内用完。

第五节　碳酸酐酶抑制剂

1. 布林佐胺滴眼液

中文通用名：布林佐胺滴眼液	其他名称：派立明

【药理作用】

主要抑制眼组织中占优势的碳酸酐酶 2 型同工酶，减少房水的生成，从而降低眼压。

【适应证】

适用于高眼压症、开角型青光眼，也可作为对 β 受体阻断药无效、或者使用禁忌的患者单独的或协同的治疗药物。

【用法】

滴眼，2~3 次/天，每次 1~2 滴。

【药物护理】

（1）注意观察不良反应：派立明是一种磺胺药，虽然是眼部滴药，但仍能被全身吸收。因此，磺胺药的不良反应在眼部滴用时仍可能出现。常见的不良反应有味觉改变（口苦或异味）、一过性视物模糊、灼热感、异物感和眼部充血。全身反应可有头痛、四肢麻木和针刺感等。如果出现严重的药物反应或者过敏，应立即停用眼液。

（2）滴药前应摇匀。

（3）在使用过程中为避免污染药瓶口和混悬液，注意不要接触眼睑、药瓶口及其周围的区域，不用时紧闭瓶盖。

（4）滴用后应按压泪囊区3~5分钟，以免药液经鼻黏膜吸收引起全身不良反应。

（5）肾功能不全者禁用。已知对磺胺类药物过敏者严禁使用。

2. 乙酰唑胺片

中文通用名：乙酰唑胺片

其他名称：醋氮酰胺

【药理作用】

本品为碳酸酐酶抑制剂，属磺胺类药，通过抑制眼睫状体细胞中的碳酸酐酶使 H_2CO_3 形成减少，H_2CO_3 减少，由于渗透压作用使房水生成减少，从而降低眼压。

【适应证】

用于治疗各型青光眼，包括闭角型、开角型及继发性青光眼。

【用法】

口服，2 次/天，每次 0.125g；或 3 次/天，每次 0.0625g。

【药物护理】

（1）用药后可出现四肢麻木及刺痛感；恶心、腹泻、消化不良；肾及泌尿道结石等不良反应。

（2）本品可升高血糖及尿糖的浓度，糖尿病患者慎用。

（3）服用期间应多饮水，长期服用应加服钾盐。不宜与钙、碘及广谱抗生素合用。

（4）对磺胺药物过敏者禁用本品，不能耐受磺胺药物及其他磺胺衍生物的患者也不能耐受本品。

第六节　高渗脱水剂

甘露醇

【药理作用】

本品进入血液循环后可提高血浆渗透压，由其直接及间接渗透作用而影响血-房水渗透压梯度，使玻璃体脱水、体积缩小。结果导致玻璃体内压、眼压和眶内压同时降低，呈现强大的降压作用。

【适应证】

用于各种类型青光眼，特别是急性闭角型青光眼、内眼手术前降眼压，以及内眼手术后前房形成迟缓或不全者。

【用法】

20%溶液静脉注射，单次剂量 1.5~2g/kg，一般用 250~500ml，滴速 10ml/min。如需重复使用，应在首次给药后 6~8 小时给予首次的一半剂量。

【药物护理】

（1）注射过速可引起脑细胞脱水，产生恶心、呕吐、畏寒、头痛、视物模糊、抽搐等神经症状。

（2）使用温度过低出现结晶析出时，要加热完全溶解才能使用。

（3）使用时间不宜过长，剂量不宜过大，使用期间注意肾功能及水电解质平衡，出现肾毒性必要时应行体外透析。

（4）使用时注意低颅压综合征。注意勿漏出血管外，否则可发生局部组织肿胀甚至引起组织坏死，热敷后肿胀可消退。

（5）年龄大、眼压不太高、尽量避免使用本品。

第七章　扩瞳药和睫状肌麻痹药

　　1. 硫酸阿托品滴眼液

【药理作用】

　　阿托品阻断 M 胆碱受体可使瞳孔括约肌和睫状肌松弛，导致去甲肾上腺素能神经支配的瞳孔括约肌的功能占优势，从而使瞳孔散大；瞳孔散大把虹膜推向房角，妨碍房水通过小梁网，引起眼压升高；阿托品使睫状肌松弛，拉紧悬韧带使晶状体变扁平，减低屈光度，引起调节麻痹。

【适应证】

　　治疗虹膜睫状体炎、角膜炎、巩膜炎、恶性青光眼。屈光检查、解除调节痉挛。

【用法】

　　滴眼。①散瞳检查：1 次 1 滴，滴药后 30~50 分钟进行检查。②验光检查：1 次 1 滴，每 10 分钟一次，连续 3 次，待瞳孔完全扩大、对光反射消失后进行验光。③治疗性用药 2 次/天，每次 1~2 滴。

【药物护理】

　　(1) 滴眼后可出现口干、便秘、皮肤干燥、皮疹、尿急、皮肤潮红等，应立即停药。

　　(2) 滴眼次数视病情需要而定，点眼时用手指压迫泪囊部，避免药水流入鼻腔被鼻黏膜吸收而致中毒。

　　(3) 青光眼或青光眼可疑者及 40 岁以上浅前房者禁用。颠茄碱过敏、前列腺肥大、胃幽门梗阻患者禁用。

（4）严格控制药物剂量，尤其在婴儿、儿童及老年人。

（5）散瞳后视物模糊，特别是看近处物体，此时应避免开车、使用机器或进行其他有危险的活动。

（6）瞳孔散大后畏光，可在阳光和强烈灯光下戴太阳镜。

（7）滴药过程中注意不要污染药液。

2. 复方托吡卡胺滴眼液

中文通用名：复方托吡卡胺滴眼液　　其他名称：美多丽

【药理作用】

本品是由托吡卡胺和去氧肾上腺素组成的复方制剂。托吡卡胺具有阿托品样的阻断副交感神经作用，可引起散瞳和睫状肌麻痹。去氧肾上腺素具有肾上腺素样的交感神经兴奋作用，表现为散瞳和局部血管收缩。具有散瞳作用快，恢复期短特点。

【适应证】

用于诊断及治疗为目的的散瞳和调节麻痹。

【用法】

散瞳：1次1~2滴或1次1滴，间隔3~5分钟，共滴眼2次。调节麻痹：1次1滴，间隔3~5分钟，滴眼2~3次。可根据症状适当增减。

【药物护理】

（1）注意观察药物的不良反应，如出现过敏症状如红斑、皮疹、呼吸困难、血压降低、眼睑水肿等时，应立即停药。

（2）本品对严重高血压、动脉硬化、糖尿病、甲状腺功能亢进患者慎重使用。不适于12岁以下的儿童散瞳验光。青光眼和具有房角狭窄、前房浅等可导致眼压上升因素的患者禁用。

（3）滴眼后应压迫泪囊部2~3分钟，以防经鼻黏膜吸收过度引发全身不良反应。

（4）为了防止污染药液，滴眼时应注意避免容器的前端直接接触眼部。

（5）当药液变色或有沉淀时不得使用。

（6）瞳孔散大后应避免驾车等危险活动。

第八章　人工泪液和眼用润滑剂

1. 右旋糖酐羟丙甲纤维素滴眼液

中文通用名：右旋糖酐羟丙甲纤维素滴眼液　　其他名称：泪然

【药理作用】

本品为复方制剂，其组分为右旋糖酐 70 和羟丙甲纤维素 2910，是拟天然泪液的灭菌滴眼液，含有能使角膜上皮细胞正常生长的保存剂 Polyguad，可使细菌细胞壁破溃而死亡。且本品含一定量的胆固醇和黏蛋白，有稳定泪膜的作用。

【适应证】

减轻眼部干燥引起的灼热感、刺激感等不适症状，保护眼球免受刺激。减轻由于暴露于风沙或阳光下造成的眼部不适。

【用法】

滴眼，3~4 次/天，每次 1~2 滴。

【药物护理】

（1）使用后如出现眼部疼痛、视物模糊、持续充血及刺激感加重应停药。

（2）滴药时避免污染药液。

（3）眼液变色或浑浊时不能使用。

2. 羧甲基纤维素钠滴眼液

| 中文通用名：羧甲基纤维素钠滴眼液 | 其他名称：潇莱威、瑞新 |

【药理作用】

本品不仅可有效地缓解眼部干燥的刺激症状，而且补充了泪液中的电解质，使之达到平衡。具有持续长效的润滑作用。

【适应证】

用于缓解眼部干涩、烧灼及不适。也可作为防止眼部受进一步刺激的保护剂。

【用法】

滴眼，3~4 次/天，每次 1~2 滴。

【药物护理】

（1）只能滴眼，不能眼内注射。

（2）为防止污染，勿将瓶口触及任何物体表面。本品不含保存剂，打开包装后必须一次性用完。药物变色或成雾状不得继续使用。

（3）如果应用时感觉眼痛、视力改变、眼睛持续充血或刺激感、症状加重或症状持续 72 小时以上，则应停止用药并咨询医师。

（4）配戴隐形眼镜时不能滴药。

（5）因药物的黏稠性，应用后可有短暂的视物模糊。

3. 玻璃酸钠滴眼液

| 中文通用名：玻璃酸钠滴眼液 | 其他名称：爱丽 |

【药理作用】

本品具有良好的角膜创伤治愈效果及丰富的保水性，可增强泪液层的稳定性。

【适应证】

干燥综合征、斯-约二氏综合征、干眼综合征等内因性疾患；手术后、药物性、外伤、配戴隐形眼镜等外因性疾患所致的角膜干燥。

【用法】

滴眼：一次1滴，1天5~6次，可根据症状适当增减。

【药物护理】

（1）出现不良反应如瘙痒感、刺激感等，应立即停药。
（2）配戴软性隐形眼镜患者需取下隐形眼镜后才可使用本品。
（3）避免眼液被污染。
（4）眼液变色时不能再用。

4. 卡波姆眼用凝胶

中文通用名：卡波姆眼用凝胶　　其他名称：唯地息

【药理作用】

本品含有卡波姆（聚丙烯酸）的亲水凝胶，可黏着在角膜表面，并在眼球表面形成液体储库，增加在眼球表面的黏着和保留时间。每眨眼1次，凝胶中的水分即可部分释放以补充泪液，可有效地保护敏感的角膜和结膜上皮，防治干眼症的继发症状。

【适应证】

用于治疗各种原因引起的干眼症；各种原因引起的角膜上皮损伤、视网膜脱离复位手术中角膜上皮刮除；角膜手术等。可作为眼科检查理想的润滑剂。

【用法】

滴眼，依病情轻重，每天 3~5 次或更多。

【药物护理】

（1）因药物的黏稠性，应用后可有短暂的视物模糊。

（2）药品保存温度不应超过 25℃。

第九章　防治近视及抗眼疲劳药

1. 珍珠明目滴眼液

中文通用名：珍珠明目滴眼液　　　　　其他名称：海珠神

【药理作用】

本品采用南珠为主要原料，并配以中药材提取精制而成，具有消炎明目之功效。

【适应证】

适用于视力疲劳症和慢性结膜炎。

【用法】

滴眼，3~4 次/天，每次 1~2 滴。

【药物护理】

开瓶后使用不要超过 1 个月。

2. 甲基硫酸新斯的明滴眼液

中文通用名：甲基硫酸新斯的明滴眼液　　　　其他名称：近视明

【药理作用】

为可逆性抗胆碱酯酶药，具有抗胆碱酯酶作用，缩瞳作用较弱。

【适应证】

适用于治疗青少年假性近视。

【用法】

滴眼，3~4 次/天，每次 1~2 滴。

【药物护理】

支气管哮喘者慎用。

第十章 眼科表面麻醉药

1. 盐酸奥布卡因滴眼液

中文通用名：盐酸奥布卡因滴眼液　　　其他名称：倍诺喜

【药理作用】

本药是酯类局部麻醉药，用于表面麻醉。其结构与普鲁卡因相似，能阻断感觉、运动和自主神经冲动的传导，抑制伤害感受器的兴奋，使局部痛觉暂时消失。其麻醉强度为丁卡因的 2 倍、可卡因的 10 倍。此外，有研究表明，本药还具有抗菌作用和抗血小板聚集作用。本品的 0.4% 水溶液为眼科领域内的表面麻醉剂。

【适应证】

本品与丁卡因无交叉过敏现象，用于眼科检查或治疗中的表面麻醉，亦可应用于现代小切口白内障超声乳化手术。

【用法】

一般成人滴眼 1~4 滴，可根据年龄和体质适当增减。

【药物护理】

（1）在用药后注意观察药物的反应，如出现恶心、面色苍白、红斑、皮疹、呼吸困难、眼睑水肿等症状时应立即停药，并予以处理。

（2）对本药的药理成分或对安息香酸酯类局部麻醉剂有过敏史的患者禁用。

（3）心脏疾病、甲状腺功能亢进症、溃疡患者慎用。

（4）老年人生理功能低下，用药时需加以注意。

（5）妊娠期用药的安全性尚不明确。孕妇或可能怀孕的妇女用药时应权衡利弊。药物对哺乳的影响尚不明确。

（6）忌频繁滴药，以免导致角膜糜烂。

（7）不能作为注射剂使用。

（8）滴药过程中避免污染药液。

2. 地卡因滴眼液

【药理作用】

具有良好的表面穿透作用。麻醉作用开始迅速，滴眼后 1~3 分钟产生作用，持续 20~40 分钟。0.5% 溶液点眼不产生血管收缩和扩瞳作用，对角膜的毒性亦较小。

【适应证】

用于角膜异物剔除、测量眼压、前房角镜检查、眼手术前表面麻醉等。

【用法】

滴眼。

【药物护理】

（1）在配制溶液时应严格执行无菌操作，避免药液被污染。

（2）角膜上皮有损伤时避免该溶液频繁滴眼，以免影响角膜的愈合。

3. 盐酸丙美卡因滴眼液

中文通用名：盐酸丙美卡因滴眼液

其他名称：爱尔凯因

【药理作用】

本药为酯类表面麻醉药。其作用机制是通过降低神经元对钠的瞬间渗透性，稳定神经细胞膜，阻止神经电冲动的产生与传导，从而产生麻醉作用。首先阻滞痛觉纤维，随后阻滞温觉、触觉及深感觉纤维。细神经纤维比粗神经纤维更敏感，恢复时间更长。

【适应证】

适用于眼科表面麻醉，如手术缝合及取异物，结膜及角膜刮片，结膜下注射，前房镜检查、三面镜检查及其他需要表面麻醉的操作。20 秒起效，维持时间约 15 分钟或更长。

【用法】

滴眼。

【药物护理】

（1）用药数小时后可出现局部刺激症状，但一般没有刺激感、烧灼感、结膜发红、流泪或瞬目次数增加等反应。极少引起超敏性角膜反应、瞳孔散大或睫状肌麻痹。

（2）甲状腺功能亢进症、严重心脏病患者慎用。

（3）美国药品和食品管理局（FDA）对本药的妊娠安全性分级为 C 级。

（4）尚不清楚本药是否经乳汁分泌。

（5）本品使用时禁止揉擦眼睛。

（6）长期使用可能引起角膜损伤、视力减退或伤口愈合延迟。

（7）如长期保存应置于 2～8℃，溶液变色后不应再使用。

参 考 文 献

［1］马晓衡. 眼耳鼻咽喉口腔科护理学 ［M］. 北京：中国医药科技出版社，2014.

［2］肖跃群. 眼耳鼻咽喉口腔科护理 ［M］. 第 2 版. 北京：人民卫生出版社，2014.

［3］席淑新. 眼耳鼻咽喉口腔科护理学 ［M］. 第 3 版. 北京：人民卫生出版社，2012.

［4］谷树严，马宁，李光宇. 眼耳鼻喉口腔科经典病例分析 ［M］. 北京：人民军医出版社，2012.

［5］卢爱工，张敏. 眼耳鼻咽喉口腔科护理学 ［M］. 第 2 版. 北京：第四军医大学出版社，2012.

［6］程红缨. 眼耳鼻咽喉和口腔科护理技术 ［M］. 北京：人民卫生出版社，2011.

［7］王瑛，王敏. 眼科护理教学查房 ［M］. 北京：人民军医出版社，2014.

［8］刘福英，高明宏，周丽娟. 眼科常见疾病护理流程指南 ［M］. 北京：军事医学科学出版社，2013.

［9］韩杰. 眼科临床护理思维与实践 ［M］. 北京：人民卫生出版社，2012.

［10］惠延年. 眼科学 ［M］. 第 6 版. 北京：人民卫生出版社，2004.